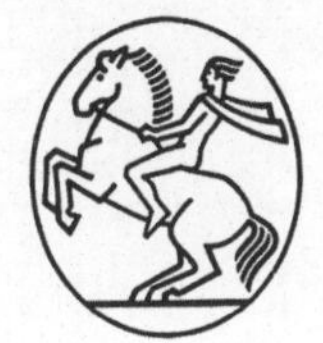

W0257871

F. L. Jenkner
Das Cervicalsyndrom
Manuelle und elektrische Therapie

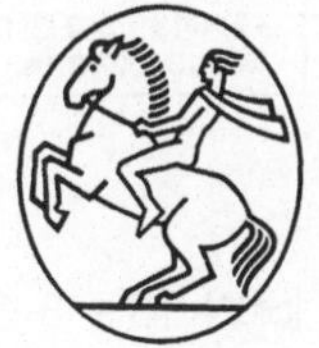

Springer-Verlag Wien New York

Univ.-Prof. Dr. F. L. Jenkner, FICS, FNYCS
Neurochirurgische Ambulanz und Schmerzambulanz
des Ambulatoriums Süd, Wien, der Wiener Gebietskrankenkasse

Mit 117 Abbildungen
Reproduktionen der Röntgenbilder: Reproservice Wieden, A-1040 Wien

CIP-Kurztitelaufnahme der Deutschen Bibliothek

Jenkner, Fritz L.
Das Cervicalsyndrom / von F. L. Jenkner. –
Wien; New York: Springer, 1982.

ISBN-13:978-3-211-81708-7   e-ISBN-13:978-3-7091-8683-1
DOI: 10.1007/978-3-7091-8683-1

ISBN-13:978-3-211-81708-7

VORWORT

Das Cervicalsyndrom und seine Vielfalt von Beschwerden sind eigentlich altbekannt; es mag deshalb verwundern, sie wieder als Thema einer Veröffentlichung zu finden. Ich halte dies jedoch für gerechtfertigt, weil Beschwerden dieser Art immer öfter als durch rein psychische Faktoren bedingt aufgefaßt und nur mit Psychotherapie, Musiktherapie und allenfalls Psychopharmaka behandelt werden. Sicherlich mag ein psychischer Faktor vorliegen; ich konnte jedoch noch nie beobachten, daß sich Fehlstellungen der Halswirbelsäule, wie sie typisch für das Cervicalsyndrom sind, durch psychische Beeinflussung beheben lassen. Vielmehr habe ich die Erfahrung gemacht, daß eine Korrektur der anatomisch falschen Stellung der Halswirbelsäule jeweils vom gänzlichen Verschwinden aller psychischen Erscheinungen begleitet ist, ohne daß es auch nur irgendeiner psychopharmakologischen Medikation oder psychologischen Beeinflussung bedurft hätte. Aus diesem Grund und wegen der großen Zahl einschlägiger Patienten, die ich in unserer Schmerzambulanz gesehen habe und weiterhin sehe, glaube ich es als absolut berechtigt und sogar nötig ansehen zu müssen, meine Erfahrungen und meine Meinung aufzuzeigen.

Ich begann mit dem Sammeln von Untersuchungsbefunden und bemühte mich, eine Systematik von Diagnose und Therapie der Beschwerden zu finden. Dieses Bemühen ist auf die Erleichterung der Arbeit und die Verminderung des Zeitaufwandes vor allem der praktischen Ärzte ausgerichtet. Da diese oft mit Patienten zu tun haben, die der deutschen Sprache nicht mächtig sind oder sich nur ungenügend verständigen können, wird sowohl das Formular zur Erfassung wichtiger Angaben zur Anamnese (Abb. 111) als auch ein Formblatt mit Hinweisen für die Patienten zu gymnastischen Übungen und zum Verhalten während der Behandlungsdauer (Abb. 81) neben der deutschen Version auch in den wichtigsten Sprachen, die von Gastarbeitern gesprochen werden, also Serbokroatisch, Türkisch, Italienisch, Spanisch und Griechisch, angeboten. Eine englische Version wird für jene schlechter Deutsch als Englisch sprechenden Patienten beigefügt, die andere Muttersprachen haben. Der Verlag gestattet die Anfertigung von Photokopien dieser Formulare, die auf Bestellung auch gesondert direkt vom Verlag bezogen werden können; Näheres siehe S. 191.

Im Text wurden bewußt einige Wiederholungen wichtiger Befunde eingebaut, um dem Leser zu helfen, wichtige Fakten leichter im Gedächtnis zu behalten.

Ich möchte nicht versäumen, allen Kollegen, die die zahlreichen Hilfsuntersuchungen durchgeführt haben, für ihre Kooperation meinen Dank auszusprechen. Sie einzeln anzuführen, sei mir erlassen. Sie kommen von mehreren Universitätskliniken, vielen der Wiener Gemeindespitäler und – selbstverständlich – der Gebietskrankenkasse im allgemeinen und dem Ambulatorium Süd im besonderen. Nicht zuletzt danke ich den Schwestern meiner Abteilung, Dipl.-Krankenschwester A. Kott, M. Szinovatz und E. Binder, für ihre aktive, interessierte Mitarbeit beim täglichen Routinebetrieb, ohne die diese Zusammenfassung nicht hätte entstehen können. Die Zeit allerdings für solche Ambitionen, die der medizinischen Wissenschaft und den Patienten helfen, geht immer den nächsten Angehörigen des Autors verloren, und so möchte ich ganz besonders meiner Familie für das immerwährende und wohlwollende Verständnis danken.

Wien, im Herbst 1982

F. L. Jenkner

INHALTSVERZEICHNIS

I. EINFÜHRUNG

Die Bedeutung einer Erkrankung oder einer Symptomengruppe für den praktischen Arzt wächst mit der Häufigkeit dieser Erscheinungen in den Ordinationen praktischer Ärzte. Zu den recht häufigen und daher doch bedeutenden Zuständen gehört das sogenannte „Cervicalsyndrom". Dieser Terminus ist eigentlich nichtssagend, unspezifisch und falsch und sollte daher eigentlich nicht verwendet werden, zumindest unserer Überzeugung nach. Leider ist er aber so verbreitet und üblich geworden, daß auch wir ihn benutzen müssen, allerdings nur mit dem stillschweigenden Übereinkommen, daß darunter (a) keine Diagnose zu verstehen ist und (b) wir einen Zusatz verwenden werden, um klarer zu bezeichnen, was gemeint ist (z. B. C-6 rechts); die Begründung dafür wird später gegeben. (c) Letztlich ist es sicher nicht übertrieben, zu sagen, daß dieses sogenannte „Cervicalsyndrom" fast schon ein ähnlicher Sammeltopf von ungeklärten Beschwerden einer gewissen Körperregion (nämlich Hals-Schulter-Arm-Region, eventuell auch des Kopfes und eines Teiles des Thorax) geworden ist, wie dies vom Terminus „vegetative Dystonie" zur Genüge bekannt ist. Immer wieder werden die verschiedensten Therapieversuche gemacht, ohne den rechten Erfolg, dadurch vor allem der Patient verunsichert, mitunter sogar in die Hände von paramedizinischen „Wunderheilern" getrieben, wenn nicht gar neurotisiert.

Wenn wir mit den Methoden der diversen **Fachdisziplinen,** die bei der Symptomatologie des sogenannten Cervicalsyndroms beteiligt sind, an das Problem herangehen wollen, so müssen wir erst einmal die diagnostischen Überlegungen dieser Fachgebiete kurz betrachten. Die **Neurologie** überlegt, welche Prozesse – von zentral nach peripher zu vorgehend – am Halsmark (vaskuläre Myelopathie, Tumoren und Syringomyelie), den Nervenwurzeln (durch Irritationen, ausgehend von degenerativen, entzündlichen, traumatischen (z. B. das Peitschenschlagphänomen) und neoplastischen (z. B. Sanduhrneurinom oder Sekundärabsiedelungen im Epiduralraum) Prozessen), dem Plexus cervico-brachialis (auch schon durch Veränderungen am Band- und Muskelapparat der Wirbelsäule, z. B. Muskellücken, wie die des Scalenus, die Costoclavicularenge oder die Coracopectoralenge, wo die durchtretenden Plexusanteile durch Druck geschädigt werden können, sodann Schäden durch Tumoren, Strahlen, Entzündungen und Traumen), den peripheren Nerven (die bei den sogenannten peripheren Stenosesyndromen, wie dem Carpaltunnelsyndrom, der Styloiditis, dem schnellenden Finger etc. komprimiert werden können) und an den Gefäßen (besonders im Halsmark und der A. vertebralis, hier insbesondere auch das Syndrom der A. cerebelli post. inf. als deren größter Ast, aber auch das Syndrom der A. spinalis anterior) diese Symptomatik hervorrufen können und daß diese alle durch metabolische Faktoren (Alkoholiker, schlecht eingestellte Diabetiker, Hyperuricaemie etc.) immer deutlich verschlechtert werden.

In der **Orthopädie** sehen wir zwei Betrachtungsweisen: vorerst werden bei der Periarthritis humero-scapularis (deren vier Formen es sicher gibt) und der Epicondylitis (vor allem der radialen) nur kurzdauernde konservative Therapieversuche angestellt und bei insuffizientem Erfolg sogleich operiert. Aber diese Operationen haben nicht nur Erfolge zu vermelden und bezwecken meist eine Denervation, die aber auch mit anderen Mitteln erreichbar ist. Alle entzündlichen, traumatischen, tumorösen und degenerativen Prozesse dieser Regionen fallen in das Gebiet des Orthopäden, der auch über seltenere Ursachen dieser Beschwerden, wie Knochentumoren etc. Überlegungen anstellt. Bei Befall eines Wirbelkörpers durch Metastasen kann er auch meist in Zusammenarbeit mit dem Neurochirurgen operativ eingreifen.

Den **Neurochirurgen** werden solche Patienten immer erst als ultima ratio aufsuchen, entweder, wenn echte neurologische Ausfälle gefunden werden, die einen deutlichen Bandscheibenvorfall vermuten lassen (der dann diagnostisch geklärt und, wenn tatsächlich gefunden, auch operiert werden muß) oder aber, wenn die bestehenden Schmerzen unbeeinflußbar sind; was allein schon manchen Neurochirurgen als Operationsindikation genügt.

Dazu kommen noch Überlegungen allfällig bestehender rheumatischer Veränderungen, teils dem **Rheumatologen,** teils dem Orthopäden zugehörig; wenn letzterer aber viel von Manualtherapie versteht, werden oftmals nur „Blockierungen" nach „manualdiagnostischer" Untersuchung gesehen und „behoben". Andere Fachgebiete werden oft primär herangezogen, wenn z. B. am Beginn nur Herzsensationen bestehen **(Cardiologie)**, oder bei in die Schulter ausstrahlenden Schmerzen wie bei Gallenblasen- oder Magenaffektionen (die meist ein Internist oder **Gastroenterologe** anstellt). Nicht zu vergessen ist der **Unfallchirurg,** der ja auch für das Peitschenschlagphänomen zuständig wäre. Endlich darf der **Psychiater** nicht in unserer Zusammenstellung fehlen, denn auf den Einfluß der Psyche muß sicher auch eingegangen werden und man müßte eigentlich mit dem Begriff der Konversionsneurose sehr vertraut sein.

Wollte man tatsächlich allen diesen Überlegungen diagnostischer Art folgen, wäre jeder **praktische Arzt,** selbst bei wohlwollendster Einschätzung der Kenntnisse eines solchen Arztes, der ja doch den Löwenanteil dieser Patienten primär zu sehen bekommt, mit Sicherheit überfordert. Er wäre zu Recht frustriert und würde nur noch Zuweisungen an Fachärzte ausstellen. Ist es wirklich so, wie der bekannte Neurologe Mumenthaler meint, daß 48% aller Patienten mit Cervicalsyndrom ein Carpaltunnelsyndrom haben? Warum werden dann nicht auch alle diese Patienten tatsächlich operiert? Da dies offensichtlich nicht der Fall ist, sollte es vielleicht doch keine so häufige Diagnose sein?

Wir haben uns diese Fragen (retrospektiv) vorgelegt und versucht, herauszufinden, wieviele unserer Patienten nun tatsächlich nur durch Befolgung der speziellen diagnostischen Überlegungen der einen oder anderen Fachrichtung abzuklären sind; oder wieviele Patienten nur durch ganz fachspezifische Therapie zu behandeln sind. Es sind dies etwas über 1% unserer Patienten. Allerdings sind in wiederum knapp 1% unserer Patienten eine (oder mehrere) Sekundärläsion(en) nach den verschiedensten Malignomen in der Hals-Nacken-Schulter-Armregion gefunden worden, die als Schmerzursache in Frage kamen. In den übrigen 98% unserer Fälle sind die einzelnen Symptome so verschieden stark ausgeprägt, wenn auch mehrfache Beschwerden bei einem Patienten in sehr unangenehmer Form auftreten, daß – wenn ich bei meinem engeren Fachgebiet bleiben darf – zwar Zeichen einer Bandscheibenschädigung vorliegen, aber kein eindeutiger Prolaps oder jedenfalls nicht so deutlich (d. h. also nur so geringgradig), daß sicher keine operative Therapie in Frage kommt. Oder es findet sich zwar ein sogenanntes Schmerzband im Bereich des sechsten Halsnerven, es wird über Parästhesien im Daumen berichtet, doch sind weder motorische Ausfälle noch Reflexstörungen feststellbar und somit keine gravierende Schädigung dieses Nerven anzunehmen. Es kommt also darauf an, ein **System** zu finden, welches geeignet ist, auch dann die Ursachen der Beschwerden zu erkennen, wenn die Symptomatologie so mitigiert ist, daß nicht die Hilfe eines oder mehrerer Fachgebiete gesucht werden muß, um zum Therapieerfolg zu kommen. Dieses System sollte also zu einer **echten Diagnose** und somit auch **rationalen Therapie** führen. Es müßte aber so wenig zeit- und apparateintensiv sein, daß es sich in den Routinebetrieb eines praktischen Arztes zwanglos eingliedern läßt, ohne zu Fehlleistungen zu führen. Wir glauben, ein solches System gefunden zu haben. Bevor wir dieses System vorstellen, wollen wir gleichsam als Einleitung in die Problematik dieser verschiedenartigen Beschwerden einige unausgewählte, aber doch recht charakteristische Fallberichte bringen, um danach unsere Erfahrungen an unseren Fällen zu analysieren und zu versuchen, durch eine Synthese zu einem System in der Diagnose und Therapie des sogenannten Cervicalsyndroms zu gelangen, welches auch besonders für praktische Ärzte gut verwendbar ist.

FALLBERICHTE

(Beginn der Anamnesen. Fortsetzung S. 48–53.)

Fallbericht 1: Eine im Jahre 1937 geborene Patientin, M. K., verheiratet, hatte immer seit der Pubertät prämenstruelle Migräne, die aber seit dem Jahre 1972 auch zu anderen Zeiten auftrat, von mehreren versierten Neurologen als echte Migräne diagnostiziert und entsprechend behandelt wurde. Die Anfälle wurden von der etwas introvertierten, gering hypochondrischen Patientin klassifiziert in leichte, mäßige und schwere Anfälle; sie hat darüber genaue Aufzeichnungen geführt. Die im Laufe von 5 Jahren verordneten Tabletten sind in Tabelle 1 zusammengefaßt. Ein Krankenhausaufenthalt von 6 Wochen in einem Spital, wo zusätzlich zu medikamentöser Behandlung noch

Neuraltherapie, Infiltrationen, Manualtherapie, Unterwassermassage, Musiktherapie, Gruppentherapie, Quaddelungen und Bewegungsübungen (Heilgymnastik) durchgeführt wurden (eine Beeinflussung der Art, Stärke oder Frequenz der Anfälle wurde dadurch nicht erreicht), war wegen der Erfolglosigkeit letztlich Anlaß, einen Wechsel der Behandlung anzustreben und dazu einen Facharzt aufzusuchen, welcher einem Fach zugehörte, das ein anderes als die der vorherigen Behandler war: nämlich einen Neurochirurgen. Vorher waren Internisten, Neurologen, Psychiater und Orthopäden konsultiert worden. Die einzigen signifikanten Befunde waren eine Reihe von EEG-Befunden, welche im Oktober 1973 (gering abnorm, reichlich Theta, rechts temporalfrontal betont), Februar 1974 (mäßig abnorm, reichlich Theta, dazu Alphastörung und gelegentlich steile Potentiale rechts temporal), April 1974 (wie Februar 74, dazu noch Delta rechts temporal) und Januar 1975 (wie letzter Befund) durchgeführt worden waren. Ein Halswirbelröntgen (a.-p. und seitlich, mit transoraler Aufnahme) war als normal, abgesehen von leichter gestreckter Fehlhaltung befundet worden. (Fortsetzung S. 48).

Tabelle 1

Zusammenstellung der Medikation der Pat. M. K. (Fall 1) während der vier Jahre 1973 bis 1976

Wirkstoff-Freiname sowie Präparatenamen in Österreich, der Bundesrepublik Deutschland und der Schweiz sind angegeben. 0 bedeutet „nicht im Handel"*

Wirkstoffname laut Stoffliste zum Austria-Codex	Präparate-Name in Österreich	in der Bundesrepublik Deutschland	in der Schweiz
Amitriptylin + Chlordiazepoxid	Limbitrol	Limbatril	Limbitrol
Carbamazepin	Tegretol	–, Timonil	Tegretol
Cinnarizin	Stutgeron	Stugeron	Stutgeron
Clemastin-hydrogenfumarat	Tavegyl	Tavegil	Tavegyl
Desoxycortonoenanthat	Cortiron Depot	Cortiron Depot	Percorten Desoxycortonacetat
Dihydroergocornin--cristin u. -kryptin methansulfonat	Hydergin	Hydergin	Hydergin
Dihydroergotamin methansulfonat	Dihydergot	Dihydergot	Dihydergot
Dihydroergotamin tartrat mit Coffein, Phenytoin	Hydrocoff	0	0
Dihydroergotamin methansulfonat mit Coffein, Butalbital, Propyphenazon	Tonopan (Tbl., Supp.)	0	Tonopan (Tbl., Supp.)
Dimenhydrat mit Coffein und Ergotamintartrat	Synkapton	0	Synkapton
Dimetotiazin	Migristene	Migistene	Migristene
Ergotamintartrat mit Coffein	Cafergot Dr.	Cafergot Dr.	Cafergot Tbl.
Ergotamintartrat mit Coffein, Belladonna fol. alcaloid und Butalbital	Cafergot PB.	Cafergot PB	Cafergot PB.

* Herrn Hofrat Dr. E. Stoklaska (Bundesstaatliche Anstalt für experimentell-pharmakologische und balneologische Untersuchungen in Wien, Leiterin: Hofrat Dr. Eichler) möchte ich meinen besonderen Dank für die Zusammenstellung der Namen aussprechen.

Wirkstoffname laut Stoffliste zum Austria-Codex	Präparate-Name in Österreich	in der Bundesrepublik Deutschland	in der Schweiz
Ergotamintartrat mit Mecloxamin citrat, Camylofin dihydrochlorid, Coffein und Propyphenazon	Avamigran	Avamigran	0
Etilefrin, Roßkastanien	Amphodyn	0	Amphodyn spezial
Flupentixol HCl und Melitracen HCl	Deanxit	0	Deanxit
Hydroxycobalaminacetat	Hepavit 2500 Amp.	0	0
Magnesium citrat, —laevulinat	Magnesium diasporal	Magnesium diasporal	0
Methysergid	Deseril	Deseril ret.	Deseril ret.
Nitroglycerin, Nitromannitol	Moloid	0	0
Opipramol	Insidon Dr.	Insidon Dr.	Insidon Dr.
Orphenadrincitrat, Paracetamol	Norgesic Tbl.	Norgesic Tbl.	Norgesic Tbl.
Oxacepam	Praxiten	Praxiten Tbl.	Anxiolit Seresta
Phenylbutazon-Na, Dexametason, Lidocain, Cyanocobalamin Na(Carbamoylphenoxy) acetat	Ambene Inj.	Ambene Inj.	
Pizotifen	Sandomigran	Sandomigran	Sandomigran
Primidone	Mysoline	Liskantin Mysolepsinum Resimatil	Mysoline
Sultiam	Ospolot	Ospolot	0
Vitamin B-Kompl.	Vit. B-Kompl.	Vit. B-Kompl.	0

Fallbericht 2: P. R., ein heute 15jähriges Mädchen, leidet seit 10 Jahren an Kopfschmerzen. Beginn laut Angaben der Mutter: nach Verbrennung an den Oberschenkeln beim Inhalieren durch den Schock Kopfschmerzen bekommen. Deswegen mehrfach untersucht worden. Bis heute insgesamt 6 EEG-Befunde erhoben. Dabei die ersten 2 im 9. und 10. Lebensjahr, 2 im 14ten und 2 im 15ten Lebensjahr. Seit 3½ Jahren kontinuierlich mit Antiepileptika von Neurologen und Psychiatern behandelt worden (Mephenytoin, Carbamacepin, Midodrinhydrochlorid), auch seit diesem Zeitraum mit verschiedensten Medikamenten (Imipramin-HCl, Fencamfan-HCl mit Vitamin B_6, B_{12}, C; Etilefrin-HCl, Cafedrin-HCl mit Theodrenalin-HCl) behandelt worden. Im EEG waren nie auch nur auf Epilepsie verdächtige Potentiale beobachtet worden, vielmehr hat ein Befund sogar spezifisch erwähnt „keine Krampfpotentiale". Vor 2 Jahren wurde von der Mutter im Rahmen einer Kontrolle des Schädelröntgens auch eine Aufnahme der Halswirbelsäule verlangt, da es der Tochter im Nacken weh täte. Diesen Bildern wurde keinerlei Beachtung geschenkt. Der Befund lautete: Überaus gestreckte Fehlhaltung, kyphotischer Knick bei C 4/5 und enggestellter Intervertebralraum bei C 5/6. Zeichen von Spondylose und Osteochondrose. Soweit die Vorgeschichte. Es erscheint bemerkenswert, daß die Behandlungen keinerlei Wirkung zeigten. (Fortsetzung S. 50.) Das Röntgenbild dieser Patientin ist in Abb. 1 (Abb. 1—110 siehe S. 55ff.) gezeigt.

Fallbericht 3: M. P., eine nunmehr 54jährige Patientin, erlitt im Februar 1976 einen Unfall. Ein Bus einer städtischen Autobuslinie wurde von einem Personenwagen gerammt und der Stoß führte dazu, daß die vor einer Türe stehende Patientin durch den gesamten Gang des Autobusses fiel. Dabei erlitt sie eine Bewußtlosigkeit und wurde mit der

Rettung in ein Unfallkrankenhaus gebracht. Eine Gehirnerschütterung (mit retrograder Amnesie) wurde festgestellt, mehrere Prellungen wurden beschrieben; die linke Gesichtshälfte war verschwollen und am Scheitel, wo eine große Beule war, und der rechten Hand, dem rechten Arm, der Hüfte und dem Steißbein bestanden Schmerzen. Es bestanden einige blutunterlaufene Stellen. Die Patientin konnte den Kopf nicht bewegen, ohne ihn durch Hände zu stützen. Sie wurde vom Unfallkrankenhaus nach Hause geschickt und lag dort 9 Wochen. 3 Wochen nach dem Unfall ließ sich die Patientin zu einem Augenarzt bringen, da sie Sehstörungen hatte: sie sah verschwommen, wie durch einen Schleier, sah Doppelkonturen (sagte sie) und erhält erstmals eine Brille allerdings nicht gegen die genannten Beschwerden, sondern wegen Presbyopie. Bei diesem ersten aufrechten Gang geht Patientin wie auf Wolken, hat Schwindel und Gleichgewichtsstörungen nicht näher definierter Art. Die Brillen halfen angeblich (natürlich!) nicht. – Im September 1976 suchte die Patientin neuerlich das Unfallkrankenhaus auf, wegen nach wie vor bestehender Beschwerden, z. B. Stechen hinter den Augen, in der linken Schläfe und Stirnseite erhielt sie „Elektrotherapie", außerdem Tabletten, wie z. B. Diazepam (kein Effekt außer Schläfrigkeit) und Injektionen (nützen nichts). 6 × Akupunktur wurde ebenfalls versucht und half nichts. Dann wird sie zur Begutachtung zu einem Neurologen geschickt, der sie fragt, ob sie sich mit ihrer Schwiegertochter gut verträgt (Antwort: was hat denn das mit meinen Kopfschmerzen und Schwindel zu tun?). Dann wird sie mit der Bemerkung, das käme alles von den Nerven, heimgeschickt. Ob Röntgenaufnahmen von der Halswirbelsäule gemacht wurden, kann die Patientin nicht angeben, Schädelaufnahmen wurden gemacht. Von verschiedenen Ärzten erhielt sie dann als Therapie Indometacin, Isopropylaminophenazin und Phenylbutazon, Aminotriptylin und Chlordiazepoxid und andere Medikamente sowie Physikotherapie (z. B. 10 × Dynator). Als dies letzte unwirksam war, wurde sie an die Schmerzambulanz überwiesen. (Fortsetzung S. 50.)

Fallbericht 4: E. V., ein 54jähriger Mann, war vor 1½ Jahren „zusammengefallen". Es sei damals ein Kreislaufkollaps festgestellt worden. Er hatte Doppelbilder und Kopfschmerzen, sei an ein neurologisches Krankenhaus gebracht worden, dort 4 Wochen gelegen und unter der Diagnose „schwere Depression" mit einer Schlafkur, Amitriptylin und Diazepam behandelt worden. Bei der Entlassung wäre ihm etwas besser gewesen, bald stellten sich aber Schlafstörungen ein. Er konnte nur auf dem Rücken liegen, nicht auf der Seite. Dies besserte sich langsam, es wurde ihm dazu ein Heilschlaf empfohlen, den er im Ausland absolvierte. Sofort darnach erlitt er aber einen „Zusammenbruch". Damals sei er an eine Universitäts-Klinik für Psychiatrie gebracht worden. Im Entlassungsbereich dieser Klinik stand zu lesen: Es bestehen Kopfschmerzen und Schwankschwindel, Schlafstörungen, Stimmungsschwankungen und Antriebsarmut, besonders am Morgen. Er war 3 Wochen in stationärer Durchuntersuchung. Es wurde festgestellt:
Psychologische Tests ergaben keine ausgeprägte Hirnleistungsschwäche, Konzentrationsleistung liegt im Streubereich der Altersnorm, derzeit keine signifikante Minderung im Test erfaßbar. Stimmung depressiv, Affekte gebremst, Aggressionsverdrängung, angedeutete Verbergungstendenzen. Konversionsneurotisches Bild. Kein organisches Psychosyndrom. Laborwerte: Blutbild (rot und weiß) normal, Chemogramm o. B., bis auf hohe Triglyceridwerte (415 mg%). EEG: im Rahmen der Norm. kein Herdbefund, keine paroxysmalen Zeichen. Scintigramm: unauffällig. Computertomographie: In den basalen Schichten unauffällige Dichteverhältnisse. Die Fissura Sylvii beiderseits gering erweitert, beide Seitenventrikel sind im Bereich der Cella media etwas verbreitert dargestellt. Ebenso ist der Interhemisphärenspalt in seinem frontalen Abschnitt etwas stärker gezeichnet. Diagnostisch handelt es sich also um ein geringgradig hirnatrophisches Geschehen.
Es wird die Diagnose einer larvierten Depression gestellt und folgende Therapie verordnet: Amitriptylin 25 mg früh und mittags, 50 mg abends; Oxacepam 15 mg früh und mittags; Propanolol 10 mg früh, mittags und abends; Piracetam 3 × 2 Kapseln tgl., Dihydroergotaminmethansulfonat 3 × 10 gtt tgl., 1 Tablette Levomepromazin abends. Noch eine Woche Krankenstand wurde empfohlen. (Fortsetzung S. 52.)

Fallbericht 5: L. T., eine nunmehr 34-jährige Frau, wird uns wegen Anfällen von Bewußtlosigkeit, welche seit dem 15. Lebensjahr bestehen und bisher jeglicher Therapie widerstanden, zugewiesen.

Die **Anamnese** ergab folgende Besonderheiten: Kinder- und sonstige Erkrankungen: Scharlach, Masern, Mumps, Röteln, Keuchhusten, zwei Mal Pneumonie, öfters rezidivierende Anginen; operativ: Tonsillektomie im Alter von 6 und Retonsillektomie von 12 Jahren, Appendektomie (perf.) im Alter von 15 Jahren, gleichzeitig Nierenbeckenentzündung und mit 16 Jahren Ikterus (genauere Spezifizierung, weshalb, nicht mehr möglich). Ansonsten 2 Spitalsaufenthalte, ein mehrfacher wegen Gefahr eines drohenden Abortus während der 2. Gravidität, deren letzte 2½ Monate im Spital zugebracht werden und der Frau ein gesundes Kind (Bub, sehr musikalisch) schenken, sowie vor ½ Jahr 1 Woche wegen der Anfälle an einer psychiatrischen Universitätsklinik.

Familienanamnese: Vater angeblich depressiv, mit Kreislaufstörungen; 1 Bruder mit Ulcus ventriculi; 1 Bruder an Migräne erkrankt; 1 Schwester an Polio erkrankt, Folgezustand: derzeit im Rollstuhl, MDK.

Die **jetzige Krankheit** begann eigentlich im Alter von 15 Jahren, als die Patientin in einem „pädagogischen Heim" zur Ausbildung als Lehrerin war. Damals hatte sie den ersten Anfall von Bewußtlosigkeit, der aber als offensichtlich psychogener Mechanismus gedeutet wurde (ob von einem Arzt, sei dahingestellt) und dadurch „behandelt" wurde, daß beim Schlafen der Patientin jegliche Bedeckung verboten, bzw. entzogen wurde. Damals wurde die Patientin schon mitunter von heftigen Kopfschmerzen befallen, die durch Liegen im Bett, ebenfalls unbedeckt, zum Verschwinden gebracht werden sollten – allerdings vergeblich. Eine genaue Untersuchung fand mit Sicherheit damals nicht statt, sonst würde sich die Patientin daran erinnern. Seither ist es gelegentlich immer wieder, meist einmal pro 1 oder 2 Jahren zu Anfällen von Bewußtlosigkeit gekommen. Im letzten Jahr – 3 Anfälle.

Deshalb wurden innerhalb der letzten 1½ Jahre folgende Medikamente verordnet und auch genommen: Dihydroergotaminmethansulfonat (3 × 2), Etilefrin und Roßkastanien (1), Ferrum sulf. sicc. (1), Hexobendin, Etofyllin und Etamivan (3 × 1), Amitriptylin und Chlordiazepoxid (2 × 1), Lorazepam 2,5 (1), Benzoctamin 5,0 (1–2 × 1), Noramidopyriniummethansulfonat-Na. Supp. oder Propyphenazon, Allobarbital, Drofenin und Codeinphosphat i. B., Trimethoprim und Sulfamethoxazol (wegen Nierenbeckenentzündung), Clomipramin; ein Stomachicum als Tropfen nahm Patientin immer dann, wenn durch die anderen Medikamente eine entsprechend starke Beeinflussung des Magens (bis Übelkeit) aufgetreten war. Viele Tablatten verhinderten die Patientin auch am genügenden Essen, so daß sie damals 42 kg wog. An physiotherapeutischen Maßnahmen wurden mitgemacht: Gymnastik, Schwimmen, Wandern, Teilkörper- und Segmentmassage, Kneipp-Aufbau, autogenes Training, Psychotherapie.

An Untersuchungen wurden für notwendig befunden: Tubergen-Probe (neg.), Thorax-Röntgen (o. B.), EKG (Sinusrhythmus, Puls 95), Ergometrie bei 110 W (Frequenzanstieg auf 170, RR von 110/ auf 165/), Ruheblutgasanalyse (Zeichen für Hyperventilation), Laborwerte normal (außer Fe 47), HNO (o. B.), nuklearmedizinische Schilddrüsenbeurteilung: Struma nodosa mit euthyreoter Stoffwechsellage, EEG (10. Oktober 1977) normal. (Fortsetzung S. 53.) Röntgenbild siehe Abb. 2.

Fallbericht 6: Abschließend sei noch die Selbstschilderung einer Patientin in deren eigenen Worten angeführt. Es sind nur die Namen der Ärzte und Institute ausgelassen worden.

W. G., 34 Jahre alt. **Krankheitsbeginn:** Vor 20 Monaten ging ich wegen meiner Lendenwirbelsäule (Schmerzen im Rücken, etwa bei den Nieren) zu einem Chiropraktiker (Nicht-Arzt, aber in der Ordination eines Univ.-Prof. für Neurologie und Psychiatrie tätig), den mir meine damalige Hausärztin empfohlen hatte. Bis zu diesem Zeitpunkt hatte ich nie in meinem Leben Kopfschmerzen; zumindest nicht in dieser Art (s. später), auch nur ein-, zweimal im Jahr, aber ich glaube, diese Art von Kopfschmerzen hat doch jeder einmal.

Nachdem mir dieser Herr meine Lendenwirbelsäule eingerichtet hat (mit Erfolg, die Kreuzschmerzen wurden gleich viel besser, auch die vermeintlichen Nierenschmerzen), schaute er sich meine Halswirbelsäule an und meinte, die gehöre auch eingerichtet. Ich war einverstanden, obwohl ich keinerlei Beschwerden hatte, abgesehen von manchmal leichten Verspannungen in der Nackengegend, aber dem maß ich keine große Bedeutung bei und wäre damit wahrscheinlich auch alt geworden.

Am selben Tag verspürte ich nichts, im Gegenteil, ich hatte ein leichtes Gefühl in der Nackengegend. Aber am nächsten Tag bekam ich auf einmal Kopfschmerzen, wie ich schon erwähnte, von einer Art, die mir bisher nicht bekannt war. Ich nahm dann die üblichen Kopfwehtabletten, aber es wurde nicht besser; ich konnte es nicht fassen, nahm damals 6 Stück, aber die Schmerzen hielten an und dauerten einen ganzen Tag und eine Nacht. In meiner Verzweiflung und da keine Tablette wirkte (von Migränetabletten hatte ich damals noch keine Ahnung), ging ich wieder zu dem Chiropraktiker, er redete sich aus und sagte, das kann schon mal passieren, das wäre die Reaktion. Er renkte mich wieder ein und der Schmerz war augenblicklich weg. Nur, um schon einige Stunden später wieder zu kommen. Ich war verzweifelt und ging zu meiner Hausärztin, die mich wieder zu ihm schickte. So kam es, daß ich 4 oder 5 Mal bei diesem Herrn war. Als ich dann endlich einsah, daß dies keinen Sinn habe, begann mein Leidensweg von einem Arzt zum andern.

Damals kamen diese Schmerzanfälle alle paar Wochen einmal. Dann aber immer in kürzeren Abständen. Ich vertrug ab sofort keine Sauna mehr, keine Sonne, überhaupt keine Hitze. Ich mußte praktisch mit vielem aufhören, was mir Freude bereitet hatte, sah aber trotzdem noch immer zuversichtlich in die Zukunft; ich dachte, es wird schon wieder vergehen. Heute aber bin ich oft verzweifelt, denn so kann es nicht weitergehen. Immer Schmerzen, Schmerzen. Mit Schmerzen aufwachen, mit Schmerzen schlafen gehen; und wenn ich die Anfälle habe, kann ich nicht einmal meinen Haushalt versehen; meine Familie ist zwar sehr verständnisvoll und lieb, leidet aber sehr darunter.

Erwähnenswert wäre vielleicht noch, daß ich vor 2½ Jahren einen Kreislaufkollaps hatte. Habe einen sehr niedrigen Blutdruck. Ich habe einen 15jährigen Sohn, mein Mann ist 2 Jahre älter als ich, von Beruf Computer-Techniker. Ich bin seit vier Jahren zu Hause, und wenn mein Kopfweh nicht wäre, wäre ich ein zufriedener Mensch.

An bisherigen Krankheiten hatte ich eigentlich nur vor fünf Jahren eine Hepatitis, allerdings bin ich seit dieser Zeit sehr anfällig für Krankheiten. Ein Jahr später bekam ich eine schwere Grippe, da mußte ich drei Wochen hindurch täglich zwei Penicillininfusionen bekommen, mit anschließender PCN-Allergie, Rippenfellentzündung (mußte punktiert werden). Als Kind Mandeloperation, mit 17 Jahren Blinddarmoperation.

Jetzige Beschwerden: Hauptschmerz im Hinterkopf, langsam in letzter Zeit stärker werdend und schneller aufsteigend bis zu den Augen. Im Nacken meistens verspannt. Ausstrahlungen in die Schultern und Arme, meist links, bis zu den Fingern.

Bei schwerem Anfall (d. i. wenn ich zu lange mit einer Medikamenteneinnahme warte) sind Arme und Füße wie leblos, knicken beim Gehen leicht ein, fast gefühllos, leichte ziehende Schmerzen.

Anfall: Ein- bis zweimal, in letzter Zeit auch dreimal wöchentlich, mitunter geht ein Anfall in den nächsten über. Dabei treten auf: Übelkeit, Brechreiz, Ohnmachtsneigung, Flimmern vor den Augen, Ohrensausen (meist links), Kreislaufbeschwerden. Kann bis zwei Tage dauern, besonders, wenn ich nicht rechtzeitig Medikamente nehme. Aber die Medikamente haben jetzt längst nicht mehr die Wirkung, wie zu Anfang der Erkrankung. In dieser Zeit, also während des Anfalls, habe ich keinen Appetit. Obwohl es dadurch nicht besser wird, muß ich mich beim Anfall niederlegen. Es ist mir unmöglich, mich aufrecht zu halten. Ich bekomme den Anfall zu jeder Tageszeit und mitunter auch nachts, da wache ich dann mit heftigen Kopfschmerzen auf.

Ein Anfall tritt besonders leicht auf bei: Zug, Wind, Aufregung (habe ohnedies fast keine), wenn ich mit den Armen etwas arbeite, z. B. Fensterputzen, Handarbeit, Autofahren; bei Sonnenbestrahlung und Sauna. Aber auch ohne diese Belastungen bekomme ich Anfälle. Meine Familie nimmt mir schon sehr viel Hausarbeit ab, und da ich nicht berufstätig bin, schone ich mich sehr, aber es nützt alles nichts.

Habe seit knapp 2 Jahren diese Beschwerden. Damals war es noch etwa alle 2 Wochen. Später dann in einwöchigen Abständen, dann auch schon zweimal pro Woche und vor etwa einem Jahr war der erste Anfall über 3 Tage Dauer, dann blieb ein Dauerkopfschmerz zurück, der nicht angenehm ist, aber zum Aushalten wäre. Zusätzlich aber dann noch die sich immer mehr häufenden Anfälle.

Ich weiß nicht, ob es in Zusammenhang mit dieser Krankheit steht, aber ich habe auch Schmerzen an der gesamten Wirbelsäule, die aber durchaus auszuhalten sind. Auch Nieren- und Blasenbeschwerden. Diese Wirbelsäulenschmerzen sind vor 2 Jahren nach dem Einrichten besser geworden, werden aber jetzt wieder stärker.

Ärzte folgender Fachrichtung habe ich bisher konsultiert:

1. Nervenfacharzt: Verordnet Dihydroergotamintartrat mit Coffein, Phenytoin, hat aber nur 14 Tage gewirkt.
2. Orthopädie: 10 × Strecken, Massieren – ohne Erfolg.
3. Akupunktur: 8 ×, ohne Erfolg, im Gegenteil, mir ist es danach schlechter geworden.
4. Internist: hat mich auch „eingerenkt", sehr sanft, hat aber nichts geholfen; nicht einmal momentan besser geworden. Hat mir geraten, zu (5) zu gehen.
5. Wirbelsäulenspezialist: Insgesamt 6 Behandlungen. 3 davon waren Procain-Injektionen in Kopf und Nacken. Als diese nicht den geringsten Erfolg zeigten, habe ich 3 Behandlungen gehabt, die „Mobilisieren" genannt wurden. Zusätzlich wurde Oxyphenbutazonmonohydrat verschrieben (3 Wochen eingenommen, überhaupt nicht geholfen).
6. Krankenhausaufenthalt an einer neurochirurgischen Abteilung: 14 Tage. Als Behandlung habe ich in dieser Zeit 4 Stallatumblockaden erhalten, ohne Erfolg. Nach der 4. Blockade habe ich einen Schmerzanfall bekommen, mir wurde totenübel und da hat man mir die vorgesehene 5. nicht mehr gegeben. Auch eine Computertomographie wurde gemacht, alles o. B.
7. Krankenhausaufenthalt an einer neurologischen Abteilung: Medikamente wurden verschrieben, die mir nicht geholfen haben. Meinem Hausarzt wurden für mich Punktinfiltrationen und Procainjontophorese empfohlen. Habe bisher 4 solcher Dinger in den Kopf bekommen. Momentan wird mir etwas besser davon, jedoch die Schmerzen verschwinden auch davon nicht ganz.
8. Kopfweh-Klinik eines Hals-Nasen-Ohrenarztes: Die Krankenkasse gibt 14 Tage Zuschuß. Bin in dieser Zeit 10mal gestreckt worden (ganz hoch gezogen) und täglich ist 2mal die ganze Wirbelsäule bestrahlt (Mikrowellen) worden. Leichte Besserung verspürt, aber nur kurzfristig.
9. Weitere Untersuchungen bei einem Zahnarzt, einem Augenarzt und einer Krankenhausambulanz für Hals-Nasen-Ohrenerkrankungen ergaben alles o. B.

Folgende Medikamente habe ich bisher eingenommen:

Dihydroergocornin-. -cristin- und -kryptinmethansulfonat	keine Wirkung
Dihydroergotaminartrat, Coffein und Phenytoin	hat mir 14 Tage geholfen
Ergotamintartrat, Coffein, Belladonna fol. alcaloid und Butalbital	ohne jede Wirkung
Oxyphenbutazonmonohydrat	ohne jede Wirkung
Mephenytoin	ohne jede Wirkung
Diazepam	schlafwandlerisch den ganzen Tag herumgegangen, das Kopfweh jedoch kein bißchen besser geworden
Levomepromazin	entsetzliche Wirkung: zum Kopfweh noch große Übelkeit, Brechreiz und Kreislaufbeschwerden dazubekommen
Naftidrofurylhydrogenoxalat	ganz leichte Besserung eingetreten, besonders bei den Gelenksschmerzen und eingeschlafenen Extremitäten
Vitamin B₁, B₆, B₁₂ und Noramidopyriniummethansulfonsaures Na.	viele Schachteln davon genommen, jedoch überhaupt keine Wirkung
Diclofenac-Na	viele Schachteln davon genommen, jedoch überhaupt keine Wirkung

Derzeit nehme ich:
für den niedrigen Blutdruck: Dihydroergoraminmethansulfonat;
für Schmerzen: Noramidopyriniummethansulfat-Na. und Coffein; Dihydroergotaminmethansulfonat, Coffein, Butalbital und Propyphenazon; Propyphenazon, Allobarbital, Profenin und Codeinphosphat.
Die diversen Krankenhausabgangsberichte und Befundberichte sind nur insoweit interessant, als sie folgendes ergaben:
EEG: kein pathologischer Befund zu erheben (in normalen Grenzen, kein Herd, keine Zeichen von cerebraler Überregbarkeit).
Stationärer Aufenthalt Neurochirurgie: Druckschmerzhaftigkeit der oberen Halswirbelsäule und der Nn. occipitales. Röntgen des Schädels, Thorax, Halswirbelsäule mit Funktionsaufnahmen, sowie Computertomographie o. B., EMG o. B., EEG vereinzelt Thetaabläufe (11 Monate nach oberwähntem EEG).
Therapie: DHE; Mephenytoin; Stellatumblockaden; Sulfacarbamid und Phenazopyridin-HCl; Extr. Sabal. serr., Extr. Echinaceae und Trospiumchlorid. Diagnose: atypische Migräne.
Stationärer und ambulanter Befund Nervenabteilung: Diagnose: cervicales Vertebralsyndrom mit dysthymem somatogenem Zustandsbild. Therapie: Procain-Jontophorese; Diclofenac Na.; Vitamin B_1, B_6 und B_{12} mit Noramidopyriniummethansulfonat-Na.; Levomepromazin; Dihydroergotaminmethansulfonat, Coffein, Butalbital und Propyphenazon (10 Tabletten/die).
Orthopädische Ambulanz: Diagnose: Cervicalsyndrom.
Therapie: Extensionen; Massagen; Ergotamintartrat, Coffein, Belladonna fol. alcaloid und Butalbital, BP.
(Fortsetzung S. 48.)

Es ist nicht möglich, alle Fälle so ausführlich zu schildern. Einige sind bereits in Tabellenform veröffentlicht worden. (Siehe Anhang I.) Aus der doch bedeutenden Zahl einschlägiger Erfahrungen lassen sich gewisse Schlußfolgerungen ziehen, die vielleicht etwas außergewöhnlich sind und daher abschließend erwähnt werden sollen.
Man sieht also an den primären Behandlungsversuchen, daß es tatsächlich den Anschein hat, die praktischen Ärzte wären überfordert. Aber selbst die Überweisungen an Fachärzte bringen in den hier vorgewiesenen (nicht ausgewählten!) Fällen keine genügend wirksame Behandlung. Es dürfte daher vielleicht wirklich daran liegen, daß wir ein falsches System (oder überhaupt kein System?) zur Erkennung der richtigen Diagnose haben. Wir haben daher Grund genug zu haben geglaubt, von Beginn an neue Überlegungen zum System der Diagnose bei diesen Kranken anstellen zu müssen.
Es ist also die allgemeine Erfahrung, die man aus diesen keineswegs außergewöhnlichen Krankengeschichten ziehen kann, sicherlich die folgende: Fachärzte der verschiedenen, durch die Symptomatik angesprochenen Richtungen versuchen, durch die ihrem Gebiet entsprechende Behandlung Beschwerden zu beseitigen, obwohl objektive Untersuchungen kein Substrat für die Beschwerden ergeben hatten, wie z. B. bei Internisten, die bei negativem EKG und mitunter sogar normalem Ergogramm cardio-vasculäre Behandlung unternehmen. Bei Orthopäden ist die Streckung eine sehr beliebte Maßnahme, wie auch die Schanzkrawatte; beide jedoch sind nicht zielführend, werden aber trotzdem weiter angewandt. Neurologen kontrollieren das EEG und medizieren für „echte Migräne" oft Jahre lang, ohne fühlbaren therapeutischen Erfolg oder ohne Beeinflussung des EEG, ja sogar mitunter unter kontinuierlicher Verschlechterung dieser Befunde – wahrscheinlich durch Medikamentenabusus. Auch die sogenannten Manualtherapeuten sind hier meist keine Ausnahme: sie wenden standardisierte Handgriffe oft ohne vorherige Röntgenuntersuchung, immer aber ohne Röntgenkontrolle nach einer Behandlungsserie an. Letztlich nehmen die Psychiater ausschließlich psychische Ursachen für die Erscheinungen an, explorieren die Kindheit, die Beziehungen zur Schwiegermutter und dem anderen Geschlecht und verordnen Psychopharmaka oder Gruppentherapie. Scheinbar geschieht dies alles unter dem Begriff „Behandlung des Cervicalsyndroms". Uns scheint auf Grund unserer Erfahrung eine Begriffsbestimmung erforderlich. Diese versuchen wir im nächsten Kapitel.

II. BEGRIFFSBESTIMMUNG

DER SAMMELTOPF

Das sogenannte „Cervicalsyndrom" scheint uns ein Sammelbegriff zu sein für eine Reihe von Beschwerden, welche verschiedenste Ursachen haben können. Vielleicht wird dieser Begriff deswegen so oft an Stelle einer korrekten Diagnose angewandt, weil die Differenzierung der Zustände und die Zuordnung zu örtlichen Krankheitsgeschehen zum Teil recht schwierig und zeitraubend ist und eine gewisse Mindestkenntnis der Neurologie erfordert. Aus Gründen der mangelnden Exaktheit ist diese Terminologie daher als unzweckmäßig anzusehen und eigentlich abzulehnen. Denn nur eine echte Diagnose birgt die korrekte therapeutische Zuordnung in sich und kann dem Arzt jene Hinweise geben, die zu einer optimalen Behandlung erforderlich sind und zu einer Erleichterung für den Patienten führen. Wir beobachten in letzter Zeit leider immer mehr ein Überhandnehmen eines Vorgehens, welches wir nicht genug anprangern können und ablehnen müssen: wir meinen, daß bei Symptomen, die sowohl eine organische als auch psychische Genese haben könnten, doch wohl die Fahndung nach den organischen Ursachen absolut vorrangig durchgeführt werden sollte und nicht – wie leider immer öfter beobachtet – primär eine Psychotherapie oder psychopharmakologische Therapie, oft sogar ohne hinreichende Exploration, verordnet wird. Oder es wird eine nicht als Psychotherapie deklarierte „Akupunktur" durchgeführt, oftmals monate- oder jahrelang, ohne wesentlichen Erfolg, sicher aber ohne lange anhaltenden Erfolg. Dies wundert nicht, wenn man dann organische Ursachen finden kann, die kausal zu behandeln wären und den Patienten beschwerdefrei machen würden, würden diese erkannt und behandelt werden. Aber so heißt es „. . . nicht einmal die Akupunktur hat geholfen . . ." oft ohne daß röntgenologische oder neurologische Untersuchungen durchgeführt worden wären, aus welchen sich stichhaltige Anhaltspunkte für eine rationelle Therapie ergeben hätten können. Mit Lembeck (26) müssen wir daher bedauern, daß die von der Schulmedizin vorgesehene und gelehrte Vorgangsweise der Exploration und Untersuchung eines Patienten immer weniger eingehalten wird.

Obwohl der Terminus „Cervicalsyndrom" also ein „Misnomer" ist, möchten wir ihn vorerst weiterbenutzen, zum Teil, da er weit verbreitet und eingebürgert ist, allerdings mit einem ergänzenden Zusatz, wie z. B. „C-5 rechts". Durch solche ergänzende Aussagen wollen wir zeigen, daß eine exakte Diagnose sehr wohl möglich ist. Wir haben bei 2024 Patienten den Zeitaufwand selbst kennengelernt, welcher für eine exakte Diagnose erforderlich ist. Wir haben aber andererseits aus unseren Anamnesen den Befunden dieser 2024 Patienten jene signifikanten Daten herausgefiltert, welche zur exakter Diagnose genügen. Von der Stichhaltigkeit dieses Vorgehens haben wir uns an weiteren 2970 Patienten vergewissert. Diese Vorgangsweise ist im Hinblick auf ihre Verwendbarkeit bei praktischen Ärzten entwickelt worden und nur mit minimalem Zeitaufwand verbunden. Nach Vorstellung unseres Patientengutes und der an diesem erhobenen Befunde und Erläuterung unseres therapeutischen Vorgehens legen wir die Grundzüge des verkürzten Verfahrens vor. Wir hoffen, durch die vorgeschlagene Systematik einen Beitrag zur besseren Diagnose und rascheren zielstrebigen Behandlung jener Symptome geleistet zu haben, die uns die Patienten immer wieder nennen und welche im Sammelbegriff des „Cervicalsyndroms" doch nur untergehen.

Jene klinischen Erscheinungen, welche als Cervicalsyndrom, Arm-Schulter-Syndrom, cervicales Vertebral(is)syndrom oder ähnlich bezeichnet werden, sind schon Hippokrates bekannt gewesen. Veränderungen des Skelettes, die zu solchen Beschwerden führen können, wurden an prähistorischen Funden (Grimm 11) festgestellt. Doch sind naturgemäß an aus der Frühzeit stammendem Fundmaterial keine systematischen Untersuchungen möglich. Sager (31) hat an mittelalterlichem Material aus Dänemark mühevolle Untersuchungen gemacht und konnte präzise nachweisen, daß diese Veränderungen damals mit Sicherheit bestanden. Das Cervicalsyndrom ist also keine Krankheit unserer modernen Zeit, es scheint vielleicht nur deshalb so häufig, weil mehr Personen länger leben und die moderne Medizin mehr dieser Erkrankungen diagnostisch klären kann.

Nicht nur an der zentralen Schmerzambulanz der Wiener Gebietskrankenkasse, sondern auch bei Befragung von praktischen Ärzten wurde die Häufigkeit dieser Beschwerden festgestellt. Es gibt aber unseres Wissens keinerlei standardisierte Vorgangsweise, welche als Richtlinie zur exakten Diagnose und therapeutischen Versorgung dieser Kranken dienen könnte. An unserem großen Krankengut von bisher 5249 einschlägigen Patienten wollen wir versuchen, eine Systematik der Diagnose und Therapie dieses Zustandsbildes zu erreichen und den Lesern vorzulegen.

ANATOMIE

Wenn wir annehmen, daß alle die Symptome, welche uns ein Patient nennt, von einer Läsion der Halswirbelsäule herrühren, müssen wir uns fragen, wo sich diese Störung befindet, die alle Symptome verursachen kann. Hierzu ist eine Beachtung der **anatomischen** Verhältnisse erforderlich. An der Halswirbelsäule sind eine Reihe von Besonderheiten aufzuzählen: vor allem ist dieser Teil der Wirbelsäule der am besten bewegliche und somit auch am leichtesten durch Bewegungen zu schädigende Abschnitt derselben. Die Wirbelgelenke stehen hier in einer annähernd horizontalen Anordnung und erlauben dadurch die größte Beweglichkeit. Die Foramina intervertebralia sind durch diese große Beweglichkeit der sie begrenzenden Strukturen größeren Formveränderungen ausgesetzt.
Gleichzeitig sind diese Foramina aber die einzige Stelle, von welcher aus die Gesamtheit aller möglichen Erscheinungen zwanglos erklärbar ist. Es ist nicht die „Bandscheibe" noch die oft beschuldigte „Nervenentzündung". Durch diese Foramina ziehen eng benachbart nebeneinander Spinalnerven, zum Teil auch das Spinalganglion, die Rami spinales der segmentalen Arterien, die Rami communicantes zum sympathischen Grenzstrang, wobei jener, der durch das i. v. Foramen C5/6 zieht, der stärkste aller sympathischen segmentären Äste ist, bzw. das Ganglion vertebrale im sechsten Foramen. Dieses Ganglion bringt sympathische Fasern an die Art. vertebralis heran und dadurch können alle Symptome der Art. vertebralis, wie Schwindel, Sehstörungen, Ohrgeräusche, Hörstörungen etc., vom Intervertebralforamen her ausgelöst werden, obwohl die Arterie nicht durch das Foramen zieht. Ein nicht unwesentlicher Faktor scheint die Verankerung des Duratrichters an den Rändern des Foramens einerseits und dem Spinalnerven (durch den Nervenwurzeltrichter) andererseits zu sein. Dadurch können kleinste Verschiebungen Spannungen auslösen, welche sich als Reiz auf die Segmentalnerven oder andere Gebilde übertragen und zu Beschwerden verschiedenster Art Anlaß geben. Diese Symptome als durch im Foramen intervertebrale ausgelöste zu erkennen, ist dann die Kunst des Arztes! Denn die **Physiologie** lehrt von den durch das Foramen ziehenden Gebilden, daß sie zu eigentlich allen Symptomen, wie sie im Cervicalsyndrom vorliegen können, führen können: eine leichte Schädigung eines Nerven führt zu Reizerscheinungen (also z. B. Schmerzen oder Parästhesien bei sensiblen Nervenfasern) und erst eine hochgradige Schädigung führt zu Lähmung (bei somatosensiblen Fasern wäre dies Gefühllosigkeit).
Eine weitere Besonderheit der Halswirbelsäule ist das Foramen transversarium und die durch dieses ziehende Art. vertebralis. Auch sie kann direkt durch Fehlstellungen der Halswirbelsäule gereizt, in Spasmus gebracht werden und so ohne Zwischenschaltung des Ganglion vertebrale Symptome der Mangeldurchblutung in ihrem Stromgebiet herbeiführen. Somit bestehen zwei getrennte, aber gleichsinnig wirkende Möglichkeiten der Erzeugung von Angiospasmus der Art. vertebralis bzw. von Teilen ihres Endstromgebietes. Die klinischen Folgen solcher Mangeldurchblutung sind seit langem gut bekannt. Insbesondere sind sie von Richter (30) in seiner Abhandlung über Migräne hervorragend geschildert worden. Auch wir beobachteten die verschiedensten Symptome, welche aus der Hypoxidose der entsprechenden Hirnregionen zu erklären sind, Arealen, die aber ausschließlich zum Versorgungsgebiet der Art. vertebralis gehören.
Wenn man anatomische Überlegungen anstellt, wird man verstehen, daß auch andere Äste des Ganglion stellatum (antidromisch) von solchen Reizen betroffen werden können und zwar besonders jene, welche dem N. vertebralis benachbart sind. Hiezu gehören die Nn. cardiaci und daher sind Herzbeschwerden verschiedener Art, vorzugsweise Herzklopfen, Herzjagen, auch mitunter paroxysmale Tachycardien, Palpitationen gar nicht so selten zu beobachten. Auch andere benachbarte Äste sind nicht selten betei-

ligt; es entstehen durch sie Zustände, die etwa als oberes Quadrantensyndrom bezeichnet werden und es können mitunter auch lokalisierte Hyperhidrosis mit Piloerektion hervorgerufen werden. Desgleichen können Oberbauchsensationen, mitunter wie „Magenbeschwerden" subjektiv bezeichnet, ja sogar Fermententgleisungen des Pankreas (die dann gelegentlich als Pankreatitis anmuten) beobachtet werden.
Die direkte oder indirekte Krampfstellung der Art. vertebralis läßt sich nie durch Angiographie dokumentieren, da Kontrastmittel ja nach anfänglicher kurzdauernder Kontraktion immer zu Vasodilatation der injizierten Gefäße führen (Jenkner u. Vogler 24). Hingegen sind indirekte Methoden, die die Gefäße nicht beeinflussen, dazu hervorragend geeignet. Die Ultraschall-Doppler-Methode wird dazu weitverbreitet angewandt. Auch die Nystagmographie ist indirekt geeignet. Wir benutzen die weniger aufwendige, wenn auch dafür noch nicht so reputierte, vielleicht sogar mancherorts angezweifelte, Methode der Rheoencephalographie (Jenkner 17) um hier Störungen der Hämodynamik im Bereiche der Hirngefäße (allgemein, also nicht nur der Art. vertebralis) festzustellen und durch Wiederholung nach Therapie eine Änderung dokumentieren zu können. Methode und Ergebnisse werden später (S. 32) erwähnt.
So haben anatomische Überlegungen sogar zur Verwendung von Techniken geführt, um klinische Angaben von Patienten, wie etwa Schwindel u. s. w. als strikt subjektive Empfindungen einer objektiven Analyse zugänglich zu machen. Die Aussagekraft unserer Betrachtungsweise von Ursachen, Mechanismen und Behandlungsmethodik beim Cervicalsyndrom wird durch diese indirekte Methode wesentlich erhöht.
Nun ist aber des öfteren zu lesen und zu hören, daß die Ursachen dieses Syndroms in Osteochondrose und Spondylarthrose gelegen seien*. Vielfach werden solche Termini auch von Patienten auf Befunden gelesen und die Kranken werden dadurch verunsichert. Und um keine langatmige Erklärung geben zu müssen, wird dann dieser Meinung von Ärzten gar nicht widersprochen. Daher halten wir es für nötig, vorerst einmal klar festzustellen, daß dies zwei nicht miteinander verknüpfte Zustände sind. Dies geschieht am besten durch Erläuterung und Besprechung der Ergebnisse der Untersuchungen von Sager (31). Das gibt uns auch Gelegenheit, auf einige historisch bekannte Befunde hinzuweisen.

GESCHICHTLICHES

Wenn wir unsere Befunde vergleichend ansehen wollen, müssen wir vorerst am Untersuchungsgut anderer Autoren sehen, welche Veränderungen im allgemeinen an der Halswirbelsäule beschrieben wurden. Hierzu scheint eine Studie besonders geeignet, welche Befunde mittelalterlichen Materials mit modernen Autopsiebefunden verglichen hat. Sager (31) hat an 342 Halswirbelsäulen, welche nach exakten Kriterien des möglichst vollkommenen Erhaltungszustandes aus 1600 dänischen Skeletten** ausgewählt wurden, und an 100 aus Obduktionen unserer Zeit stammenden Halswirbelsäulen Befunde erhoben, aus welchen wesentliche Daten ersichtlich sind. Sowohl im Mittelalter als auch in der Neuzeit steigt die Bildung osteochondrotischer Veränderungen an der Halswirbelsäule nahezu linear mit dem Lebensalter an. Dabei fand sich im mittelalterlichen Material eine Häufung im Segment C 3/4 bei der Altersgruppe der 20 bis 39jährigen, während ältere Skelette eine maximale Verteilung bei C 5/6 aufweisen. Demgegenüber ist an modernem Obduktionsmaterial das Maximum in allen Altersgruppen bei C 5/6 gefunden worden. Dabei wurden 334 pathologische Bandscheiben aus unserer Zeit und 718 mittelalterliche untersucht (aus 600 Bandscheiben unserer Zeit und 2412 Bandscheiben aus archäologischem Material). An modernem Material wurden ventrale Osteophyten wesentlich häufiger als dorsale gefunden.
An 1200 untersuchten Luschkaschen Gelenken wurde 360mal eine Veränderung im Sinne einer Uncovertebralarthrose gefunden (modernes Material); Zygapophysealgelenke zeigten 410 Mal (aus 1400 untersuchten) spondylarthrotische Veränderungen.

---

* Wenn sie schon nicht psychisch bedingt sind.

** Aus den Jahren 1200 bis 1650, und den Fundstätten Aebelholt, Åderup und Åhus und Åkirkeby; unter der Leitung von Prof. Møller-Christensen in Ausgrabungen zwischen 1950 und 1966 gefunden.

Letztere fanden sich an modernem Material gehäuft im Segment C 3/4, an mittelalterlichem Material ist bei unter 20jährigen das Niveau C 2/3 und bei über 20jährigen jenes von C 3/4 am häufigsten betroffen, C 4/5 und C 2/3 nur gering weniger. Die linken Gelenke sind immer minimal mehr betroffen als die rechten.

Wir erwähnen diese genau, weil die Zusammenhänge zwischen Osteochondrose und Spondylarthrose (siehe später) histologisch besser als röntgenologisch beobachtbar sind. In dieser Studie zeigte sich, daß die Häufigkeit der Osteochondrose (also die Folgen der Bandscheibenschädigung) immer um 20% höher als jene der Spondylarthrose ist. Und dies trifft für jedes Segment zu. Allerdings ist die Häufigkeitsverteilung der Bandscheibenschädigung und der Spondylarthrose sehr wesentlich von einander verschieden: Das Maximum der geschädigten Bandscheiben findet sich bei C 5/6 und jenes der geschädigten Gelenke bei C 3/4. Ein direkter Zusammenhang dieser beiden Veränderungen besteht daher nicht. Auch hat Sager Spondylarthrose ohne Bandscheibenschädigung und letztere ohne erstere gefunden. Nur 50% aller Bandscheibenschädigungen gehen mit Spondylarthrose einher (modernes Material). Bei Vorliegen der Spondylarthrose zeigte ein Vergleich anatomisch-histologischer und radiologischer Studien, daß letztere eine Fehlbeurteilung in 20–23% der cervicalen Bandscheiben und Gelenke aufweist. Dabei ist das Maximum der Fehleinschätzung am cranialen Ende der Halswirbelsäule gegeben.

Auch im mittelalterlichen Material ist die Häufigkeitsverteilung verschieden: Osteochondrose zeigt ein Maximum bei C 3/4 und C 5/6, während die Spondylarthrose ein solches bei C 2/3 hat und bis C 6/7 kontinuierlich fällt, dann aber einen neuerlichen Gipfel bei C 7/D 1 zeigt. Auch Aufdermaur (1960, 1) machte Untersuchungen an Obduktionsmaterial, aus denen die folgende Häufigkeitsverteilung hervorging:

Niveau	Osteochondrose	Spondylarthrose
C 5/6	44%	7%
C 3/4	9%	28%

Diese Beobachtungen werden immer wieder gemacht. Uns scheint hier ein Zusammenhang zwischen der maximalen Beweglichkeit der Wirbelsäule im Halsbereich und der Bandscheibenhöhe einerseits und der Bandscheibenschädigung andererseits zu bestehen. Es wird in Erinnerung gerufen, daß die Bandscheiben des Neugeborenen ein Verhältnis zur Wirbelhöhe von 1 : 1 haben, während dies beim Erwachsenen 1 : 3 beträgt. Dabei ist die Bandscheibe C 5/6 unter den cervicalen Bandscheiben die höchste*. Auf die Beweglichkeit der einzelnen Segmente der Halswirbelsäule wird eingehender noch im Abschnitt „Symptomatologie" hingewiesen werden. Hier sei nur die Bemerkung gestattet, daß die größte sagittale Beweglichkeit der Halswirbelsäule im Segment C 5/6 besteht (Brügger 6).

BEGRIFFSBESTIMMUNG

Im allgemeinen wird das Cervicalsyndrom in ein oberes, mittleres und unteres Cervicalsyndrom eingeteilt. Vielfach wird auch der Terminus „vertebrales Cervicalsyndrom", wie auch „cervicales Vertebralsyndrom" angewandt. „Arm-Schultersyndrom" ist ein weiterer Name, er sollte aber nicht generell verwendet werden, wie auch der Ausdruck „cervicale Migraine" nur für eine spezielle Symptomatologie benutzt werden sollte.

Zum **oberen Cervicalsyndrom** wird auch die eigentliche „migraine cervicale" (Bärtschi-Rochaix 5) gerechnet. Neben Nacken – Hinterhauptschmerzen stehen Reizerscheinungen der Ohren und Augen im Vordergrund. Mitunter wird angegeben (Tönnis und Krenkel 37), daß migränoide Schmerzattacken in 75% der Fälle bestehen würden. Manche Autoren (z. B. Kristen**) rechnen vertebragenen Schwindel hierher. Wir wissen aber, daß dies nicht korrekt ist.

---

* Genau wie bei der Lendenwirbelsäule der Intervertebralraum L 4/5 am weitesten sein sollte und die Bandscheibe L 5/S 1 niedriger sein muß.

** Kristen, H.; vorgetragen beim Symposium „Schwindel" vor der Gesellschaft der Ärzte in Wien (Fortbildungsveranstaltung 17. Januar 1981).

Das **mittlere Syndrom** ist durch Erscheinungen im Hals-Schulter-Rumpfbereich gekennzeichnet. Die Periarthritis humero-scapularis gehört hierher, wie pektanginöse (Herz-) Beschwerden und auch asthmoide Zustände. Auch das Gefühl des „Knödels" im Halse, des Globus*, gehört hierher. Die Migraine pharyngée ist auch hier einzugliedern.

Das **untere Syndrom** ist durch Armsymptomatik ausgezeichnet. Daher wäre der Terminus „Arm-Schulter-Syndrom" am ehesten für dieses zu reservieren. Die Epicondylitis gehört hier her.

Eine andere Einteilung ist jene in **radikuläre** (segmentäre), vegetative und vaskuläre Erscheinungen. Bei den ersten überwiegen weitaus die sensiblen über die motorischen Symptome (Tönnis und Krenkel 37). Zu den **vegetativen** Erscheinungen wären Augen-, Ohren-, Herzbeschwerden und andere vegetative Erscheinungen, wie z. B. Hyperhidrosis zu zählen. Teils hierzu, teils zu den **vaskulären Symptomen** ist Vertigo zu rechnen, ferner gehören zu letzteren das Gefühl der kalten Arme, Einschlafen der Arme und kurzdauernde Bewußtseinsverluste, die gelegentlich beschrieben werden und Anlaß zur Bezeichnung synkopales, cervicales, Vertebralissyndrom (Unterharnscheidt 35) gegeben haben**.

III. SYMPTOMATOLOGIE

KRANKENGUT

Unsere Beobachtungen und Untersuchungen wurden am Krankengut der zentralen Schmerzambulanz der Wiener Gebietskrankenkasse durchgeführt. Diese wird am Ambulatorium Süd im Rahmen der neurochirurgischen Ambulanz geführt. Es handelt sich also ausschließlich um ambulant behandlungsfähige Patienten, wenngleich mitunter Zuweisung mittels Krankenwagen oder Taxi erforderlich ist. Die Patienten zeigten alle Varianten des „Cervicalsyndroms" (als Erscheinungsbild), von den leichtesten Beschwerden subjektiver Natur über Zustände nach anterior body fusion (Cloward) über Wurzelneurinome bis hin zu singulären oder multiplen Filialabsiedlungen in der Halswirbelsäule bei malignen Primärläsionen.

In den ersten 54 Monaten seit Bestehen dieser Einrichtung wurden 15.358 Patienten gesehen, die insgesamt 54.085 Besuche (= 3,52 pro Patient) in unserer Ambulanz tätigten, nicht mitgerechnet die Zahl der bei den verschiedenen Fachdisziplinen erforderlichen Konsiliaruntersuchungen, sowie diagnostische Prozeduren in Röntgen, Labor, EKG, Ergometrie etc. und auswärts durchgeführte Prozeduren (z. B. Scan). Hiervon wurden als Bandscheibenschäden 7722 Patienten (= 50,2%) diagnostiziert. Es fanden sich 5249*** cervicale (34,0%), 158 thoracale (1,0%) und 2315 lumbale (15,0%) Bandscheibenschädigungen verschiedenen Grades. Von allen Bandscheibenschädigungen sind also 68,0% cervical, 2,0% thoracal und 30,0% lumbal. Dabei wollen wir ein Ergebnis unserer Untersuchungen terminologisch bereits vorwegnehmen und alle Fälle von „echten" Cervicalsyndrom den cervicalen Bandscheibenschädigungen zurechnen. Warum wir dies tun, wird im Kapitel „Synthese" erläutert.

---

* Wir wollen darauf hinweisen, daß es ein „Globusgefühl" gibt, welches nicht psychisch bedingt ist. Diese Feststellung mag manchem Leser als unorthodox erscheinen, entspricht aber genau unseren Erfahrungen (an 25 Pat., als Teil der unter „andere Beschwerden" genannten in Tab. 6b). Hierbei wurde die funktionelle Veränderung immer im Segment C-3/4 gefunden. Nach Beseitigung dieser war das „Globusgefühl" immer verschwunden.

** Auch kürzerdauernde, sich aber auch bis zu einigen Stunden ausdehnende Attacken von vorübergehender Amaurose gehören hier her. Auch bei dem Symptom der „Dropattacks" sollte man immer die Halswirbelsäule ansehen!

*** 255 Patienten sind zu den Kontrollen nicht erschienen und bleiben daher im weiteren unberücksichtigt, womit uns 4994 Fälle verbleiben.

Neben einer umfangreichen Anamneseerhebung wurde jeder Patient einer exakten neurologischen Untersuchung unterzogen, deren Ergebnis schriftlich festgehalten wurde. Röntgenuntersuchungen in 2 Ebenen werden bei jedem Patienten durchgeführt. Nur wenn Zweifel an der exakten Diagnose bestehen, oder es aus anderen (z. B. auch wissenschaftlichen) Gründen erforderlich erscheint, werden Funktionsaufnahmen und/oder Aufnahmen in schrägen Durchmessern angefertigt.

Unser hoher Patientendurchgang erlaubt derzeit nicht mehr, alle Untersuchungen bei jedem Patienten zu machen. Wir haben dies anfangs (bei 2.024 Patienten) gemacht, um einen genauen Überblick über das Problem zu erhalten, das wir zu beurteilen versuchen. Bald aber haben wir versucht, die Datenflut zu reduzieren auf das Mindestmaß an Angaben des Patienten und an Befunden, aus welchen noch ohne Erhöhung der Fehlerquote stichhaltige Beurteilungen der Problemstellung möglich waren. Als wir bei einem Minimalschema angelangt waren, haben wir dieses selbst an 2.970 Patienten erprobt und nach zufriedenstellender Erfahrung auch durch einige praktische Ärzte beurteilen lassen.

Das Minimalschema (das später, s. S. 166 und Abb. 111ff., vorgestellt wird) beinhaltet einige gezielte Fragen zur Anamnese an den Patienten und 2 Röntgenaufnahmen der Halswirbelsäule (im a.-p. und seitlichen Strahlengang). Bei 90–95% aller Patienten läßt sich daraus eine exakte Diagnose stellen. Nur wenn dies nicht möglich ist, wird noch eine Blutuntersuchung angeschlossen. Wir sind allerdings dazu übergegangen, bei Beschwerden im 2. Cervicalnerven die oberste Halswirbelsäule und das Occipitodervicale Übergangsgebiet öfters frontal schichten zu lassen (eine Schichte, die nach dem seitlichen Bild gelegt wird). Voraussetzung dieser hohen Erfolgsquote ist, daß dem Röntgenologen jenes Bewegungssegment auf dem Anforderungsschein bekanntgegeben wird, das klinisch inkriminiert ist und wo er dann den Zentralstrahl der Aufnahme zu legen hat. Eine Zusammenarbeit der beteiligten Ärzte ist also Voraussetzung.

Andere Untersuchungen werden nur gezielt eingesetzt, wie z. B. die funktionelle Röntgentechnik, Elektroencephalographie, Rheoencephalographie insbesondere bei Vertigo, segmentäre Elektrodiagnostik einschließlich Bestimmung der Nervengleitgeschwindigkeit; beim Vorliegen von Herzbeschwerden wird immer erst eine internistische Beurteilung einschließlich EKG und nötigenfalls Ergometrie durchgeführt; liegen Ohrensymptome vor, wird eine entsprechende Beurteilung vorgenommen, die auch bei Vorliegen von Schwindel allein angestellt wird. Bei diesem Symptom wird mitunter Sonographie (Doppler) und Echographie der Art. vertebralis durchgeführt. Je nach Symptomatologie werden die entsprechenden medizinischen Fachrichtungen konsultiert, z. B. bei Pankreasbeschwerden der Gastroenterologe etc., bei Verdacht auf Sekundärläsion wird eine Primärherdsuche veranlaßt und wenn es notwendig erscheint auch ein Knochen- oder Ganzkörperszintigramm angefertigt. Recht oft werden zur Klärung der verschiedenen Möglichkeiten der Genese des Cervicalsyndroms die entsprechenden Laboruntersuchungen in einer Batterie neben dem hier üblichen Chemogramm (Cholesterin, Blutzucker, BUN, Harnsäure, Kreatinin, Total Bilirubin, Triglyceride) durchgeführt. Es sind dies vorwiegend: Blutsenkung, Leukozyten, 2 oder 4 Rheumafaktoren, alkalische Phosphatase, Calcium, anorganischer Phosphor und verschiedene Fermentwerte. Alle diese Untersuchungen wurden zur Testung des Minimalschemas auf Relevanz durchgeführt und sind in der Praxis nicht erforderlich.

Da für die Allgemeinmedizin die Symptomatologie, insbesondere wenn sie von intelligenten Patienten vorgebracht wird, von ausschlaggebender Bedeutung ist und da sie leicht zugänglich ist, wollen wir diese absolut in den Vordergrund stellen. Es gibt dafür noch einen stichhaltigen Grund: wir sind bestrebt, die Vereinfachung aller Maßnahmen soweit zu treiben, daß aus Befragung des Patienten nach bestimmten Kriterien (die in einem Formular angegeben sind; siehe dort) und 2 Röntgenaufnahmen die korrekte Diagnose erstellt werden kann. Auf die Verifizierung des aus der Anamnese gewonnenen Eindruckes durch allgemein übliche und ohne besonderen Aufwand durchführbare Untersuchungstechniken wird deswegen besonderer Wert gelegt, damit sie von jedem Allgemeinpraktiker veranlaßt werden können. Der Zeitaufwand, den der Arzt zur Diagnosestellung aufwenden muß, soll auf ein absolutes Minimum reduziert werden und trotzdem soll eine korrekte Diagnose ermöglicht werden. Daher wird vorerst die Symptomatologie etwas ausführlicher besprochen.

Tabelle 2

Altersaufteilung von 1230 Frauen und 405 Männern nach Jahren und Dekaden;
a) Männer und b) Frauen. c) Altersaufteilung nach Dekaden: in absoluten Zahlen und
Prozentangaben, bei 4677 Patienten

Tabelle 2a											Summe pro Dekade	%
Alter									8	9		
Fallzahl									–	1	1	0,4
Alter	10	11	12	13	14	15	16	17	18	19		
Fallzahl	–	1	–	1	–	2	1	1	1	3	10	2,5
Alter	20	21	22	23	24	25	26	27	28	29		
Fallzahl	3	1	1	1	1	1	5	2	5	7	27	6,7
Alter	30	31	32	33	34	35	**36**	37	38	39		
Fallzahl	7	6	8	11	12	10	**20**	17	17	8	116	28,6
Alter	40	41	42	43	44	45	46	47	48	49		
Fallzahl	8	9	9	9	5	7	13	9	5	8	82	20,2
Alter	50	51	52	53	54	55	56	57	58	59		
Fallzahl	6	8	15	14	10	16	7	9	7	5	97	23,9
Alter	60	61	62	63	64	65	66	67	68	69		
Fallzahl	6	4	5	7	8	2	4	5	3	1	45	11,1
Alter	70	71	72	73	74	75	76	77	78	79		
Fallzahl	3	3	3	8	–	2	–	1	1	4	25	6,2
Alter	80	81	82	83	84	85	86	87	88	89		
Fallzahl	1	–	–	1	–						2	0,4

Tabelle 2b											Summe pro Dekade	%
Alter									8	9		
Fallzahl									1	–	1	0,1
Alter	10	11	12	13	14	15	16	17	18	19		
Fallzahl	–	1	–	1	3	1	2	4	2	7	21	1,5
Alter	20	21	22	23	24	25	26	27	28	29		
Fallzahl	6	10	9	8	19	12	14	9	21	20	120	8,9
Alter	30	31	32	33	34	35	36	**37**	38	39		
Fallzahl	32	14	25	32	41	37	37	**46**	35	31	330	24,6
Alter	40	41	42	43	44	45	46	47	48	49		
Fallzahl	31	33	31	28	25	28	28	26	33	24	287	21,4
Alter	50	51	52	53	54	55	56	57	58	59		
Fallzahl	33	37	43	37	29	38	25	25	18	12	297	22,2
Alter	60	61	62	63	64	65	66	67	68	69		
Fallzahl	6	7	14	15	15	13	16	12	12	8	228	17,0
Alter	70	71	72	73	74	75	76	77	78	79		
Fallzahl	7	7	5	8	1	12	8	2	2	1	53	4,0
Alter	80	81	82	83	84	85	86	87	88	89		
Fallzahl	1	2	–	–	–	–	–	–	–	–	3	0,2

Tabelle 2 c

Altersgruppe	Zahl	%
bis 9	5	0,1
10–19	91	1,9
20–29	459	9,8
30–39	1323	28,3
40–49	1044	22,3
50–59	1136	24,3
60–69	416	9,0
70–79	193	4,1
über 80	10	0,2
Summe	4677	100,0

SYMPTOMATOLOGIE

Aus den subjektiven Angaben der Patienten lassen sich recht gut Hinweise auf radikuläre pathologische Zustände erhalten. Wenn gezielt, aber nicht suggestiv, gefragt wird, lassen sich sogar Beziehungen der anamnestischen Angaben der Patienten zu einer exakten neurologischen Symptomatologie, wenn sie besteht, oder einer subjektiven (d. h. schmerzbedingten oder gefühlsbedingten) Lokalisation soweit herstellen, daß eine ausgedehnte neurologische Untersuchung nicht mehr erforderlich ist, da deren Ergebnisse bereits vorweggenommen werden. Dies konnten wir an Hand unseres Patientengutes feststellen. In diesem Licht bekommt die Symptomatologie eine überaus große Bedeutung gerade für den praktischen Arzt, der ja in der Durchführung einer neurologischen Untersuchung nicht genügend geschult ist, dazu wohl auch keine Zeit hat, deren Ergebnisse er aber für die Diagnostik und Therapie mitunter dringend benötigt und gut verwerten kann.

Unsere Patienten zeigten eine Geschlechts- und Altersaufteilung, wie sie in den Tabellen 2a–c aufgezeigt ist. Diese widerspricht sehr wesentlich den Feststellungen verschiedener Autoren, insbesondere Tönnis und Krenkel (37), die keine nennenswerte Bevorzugung eines Geschlechtes fanden. Bei unserem Krankengut überwogen recht deutlich die Frauen im Verhältnis 1,9 : 1. Ein ähnliches Verhältnis, nämlich 2,5 : 1, beobachtete Barolin (4) bei Migränepatienten. Auch in der Altersaufteilung weicht unser Krankengut sehr bezeichnend von jenem der erwähnten Autoren ab. Die Altersgruppe der geschlechtlichen Involution steht zumindest bei Frauen keineswegs im Vordergrund. Die sich daraus ergebenden Schlußfolgerungen der genannten Autoren sind daher aus unserem Gesichtspunkt heraus nicht relevant und geben Anlaß zu divergierenden therapeutischen Konsequenzen.

Die häufigsten Symptome finden sich in Tabelle 3 nach Segmenten angegeben. Auch hier finden wir schon wieder einen beträchtlichen Unterschied unserer Patientenangaben im Vergleich zu jenen von Tönnis und Krenkel (37).

Tabelle 3

Anzahl und Prozentanteil der somatischen Symptome pro neurales Segment, eingeschlossen den Bereich des Trigeminus

Neurales Segment	Anzahl der somatischen Symptome	%	Reihung
Trigeminus	491	6,1	7
C 2	1417	17,5	3
C 3	895	11,0	5
C 4	895	11,0	6
C 5	1519	18,8	1
C 6	1500	18,6	2
C 7	1225	15,2	4
C 8	133	1,6	8

17

Tabelle 4
Bewegungsausdehnung in sagittaler (Flexions-) und seitlicher Richtung, nach verschiedenen Untersuchern

Halswirbelsäulen-Bewegungssegment	Bewegungswinkel in Graden nach		
	Backe sagittale Bewegung	Bütti-Bäuml (Anteflexion)	Backe seitliche Bewegung
C 1/2	11,7	—	1,3
C 2/3	12,6	11	3,5
C 3/4	15,4	16	4,8
C 4/5	15,1	21	—
C 5/6	20,4	23	5,0
C 6/7	17,0	19	4,0
C 7/D1	10,2	—	2,8

Während letztgenannte Autoren Nacken-Hals-Hinterhauptschmerz am häufigsten beobachteten, sind bei unserem Patientengut die Schmerzsymptome, welche sich auf das Bewegungssegment C 4/5 beziehen lassen, am häufigsten. Auf diese Diskrepanz muß nun eingegangen werden.
Wegen der Häufigkeit der Symptome, die auf das Bewegungssegment C 4/5 bezogen werden können, scheint es ratsam, vorerst einen Blick auf die Bewegungsmöglichkeit der Halswirbelsäule zu werfen, bevor wir uns weiter den Symptomen zuwenden. Die Beweglichkeit der Halswirbelsäule wurde durch verschiedene Autoren untersucht (Backe, 1931 (2); Bütti-Bäuml, 1954 (7); Fielding, 1957 (9); Jackson, 1956 (15). Da in unserem Material die Frauen überwiegen, scheinen die Befunde von Backe (2) besonders relevant, mit welchen andere Autoren ziemlich übereinstimmen. Dieser Autor untersuchte 44 normale Frauen und fand einen möglichen Bewegungswinkel für sagittale Bewegungen der Halswirbelsäule, wie er in Tabelle 4 vorgelegt und mit den Befunden von Bütti-Bäuml (7), die an 30 Männern erhoben wurden, verglichen wird. Dabei besteht die größte Extensionsmöglichkeit im Segment C 4/5 und die größte Flexionsmöglichkeit bei C 5/6 (nach Jackson, 1965 (15)). Zu dieser maximalen Bewegungsmöglichkeit im Segment C 5/6 stellt die segmentäre Verteilung der Häufigkeit der Symptomatik unserer Patienten eine beachtenswerte Parallele dar. Wenn man nämlich bei der Häufigkeitsverteilung die gut radikulär zuordenbaren Erscheinungen den Segmenten nach ordnet, findet sich die größte Häufigkeit im neuralen Segment C 5 (also dem Bewegungssegment C 4/5 entsprechend; Tab. 3), gefolgt von C 6, C 2 und C 7. Ob gewisse Bewegungen in der Entstehung des Cervicalsyndroms eine Rolle spielen, wollen wir offen lassen. Fast scheint es so zu sein. Die Ursachen (nach Patientenangaben) sind in Tabelle 5 zusammengestellt. Da es sich bei den Nennungen der Symptome in Tabelle 6a + b um Mehrfachangaben handelt, ist leicht errechenbar, wieviele Symptome pro Patient im Durchschnitt genannt werden. Es sind dies 5,9; somatische Symptome pro Fall 3,4 und vegetative Symptome 2,5.

Tabelle 5
Zusammenstellung der Ursachen der Beschwerden nach Angaben unserer Patienten

	Ursachen	Zahl	% v. A	% v. B	% v. C
A1	**Sport**	172	100,0	23,1	5,2
	Allgemein	27	15,7		
	Ski/Gymnastik	82	47,6	11,0	
	Tennis	11	6,3		
	Radfahren: Sturz	8	4,6		
	Reiten: Sturz	8	4,6		
	Kopfstand/Joga	7	4,1		

Ursachen	Zahl	% v. A	% v. B	% v. C
Fußball/Kopf	4	2,3		
Eislaufen	3	1,7		
Kopfsprung	3	1,7		
Salto	3	1,7		
Karatetraining	2	1,2		
Schwimmen	1			
Segeln	1			
Barren	1			
Faustball	1			
Völkerball	1			
Schnurspringen	1			
Expander	1			
Fitnessparcours	1			
Raufen	1			
Rock and Roll	1			
A2 Arbeit	80	100,0	10,7	2,4
post partum	26	32,5		
Kinder heben	3	3,7		
(K. h. + p. p.)	(29)	(36,2)		
Gründlichmachen	3	3,7		
Kochen	2	2,5		
Fensterputzen	2	2,5		
Zuschneiden	1	1,2		
Nähen	1	1,2		
Bügeln	1	1,2		
(Haushalt + Kinder)	(39)	(48,5)	(5,2)	
Gartenarbeit/Rucksack	4			
Schweres Heben	24			
Schaufeln/Schnee	3			
Rad Wechseln (Auto)	3			
(schwere Arbeit)	(34)	(42,5)	(4,6)	
Anstreichen	3			
Schweißen	1			
Hund bürsten	1			
Saxophon spielen	1			
Photo ausarbeiten	1			
A3 Sturz/Fall	260	100,0	34,8	7,8
Allgemein	61	23,5	8,2	
Unfall (Auto, ohne auffahren)	111	42,7	14,9	3,3
Auffahrunfall	60	23,0	8,0	
Fall	26	10,0		
Sturz in der Badewanne	3	1,2		
A4 Sonstiges	223	100,0	29,9	6,7
Schlaf in Bauchlage	175	78,5	23,5	5,3
Op-Lagerung	19	8,5		
Chiropraxis	8	3,4		
Massage	5	2,2		
Elektroschock	1			
(medizinische Ursachen)	(33)	(14,7)		
Rasche Bewegung	9	4,0		
Autofahren	4	1,8		
Waschen/brausen	3	1,3		
Nießen	2			

Tabelle 5 (Fortsetzung)

Ursachen	Zahl	% v. A	% v. B	% v. C
Zähneputzen	1			
Rasch (früh) aufstehen	1			
Lesen im Bett	1			
Kopf waschen	1			
Frisieren	1			
Defäkation	1			
(Bewegung)	(21)	(9,4)		
B **Bekannte Ursachen**	746	—	100,0	22,5
Unbekannte Ursachen	2576	—	—	77,5
C **Ursachen insgesamt**	3322	—	—	100,0

Wir müssen nun erklären, warum für verschiedene Angaben bzw. Tabellen verschiedene Gesamtzahlen zu finden sind. Während die Gesamtzahl unserer Patienten (einschließlich den nicht zur Kontrolle erschienenen) 5249 beträgt, haben wir Alter und Geschlecht nur in 4677 ausgezeichnet (Tab. 2), nur in 3322 Patienten deren Angaben über verursachende Faktoren notiert (Tab. 5), Veränderungen der Röntgenbefunde nach der Therapie im Vergleich zu den Erstbildern in nur 2812 Fällen erfaßt und Korrelationen zwischen anatomischen und funktionellen Röntgenveränderungen in 2012 Fällen hergestellt (Tab. 8). Bei Angaben über Herz- oder Brustbeschwerden haben wir nur in 1189 bzw. 503 Fällen die Röntgenbefunde nach Vorliegen funktioneller Veränderungen (Knick oder Subluxation) aufgezeichnet (Tab. 9). Das erklärt sich daraus, daß wir die verschiedenen Beobachtungen erst im Verlaufe unserer Untersuchung zu verschiedenen Zeitpunkten aufzuzeichnen begonnen haben. Es erfolgte keine selektive Notation, sondern derzeit werden solche Beobachtungen bei allen Patienten festgehalten. Wir können daher feststellen, daß zwar die absoluten Zahlen verschieden sind, die Prozentwerte sich aber innerhalb der letzten 1000 Fälle nicht von den Gesamtprozentwerten unterschieden.

Die einzelnen Symptome sind nun die folgenden:

Der Kopfschmerz ist meist ein Hinterhauptschmerz und breitet sich von occipital nach der Stirne zu aus. Mitunter sind Druckpunkte an den Austrittsstellen der Nn. occipitales mai., oder auch min., sowie retroauriculares feststellbar. Es ist dabei belanglos, ob der Schmerz einseitig oder beidseitig abläuft. Wichtiger ist die gelegentliche Mitbeteiligung der Stirne und der Supraorbitalnerven, sehr selten auch der beiden anderen Trigeminusäste. Dies wird verständlich, wenn man sich erinnert, daß die absteigende Trigeminuswurzel bis in das Segment C 2 des Rückenmarkes hineinreicht und gerade dort liegt, wo dann weiter caudal die Schmerzbahn zu liegen kommt. Ein solcher Gesichts- oder Trigeminusschmerz im Rahmen eines Cervicalsyndroms ist daher nicht außergewöhnlich und als Lokalzeichen des zweiten Halssegmentes aufzufassen. Es ist nicht von ungefähr, daß das Gebiet des Trigeminus an das Hautversorgungsareal des zweiten Halsnerven anschließt. Nicht nur gelegentlich hatten wir den Eindruck, daß auch Anfälle klassischer Migräne zu dem Bild gehören können. Wir bevorzugen die Kopfschmerzklassifikation von Barolin.

Hals- und Nackenschmerzen werden als Segmentzeichen der dritten und vierten Halsnerven angesehen, obwohl dies mehr der Hautversorgung entspricht, die Schmerzen aber meist als tief sitzend angegeben werden. Meist sind es nicht so sehr Schmerzen als Spannungszustände der Muskulatur, welche den Patienten lästig sind. Sie können bei gewissen Bewegungen stärker werden oder manche Bewegungen fast oder tatsächlich verhindern. Sie machen ein bestimmtes Verhalten beim Liegen nötig und bedingen das Verbot gewisser Bewegungen (siehe unter Therapie: Verhaltensmaßregeln). Auch das Globus-Gefühl gehört hierher (s. S. 14, Fußnote).

Schmerzen in der **Region** des **Schulterblattes** müssen entsprechend der nervalen Versorgung dieses Knochens und der an ihm inserierenden Muskeln dem 5.–7. Halsnerven zugeordnet werden. Dies wird von Patienten selten verstanden werden; sie glauben eher, diese Schmerzen der Brustwirbelsäule zuordnen zu müssen. Dem Wunsch des

Tabelle 6a

Die häufigsten Beschwerden, nach somatischen (a) und vegetativen (b) geordnet, unter Berücksichtigung des Auftretens plötzlich bzw. langsam und der heftigsten Beschwerden in Ruhe oder Bewegung. (c) Gegenüberstellung der wichtigsten Gruppen aus (a) und (b)

Region der Schmerzen	Plötzlich in		Fraglich	Langsam in		Summe	%
	Bewegung	Ruhe		Bewegung	Ruhe		
Gesicht V/1	73	86	68	92	43	362	4,5
V/2	10	30	19	12	13	84	1,0
V/3	6	17	7	8	7	45	0,6
Hinterkopf	236	462	206	327	186	1417	17,5
Hals/Nacken	295	591	263	409	233	1791	27,0
Schulterblatt	208	464	190	305	181	1348	16,7
Schultergelenk	149	377	149	237	158	1070	13,2
Oberarm, außen	114	299	89	173	123	798	9,8
Ellbogen	72	176	77	124	87	536	6,6
Hand/Daumen	28	73	42	73	37	253	3,1
2.–4. Finger	24	73	29	46	27	199	2,5
kl Finger	24	46	20	30	13	133	1,6
Epicondylitis rad.	1	6	–	5	–	12	0,1
Epicondylitis uln.	–	2	1	2	–	5	
Periarthritis hum.-scap.	4	7	1	4	8	24	0,2
somatische insges. Z	1244	2709	1161	1847	1116	8077	100,0
%	15,4	33,5	14,4	22,9	13,8	100,0	
Plötzlich/fraglich/langsam	3953(48,9%)		1161(14,4%)	2963(36,7%)		8077	100,0
Plötzlich/langsam	3953(57,2%)		—	2963(42,8%)		6916	100,0

Tabelle 6b

Region der Beschwerden	Plötzlich in		Fraglich	Langsam in		Summe	%
	Bewegung	Ruhe		Bewegung	Ruhe		
Augenbeschwerden	61	96	44	93	53	347	6,3
Ohrenbeschwerden/ -sausen	64	132	59	100	46	401	7,3
Herzbeschwerden	131	285	111	192	130	849	15,4
Schwitzen	280	570	174	343	209	1576	28,6
Brustbeschwerden	72	138	41	101	57	409	7,4
Schiefhals	5	19	3	1	1	29	0,5
niedriger Blutdruck	17	35	16	15	9	92	1,7
Synkopen	2	5	–	–	1	8	0,1
kalte Hände	143	299	129	198	102	871	15,8
Finger bamstig	140	299	120	202	121	882	16,0
andere Beschwerden	10	13	3	9	6	41	0,7
Vegetative insges.	925	1891	700	1254	735	5505	(99,8)
Plötzlich/fraglich/langsam	2816(51%)		700(13%)	1989(36%)		5505	(100,0)
Plötzlich/langsam	2816(59%)		—	1989(41%)		4805	(100,0)

Migräne: ja 357(12,8%) nein 2422(87,2%)   Vertigo: ja 1276(45,9%) nein 1503(54,1%)
Symptome pro Fall: vegetative (von 2170 Fällen) 2,5 und somatische (von 2407 Fällen) 3,4; insges. also 5,9.

Tabelle 6c

Symptome insgesamt		Plötzlich in		Fraglich	Langsam in		Summe	%
		Ruhe	Bewegung		Ruhe	Bewegung		
Vegetative	Zahl	1891	925	700	1254	735	5505	
	%	34,3	16,8	12,7	22,8	13,3		
Somatische	Zahl	2709	1244	1161	1847	1116	8077	
	%	15,4	33,5	14,4	22,9	13,8		
Ohne fragliche:								
Vegetative	Jahr	1891	925	—	1254	735	4805	
	%	39,4	19,3	—	26,1	15,3		
Somatische	Zahl	2709	1244	—	1847	1116	6916	
	%	33,2	18,0	—	26,7	16,1		
Veg. + som.	Zahl	6769		1861	4952		12582	
	%	49,8		13,7	36,5			
Besonders in Ruhe		Zahl	%	In Bewegung	Zahl	%	Summe	
Vegetative		3073	64,9		1660	35,1	4733	
Somatische		4556	65,9		2360	34,1	6916	

Patienten wird dann stattgegeben und er erscheint mit einem Röntgenbild der Brustwirbelsäule bei uns: völlig sinnloserweise.

Hier muß bei einem Röntgenbild (falls diese Beschwerden im Vordergrund stehen) der Zentralstrahl auf den 5. Halswirbel gerichtet werden und solches auch bei Anweisung der Röntgenaufnahme verlangt werden. Mitunter ist der Hauptschmerz auch in der Austrittsstelle des N. suprascapularis am cranialen Rand der Scapula.

Schultergelenksschmerzen sind dem fünften oder sechsten Halsnerven zugeordnet, je nachdem, an welcher Stelle der Schulter sie ihr Maximum haben. Der höchste Punkt des Acromions wird meist noch dem fünften Halsnerven zugerechnet, das acromiale Ende der Clavicula noch dem vierten Halsnerven. Die dorsale und dorso-laterale Fläche des Acromions wird bereits vom sechsten Halsnerven versorgt. Das Schultergelenk als Ganzes ist also auch von drei Nerven versorgt und man muß versuchen, sich den Schmerz genau lokalisieren zu lassen. Ein Teil des Kopfes und der Trochanter maior, sowie der laterale Aspekt des Oberarmknochens ist vom 5. Halsnerven versorgt, die Haut an der lateralen Seite der Schulterhöhe bereits vom sechsten Halsnerven. Häufige Fehldiagnosen für Affektionen des 5. Halsnerven sind Tendovaginitis und Carpaltunnelsyndrom; selten auch Lunatummalacie. Durch viele frustrane Behandlungen werden solche fehldiagnostizierte und erfolglos fehlbehandelte Patienten gerne zu Neurotikern gestempelt, sehr zu Unrecht, denn sie sind es nicht. **Schmerzen an der Außenseite des Oberarmes** (also am lateralen Aspekt des Oberarmes) sind ebenfalls dem sechsten Halsnerven zugeordnet. Sie können bis zum Ellbogen ziehen. Auch das **Olecranon,** der **radiale Aspekt des Unterarmes** und an der Hand bis zum und einschließlich des **Daumens** werden über diesen Nerven sensibel versorgt. Beide **Oberarmepikondylen** hingegen sind bereits dem siebenten Halsnerven zugeordnet. Gleiches gilt für **Zeige- und Mittelfinger,** nicht nur an der Haut, sondern auch für alle Knochen. **Ring- und kleiner Finger** letztlich werden vom achten Halsnerven versorgt, ebenso wie die dem Thorax zugekehrte, **mediale Seite des Oberarmes.**

Hier sei eine kleine anatomische Bemerkung erlaubt: man kann leicht vergessen, daß es acht Halsnerven gibt, gibt es doch nur sieben Halswirbel. Allerdings zieht der erste Halsnerv bereits zwischen Occiput und erstem Wirbel, der zweite zwischen erstem und zweitem Wirbel (also unterhalb des ersten Wirbels) heraus, demnach der achte unterhalb des siebenten Wirbels und danach zieht jeweils der mit der Nummer des Wirbels benannte Nerv unter dem entsprechenden Wirbel; nicht so jedoch am Hals. Deswegen entspricht dem Bewegungssegment C 4/5 der fünfte Halsnerv. Dies ist bei der Zuordnung der neurologischen (radikulären) Segmentsymptomatik zu den Bewegungssegmenten (auch röntgenologisch sichtbar) wesentlich und immer zu beachten.

Die **vegetativen Symptome** können keinen Segmenten zugeordnet werden, da der Sympathicus im Halskopfbereich über zahlreiche anastomotische Verbindungen verfügt und alle Fasern über das erste Thoracalganglion gehen. Trotzdem lassen sich gewisse Häufigkeiten beim Vergleich der Symptome mit den pathologischen Bewegungssegmenten feststellen. Hier gehören **Augenbeschwerden,** soweit sie nicht durch Augenleiden bedingt sind (z. B. Visusanomalien, die zum Teil auch zu Kopfschmerzen führen können), **Ohrensymptome** (wie Ohrensausen, außer durch Ohrenkrankheiten), **Herzsensationen** * einschließlich gelegentlicher Attacken paroxysmaler Tachycardie und subjektives **Herzjagen,** dies durch Reizung der Nn. accelerantes möglicherweise erklärbar. **Hyperhidrosis** der oberen Körperhälfte ist sichtlich ein vegetatives Symptom. Ob die oftmals angegebenen **Brustschmerzen** hierher gehören, ist unsicher. Bei Frauen ist allerdings der **Schmerz** in der (meist linken) **Mamma** vielleicht dem vegeta-

---

* Alle Patienten mit Herzsensationen wurden anfangs dem Internisten zur genauen Untersuchung einschließlich Ergometrie vorgestellt. Nachdem sich in den meisten Fällen völlig normale Befunde ergaben, haben wir die routinemäßige Veranlassung der Ergometrie eingestellt. Es ist nunmehr dem Internisten überlassen, den Umfang der internistischen Beurteilung selbst zu bestimmen. In einer Reihe von Fällen konnte beobachtet werden, daß die Differentialdiagnose eines frischen Herzinfarktgeschehens bestand; in wenigen Fällen waren uns diese Patienten sogar nach einer (negativen) Coronarangiographie zugewiesen worden.

tiven Syndrom zuzuordnen, haben wir doch in unserem Material nicht allzuselten (Zahlen haben wir darüber keine festgehalten) Patientinnen nach negativer Mammographie überwiesen erhalten, die ein bis dahin nicht diagnostiziertes Cervicalsyndrom hatten und die ihre Brustbeschwerden nach Behandlung des Cervicalsyndroms verloren. Zu den vaskulären Symptomen wollen wir **niedrigen Blutdruck, Synkopen** und einen Teil (zumindest!) der Vertigo rechnen. Bei letzterer überlegen wir noch, ob es nicht ratsam wäre, jeden Kranken mit Vertigo einer entsprechenden Gefäßuntersuchung (Rheoencephalographie) zuzuführen. Sowohl **Blutdruckschwankungen,** als auch **Vertigo** (siehe auch S. 33) wären an sich auch zum Teil der vasculären Symptomatik zuzuordnen; dies scheint nicht unlogisch, da ja jedes Gefäß, insbesondere aber die Art. vertebralis bekanntermaßen von einem wichtigen sympathischen Plexus umgeben ist. Zur vaskulär-vegetativ bedingten Symptomatologie sind auch zu zählen Beschwerden im Sinne **kalter Hände,** sowie **eingeschlafener Finger,** denn bei letzteren finden sich praktisch nie Zeichen entsprechender radikulärer Schädigung, welche echte Parästhesien glaubhaft erscheinen ließen: Es sind meist auch alle Finger betroffen. Auch die echte **Migräne** zählen wir zu den vegetativ-vasculären Symptomen des Cervicalsyndroms. Auch **„drop-attacks"** sind unseres Erachtens hiezu zu rechnen. Beides könnte als anfallsartig auftretender Sympathicusreizzustand aufgefaßt werden.

Hiermit haben wir die wesentlichen Aspekte der Symptomatologie erwähnt. Zur klaren Diagnosestellung muß nun die Symptomatologie den Ergebnissen der verschiedenen Untersuchungen zugeordnet, bzw. mit diesen korreliert werden. Bewußt haben wir hier nicht die neurologisch-objektive Symptomatologie in den Vordergrund gestellt, sondern die subjektiven Angaben der Patienten. Dies ist für die Praxis wesentlicher und erlaubt, mit der Röntgenuntersuchung korreliert, echte Schlußfolgerungen; allerdings nur deshalb, weil objektiv-neurologische Befunde nur äußerst selten zu erheben sind, in unseren Material nur unter 0,5%, und daher deren Darstellung wegen der guten Korrelation der subjektiven anamnestischen Angaben der praxisnahen Darstellung zuliebe weggelassen wurde. Die kleine Zahl dieser positiven neurologischen Ausfälle korreliert allerdings immer mit den Symptomen, hat aber wegen der kleinen Zahl keine statistische Bedeutung und dokumentiert daher auch die Grenzen statistischer Betrachtung.

Aus der Tatsache, daß die funktionelle Pathologie des Vertebralis-Basilaris-Gebietes noch relativ wenig beachtet wurde (Barolin 4) ergeben sich wichtige Folgerungen. Gerade dieses Gefäßgebiet ist nämlich relativ häufig an den angiocephalen Attacken beteiligt. Bei Lance und Anthony (25) stellen diese Formen der Migräne, als Basilarismigräne bezeichnet, sogar ein Viertel seiner Patienten dar. Mit dieser Bezeichnung deckt sich das „synkopale cervicale Vertebralissyndrom" von Unterharnscheidt (38). Zwei Drittel der 450 Migränekranken von Barolin (4) hatten pathologische Streckhalterungen der Halswirbelsäule. Daher wäre es nicht unlogisch, die klassische Migräne als Symptom bei Fehlhaltungen und Fehlstellungen der Halswirbelsäule, wie wir sie beim Cervicalsyndrom sehen, zu erwarten. Wir haben sie daher, wie auch den Schwindel, in unseren Fragebogen aufgenommen. 15,9% unserer Kranken gaben Migräne* und 45,1% Schwindel als ein Symptom an. Schwindel ist aber ein Kardinalsymptom der Basilarismigräne, womit sich der Kreis wieder schließt. Es bleibt aber die Frage, ob nicht gemeinsam mit Kollegen des Hals-Nasen-Ohren-Fachgebietes geklärt werden sollte, welche Bedeutung Fehlstellungen der Halswirbelsäule bei Schwindel, akutem Hörsturz (z. B. auch bei Larmoë-Syndrom) oder Ménièreschem Syndrom, vielleicht auch bei der Trigeminusneuralgie (wir verfügen über entsprechende Beobachtungen!) zukommt.

Abschließend sollte erwähnt werden, daß es natürlich eine echte Periarthritis humeroscapularis, eine Epicondylitis und Styloiditis, sowie ein Carpaltunnelsyndrom, allgemein gesprochen periphere Stenosesyndrome gibt. Diese werden aber viel zu häufig diagnostiziert, da die Differentierung von Cervicalsyndrom nicht immer leicht ist. Wenn bei einer dieser Erkrankungen die lokale Therapie, bei konsequenter effizienter Behandlungsart, nach einer Woche keine genügende Besserung zeitigt, sollte unbedingt

---

* Bei der Angabe über Migräne haben wir die strengen Kriterien der internationalen Konvention beachtet und nicht jeder Angabe des Patienten geglaubt; sonst hätte sich eine wesentlich höhere, mindestens 4fache Frequenz dieser Beschwerden ergeben.

die Halswirbelsäule beachtet werden. Nicht nur deswegen, sondern auch, weil die operativen Maßnahmen die Denervation bezwecken und weil wir bei der Behandlung über verschiedene Nerven (C 6, N. suprascapularis etc.) gleiche Erfolgsquoten (80%) erreichten, glauben wir, daß diese Zustandsbilder über neurogene Fehlsteuerung entstehen. Daher sehen wir die Bedeutung der vertebragenen Verursachung in speziellem Licht. Zur Diagnostik der vertebragenen Symptomatologie kommen wir nun im nächsten Teil.

IV. DIAGNOSTIK

DIAGNOSTIK

Nachdem die Angaben des Patienten über seine Beschwerden in ihrer Wertigkeit besprochen wurden, muß versucht werden, die Ursache dieser Beschwerden zu finden. Die Lokalisation wird beim reinen Cervicalsyndrom aus den Antworten des Patienten auf ärztliche Fragen meist bekannt sein, sie muß aber durch zweckentsprechende diagnostische Untersuchungen bestätigt werden. So kommt man dann auf Ort und Art der Schädigung, welche die Symptomatologie hervorgerufen hat, und kann eine zielstrebige Therapie beginnen. Unter den diagnostischen Maßnahmen kommt der Röntgenologie besondere Bedeutung zu. Dies auch im Hinblick auf die Tatsache, die eingangs (siehe Symptomatologie) erwähnt wurde: Kontrolle der Diagnose nur durch zwei Röntgenaufnahmen. Für die Praxis sind weitere Untersuchungen meist überflüssig (Ausnahme: Labor). Wir mußten allerdings die Wertigkeit und Sicherheit der durch die Kurzbefragung erhaltenen Diagnose durch alle nur möglichen Untersuchungen zu bestätigen suchen. Dazu benutzen wir eine Vielzahl von Methoden. Unser hoher Patientendurchgang erlaubte aber nicht, alle Untersuchungen bei jedem Patienten zu machen. Wir sind allerdings dazu übergangen, die oberste Halswirbelsäule und das occipito-cervicale Übergangsgebiet bei entsprechender Symptomatologie (C-2) immer frontal zu schichten. Dies, um die häufig asymmetrische Stellung des Dens bei Kopfschmerzpatienten nicht zu übersehen.
Andere Untersuchungen wurden nur gezielt eingesetzt, wie z. B. die funktionelle Röntgentechnik, Rheoencephalographie, segmentäre Reizstromdiagnostik einschließlich Bestimmung der Nervengleitgeschwindigkeit; nur sehr selten auch Elektroencephalographie; beim Vorliegen von Herzbeschwerden wurde immer erst eine internistische Beurteilung einschließlich EKG und Ergometrie durchgeführt; lagen Ohrensymptome vor, wurde eine entsprechende Beurteilung vorgenommen, die allerdings bei Schwindel allein nicht angestellt wird. Bei diesen Symptomen ziehen wir vor, Sonographie (Doppler) und Echographie der A. vertebralis durchzuführen. Je nach Symptomatologie werden die entsprechenden medizinischen Fachrichtungen konsultiert, z. B. bei Pankreasbeschwerden der Gastroenterologe etc.
Bei Verdacht auf Sekundärläsion wurde eine Primärherdsuche veranlaßt und, wenn es notwendig erschien, auch ein Knochen- oder Ganzkörperszintigramm angefertigt. Recht oft wurden zur Klärung der verschiedenen Möglichkeiten der Genese des Cervicalsyndroms die entsprechenden Laboruntersuchungen in einer Batterie neben dem hier üblichen Chemogramm (Cholesterin, Blutzucker, BUN, Harnsäure, Kreatinin, Total Bilirubin, Triglyceride) durchgeführt. Es sind dies vorwiegend: Blutsenkung, Leukozyten, 2 oder 4 Rheumafaktoren, alkalische Phosphatase, Kalzium, anorganischer Phosphor, Eisen-, Kupfer und verschiedene Fermentwerte.

RÖNTGENOLOGIE

In der Röntgendiagnostik haben wir gelernt, uns auf die Durchführung ausschließlich von a.-p. und seitlichen Aufnahmen in Routinefällen zu beschränken (Abb. 3 und 4), wie dies auch Menninger und Wagenhäuser (27) tun. Dabei ist die a.-p.-Aufnahme mit geöffnetem Mund durchzuführen, um Dens und Atlantoepistrophealgelenke gut darzustellen, zumindest immer dann, wenn das Segment C-2 involviert ist. Wir glauben, daß bei genauer Betrachtung dieser Aufnahmen alle jene Kriterien erfaßbar sind, die auch bei den üblicherweise durchgeführten Funktionsaufnahmen (in maximaler Beuge- und Streckstellung, Abb. 5–7) erkannt werden können. Dabei benützen wir in allen nicht wirklich sofort klaren Fällen ein Pauspapier, auf welches wir die hinteren Konturen der einzelnen Wirbelkörper durchzeichnen. So kommen auch geringe Stellungsanomalien besser zur Darstellung. Diese Skizzen sind allen seitlichen Halswirbelsäulen-Röntgenaufnahmen in dieser Publikation beigegeben. In letzter Zeit machen wir außerdem öfters eine frontale Schichtaufnahme (Abb. 8). Nur in Zweifelsfällen oder zur exakten Lokalisation außergewöhnlicher Befunde lassen wir Aufnahmen in schrägen Durchmessern (Abb. 9, 10) anfertigen. Zur selten nötigen Klärung spezieller Fragen allerdings ziehen wir immer die Funktionsaufnahmen heran, jedenfalls öfters als Schrägaufnahmen. Funktionsaufnahmen machen wir meist limitiert als Anteflexionsaufnahmen, wenn die Beschwerden bei Kopfvorneigen stärker sind, oder als Retroflexionsaufnahmen, wenn die Beschwerden bei Kopfüberstrecken stärker werden.

An der Halswirbelsäule kann man anatomische und funktionelle Befunde unterscheiden. Die **anatomischen Veränderungen** betreffen Spondylose, Spondylarthrose und Osteochondrose. Sager (31) hat eindeutig gezeigt, daß die Osteochondrose und die Spondylarthrose zwei nicht zusammenhängende Befunde sind und daß die Spondylarthrosis cervicalis eine eigene Erkrankung bzw. Krankheitserscheinung ist. Auch stimmen mehrere Autoren darin überein, daß die Osteochondrose keinerlei Erscheinungen zu haben braucht und dies auch sehr oft nicht hat, mindestens in 60% aller damit befallenen Patienten. Somit steht an sich schon fest, daß für die klinische Beurteilung von Beschwerden einschlägiger Patienten diese (anatomischen) Veränderungen von eher untergeordneter Bedeutung sind, wenngleich die meisten Röntgenologen gerade diese Veränderungen in ihren Befunden an die Spitze stellen und besonders betonen. Das führt dann oft dazu, daß Patienten (die selbstverständlich Interesse an ihren Befunden zeigen) den nächsten Arzt informieren, daß sie „Osteochondrose" oder „Spondylarthrose" haben. Was allerdings nicht mehr bedeuten kann, als daß am Röntgenbild gewisse Veränderungen beobachtbar sind, über deren Bedeutung für das Symptombild des Patienten der Röntgenologe leider meist nichts aussagen kann, kennt er dieses doch fast nie. Allein daraus ergibt sich die Forderung, auf Anforderungen von Röntgenaufnahmen genaue Angaben zur Klinik und gezielte Fragen zu notieren und den Röntgenologen nicht im unklaren zu lassen. Nur bei Vorliegen neurologischer Ausfälle beobachtet man Einengungen der Lumina der Foramina intervertebralia. Dies kommt aber auch bei Beschwerdefreiheit vor, was (trotz der Seltenheit von Ausfallserscheinungen) die Wichtigkeit einer exakten neurologischen Untersuchung unterstreicht. (Abb. 11, 12)

Die funktionellen Veränderungen zeigen sich (zum Unterschied einer normalen Lordosierung der Halswirbelsäule, Abb. 3) entweder nur als Streckhaltung, oder zusätzlich als Knick (meistens kyphotisch, selten auch lordotisch) in der normalerweise harmonischen Kontur der Linie der hinteren Begrenzung der Wirbelkörper, wie sie erst kürzlich auch von Menninger und Wagenhäuser (27) herausgestellt wurde. Dabei können solche Knickbildungen in jedem Bewegungssegment der Halswirbelsäule, außer dem occipitocervicalen und dem Segment C 1/2 (atlanto-epistropheal) beobachtet werden, wie aus Abb. 16–24 hervorgeht. Auch doppelte oder mehrfache Knickbildungen wurden beobachtet. Dementsprechend kann auch die Symptomatologie variieren. Die dritte funktionelle Besonderheit wäre eine (mitunter fälschlich) als Subluxation bezeichnete Veränderung der Stellung zweier benachbarter Wirbel in der Art, daß der untere Rand eines Wirbelkörpers und der obere Rand des nächst tieferen Wirbelkörpers gegeneinander verschoben sind oder daß ein Wirbelkörper gegen die beiden angrenzenden gekippt erscheint. Auf diese Veränderungen wird von vielen Röntgenologen leider nicht genügend oder nur kaum (wenn überhaupt) eingegangen und daher sollen diese hier etwas genauer besprochen werden. Die Abbildungen (15–25) zeigen die Veränderungen anschaulich. Im Vergleich zur normalen lordotischen Krümmung der Halswirbelsäule (Abb. 3) bedingt schon die alleinige (Abb. 15) gestreckte Haltung (manchmal auch als gestreckte Fehlhaltung bezeichnet), daß die Statik der gesamten Wirbelsäule gestört ist dadurch, daß auch die normale Krümmung der Brustwirbelsäule durch eine solche gestreckte Halswirbelsäule nicht möglich ist, was letztlich wieder auf die Lendenwirbelsäulenkrümmung (Abb. 32) wirkt. Damit wird verständlich, daß durch Läsionen der Halswirbelsäule Symptome der gesamten Wirbelsäule entstehen können; natürlich auch umgekehrt, worauf bei der Beurteilung besonders zu achten ist.

Tabelle 7a

Zuordnung anatomischer (a. V.) und funktioneller (f. V.) Änderungen am Röntgenbild zur Altersaufteilung unserer Patienten, getrennt nach Männern (a) und Frauen (b)

Tabelle 7a

Alter	Zahl	%	SH	KN	SL	Summe f. V.	f. V. /Fall	S-ose	Sart.	O-chdr	Summe a. V.	a. V. /Fall	HA	O-po
bis 9	1	0,1	1	1	1	3	1,0	1	–	–	1	1,0	–	–
10–19	21	2,5	19	19	7	45	2,1	17	2	14	23	1,1	–	–
20–29	74	8,7	70	64	17	151	2,0	55	10	52	117	1,6	3	1
30–39	217	25,5	207	155	42	404	1,9	114	95	180	389	1,8	18	–
40–49	165	17,4	148	124	31	303	1,8	53	106	137	296	1,8	26	1
50–59	219	18,6	195	150	58	403	1,8	56	153	183	392	1,8	40	2
60–69	114	13,4	93	63	33	189	1,6	6	61	88	155	1,4	26	3
70–79	39	4,5	32	29	19	80	2,0	1	34	35	70	1,8	12	6
über 80	1	0,1	1	–	–	1	1,0	–	–	–	–	–	–	–
Summe M	851		766	605	208	1579	1,86	303	461	689	1453	1,7	125	13

Tabelle 7b

Alter	Zahl	%	SH	KN	SL	Summe f. V.	f. V. /Fall	S-ose	Sart.	O-chdr	Summe a. V.	a. V. /Fall	HA	O-po
bis 9	2	0,1	2	2	1	5	2,5	2	–	–	2	1,0	–	–
10–19	36	2,3	34	32	17	83	2,3	35	1	23	59	1,6	–	–
20–29	151	9,9	145	138	54	337	2,2	107	23	116	246	1,6	–	–
30–39	453	29,8	436	340	136	912	2,0	216	146	277	639	1,4	10	1
40–49	329	21,6	313	278	95	686	2,1	115	189	300	604	1,8	40	1
50–59	372	24,5	339	255	119	713	1,9	42	290	334	666	2,0	89	20
60–69	120	7,9	94	55	34	183	1,5	5	98	99	202	1,7	26	26
70–79	57	3,7	38	26	18	82	1,4	4	41	49	94	1,6	16	20
über 80	2	0,1	–	1	1	2	1,0	–	2	2	4	2,0	–	2
Summe F	1520		1401	1127	475	3003	1,97	526	790	1200	2516	1,65	181	70
Summe M+F	2371		2167	1732	683	4582	1,9	829	1251	1889	3969	1,67	303	83

Wir sind dieser Auffassung, da sich bei alleiniger Streckhaltung bei der seitlichen Routineaufnahme (welche in Mittelstellung gemacht wird) sehr oft bei zusätzlich angefertigten Funktionsaufnahmen erweist, daß bei Anteflexion dann ein kyphotischer Knick oder eine Subluxation aufscheint, die bei Normalstellung noch nicht oder nicht mehr sichtbar ist und natürlich auch nicht bei Hyperextension. Oder daß seltener bei Hyperextension ein lordotischer Knick zur Darstellung gelangt, der auch schon bei Mittelstellung und natürlich auch bei Hyperflexion nicht sichtbar ist.

Wir haben auch Aufnahmen unter Gewichtsbelastung der Halswirbelsäule durchgeführt (Anbringen eines variablen Gewichtes auf einem Schutzhelm, den der Patient während der Aufnahme zu tragen hatte, wobei das Gewicht der Belastung auf 1/10 des Körpergewichtes des Patienten abgestimmt wurde) und dabei eine Verstärkung der funktionellen Fehlstellung gesehen (Aufnahme in Mittelstellung).

Bei dem Befund einer alleinigen Streckhaltung sollte man daher zusätzlich Anteflexions- oder Hyperextensionsaufnahmen anfertigen, um zu klären, ob in dieser belastenden Stellung weitere Veränderungen im Sinne verstärkter Stufenphänomene, Knick- oder „Subluxations"-Bildungen auftreten: pathologische Zustände werden mitunter als „normal" befundet (schriftlich; siehe Abb. 13). Nur wenn die jeweils vorliegenden funktionellen Veränderungen geklärt sind, lassen sich Korrelationen zur Klinik machen.

Die Häufigkeit dieser Veränderungen in unserem Krankengut und die Gegenüberstellung von anatomischen und funktionellen Veränderungen, geordnet nach Geschlechtern und innerhalb dieser wieder nach Altersgruppen (in Dekaden) ist aus den Tabellen 7a und b ersichtlich. Daraus ergibt sich einerseits, daß die Frequenz der Spondylarthrose und Osteochondrose mit zunehmendem Alter steigt. Dies ist ein altbekannter Befund und genügend sichergestellt. Ebenso zeigt sich allerdings, daß keine solche Altersabhängigkeit bei den funktionellen Veränderungen beobachtet wird. Allein die Häufigkeit der Subluxation ist insgesamt wesentlich geringer als die der beiden anderen Veränderungen funktioneller Art. Über die Wertigkeit der beobachteten Veränderungen wird erst im Vergleich dieser mit der Symptomatologie gesprochen werden (S. 36, Tab. 9). Wir gehen also auf die funktionellen Veränderungen etwas näher ein.

Die **Streckhaltung** der gesamten Halswirbelsäule oder auch nur eines Teiles derselben ist eigentlich immer beim Cervicalsyndrom vorhanden. Das alleinige Bestehen einer Streckhaltung kann den Beginn eines Cervicalsyndroms darstellen oder als Folge von (nicht nur) Muskelverspannungen betrachtet werden. Letzteres wird in der Psychiatrie sehr oft beschrieben. Wir sahen rein psychische Verursachung der Streckhaltung allerdings nur überaus selten (0,7 % unserer Fälle). Dieser sicher niedrige Anteil primär psychisch Erkrankter könnte vielleicht mit der spezifisch anderen Art der uns zugewiesenen Patienten erklärt werden. Oder man könnte annehmen, daß die zur Schmerzambulanz zuweisenden Ärzte psychische Kranke bereits ausfiltern. Wir glauben aber auf Grund der hohen Patientenzahlen unserer und auch anderer Ambulanzen des Ambulatoriums Süd, daß dies wohl kaum der Fall ist, sondern daß nach organischen Ursachen für Beschwerden zu wenig intensiv gesucht wird. Allerdings darf das Motto „wer suchet – der findet" nicht zur Selbsttäuschung verleiten; man sollte schon objektiv faßbare Krankheitszustände organischer Natur nachweisen können, die für die jeweiligen vorliegenden Beschwerden auch tatsächlich als Ursache in Frage kommen können.

Bedeutungsvoller als die Streckhaltung ist das Vorliegen eines **Knickes** in der Halswirbelsäule (Abb. 16–24). Hier wird vorerst einmal das Bewegungssegment (Schmorl und Junghans 33) in seiner Funktion gestört. Dabei kommt im Frühstadium bei genauer Betrachtung der Röntgenbilder immer eine Verbreiterung der relevanten Intervertebralspalte zur Beobachtung. Diese wird als Schwellung der Bandscheibe gedeutet; vielleicht gibt es hier auch hormonelle Abhängigkeiten. Diese Schädigung heilt langsam unter Verminderung der Höhe des Intervertebralraumes ab, wie in Abb. 61/5 und /6 gezeigt, nachdem sie zu einer funktionellen Versteifung (sog. Blockbildung) geführt hat. Die verschiedene Höhe der entsprechenden Bandscheibe, wie sie anfänglich für den Knick verantwortlich war, verschwindet und geht langsam über in das Endstadium der Konsolidierung. Für diese Stadienentwicklung sahen wir laufend röntgenologische Zeichen, die in Abb. 21: Knick mit Bandscheibenschwellung; Abb. 22: Knick mit Band-

scheibenschrumpfung; Abb. 2: unterhalb des Knickes findet sich ein Intervertebralraum, welcher sehr niedrig (geschrumpfte Bandscheibe als Zeichen der Konsolidierung) ohne Höhenunterschiede anterior gegen posterior, also ohne Knickbildung, zu
sehen sind.
Das beste, wenngleich auch extremste, Beispiel dafür ist der akute Schiefhals
(Abb. 26–29), bei welchem der Patient praktisch eine bewegungsunfähige Halswirbelsäule hat, die in falscher Stellung arretiert ist. In seitlicher Aufnahme liegt hier auch
meist ein Knick vor (Abb. 27). Damit aber nicht genug: wesentlich unangenehmere Folgen ergeben sich aus diesen Knickungen durch Beeinflussungen der durch die Quer-
fortsätze der Halswirbel ziehenden Art. vertebralis. Wenn diese einseitig oder beidseitig
durch die Fehlhaltung irritiert wird, reagiert das Gefäß mit Spasmus (siehe REG. S. 32)
und es kann eine beträchtliche Unterdurchblutung im Basilarisgebiet entstehen. Wir
haben Fälle beobachtet, bei dem so starker Schwindelzustand registriert wurde, daß
man an Kleinhirnschwindel gedacht hat und der Verdacht einer Stenose oder eines
Verschlusses der Art. vertebralis bestand. Es ließ sich auch ein pathologischer Befund
an der entsprechenden Art. vertebralis im Ultraschall-Doppler-Befund nachweisen.
Nach nur einer mechanischen Korrektur der Stellung der Halswirbelsäule war der
Schwindel plötzlich verschwunden und kehrte auch nicht wieder. Verschiedene Grade
der Beeinflussung und verschiedene Lokalisation der Störung der Vertebralarterien
können daher eine Vielzahl klinischer Symptome machen, die im Einzelfall zu klären
sein werden, deren Beobachtung aber sicher lohnt, da man daran besonders gut den
Erfolg oder Mißerfolg einer eingeschlagenen Therapie erkennen kann. Diese Konsequenzen sind im Röntgenbild nicht sichtbar, trotzdem sollte man daran denken, im besonderen auch, da der Plexus Vertebralis an dem Ganglion vertebrale des N. vertebralis entspringt und dieses Ganglion wieder im Intervertebralvoramen zwischen 5. und 6.
Halswirbel liegt. Daher: Praedilektionsstelle (siehe auch Tab. 3).
Die schwerwiegendste, wenn auch nur sehr selten zu sehende Folge solcher Fehlstellungen ist der Torticollis spasticus. Wenn er nicht von zu langer Dauer ist, gelingt es,
die Symptomatik völlig zu beseitigen, sobald die Normalstellung der Halswirbelsäule
erreicht ist. Psychische Fehlleistungen müssen hier allerdings unbedingt gezielt mitbe-
handelt werden, da hier immer auch eine psychische Komponente vorliegt.
Die gravierendste unter den funktionellen Veränderungen stellt die **Subluxation** oder
(vordere oder hintere) Kippstellung dar. Das für die Knickbildung Gesagte gilt hier entsprechend (Abb. 30, 31).
Diese Fehlhaltung der Halswirbelsäule muß im Zusammenhang mit der normalen Lordosierung der Halswirbelsäule, Kyphosierung der Brustwirbelsäule und Lordosierung
der Lendenwirbelsäule gesehen werden, um in ihrer gesamten Bedeutung erkannt zu
werden. Wird nämlich die Halswirbelsäule gestreckt gehalten, nimmt auch die Kyphosierung der Brustwirbelsäule ab und es entsteht ein Flachrücken, der wiederum dazu
führt, daß auch die Lordosierung der Lendenwirbelsäule abnimmt. Durch letzteres
können solcherart auch Kreuzschmerzen entstehen. Wenn also bei Personen mit Fehlstellung der Halswirbelsäule Kreuzschmerzen bestehen und keine andere Ursache als
nur eine verminderte Lordose gesehen wird, so kann primär angenommen werden, daß
diese eine Fernwirkung von der Halswirbelsäule ist. Da wundert es dann nicht, wenn
durch Beseitigung der Fehlstellung der Halswirbelsäule auch andere Abschnitte der
Wirbelsäule ihrer normalen Krümmungsform angepaßt werden können, obwohl diese
Teile der Wirbelsäule gar nicht behandelt werden. Als Beispiel sei in Abb. 32 eine Lendenwirbelsäule gezeigt, welche eine verstrichene Lordose zeigt. Nach einer einzigen
chiropraktischen Manipulation der Halswirbelsäule (wegen Cervicalsyndrom) ist eine
Woche später auch die Normalisierung der Lordose der Lendenwirbelsäule zu beobachten, obwohl die Lendenwirbelsäule gar nicht, auch nicht durch Übungen des Patienten, behandelt wurde (Abb. 33).
Durch röntgenologische Diagnostik läßt sich also klären, ob eine Fehlhaltung der
Halswirbelsäule vorliegt (wie in der überwiegenden Mehrzahl der Fälle) oder eine Einengung eines Intervertebralforamen (durch dorsale Osteophyten) vorliegt. Darnach
wird die Behandlung verschieden sein. Bei Fehlhaltung sollte nach der Therapie eine
röntgenologische Kontrolle der Stellung der Halswirbelsäule erfolgen (s. S. 47).
Andere deutliche Veränderungen des Röntgenbildes lassen die Genese der Beschwer-

den recht eindeutig und rasch klären: ein M. Bechterew (Abb. 34) wird nicht übersehen werden, wie auch eine Sekundärläsion nach Malignom (Abb. 35; hier wurde diese zuerst gesehen und die Primärherdsuche ergab einen Prozeß im Oberlappen der linken Lunge; Abb. 36), welche die Symptomatologie eines Cervicalsyndroms absolut zu imitieren imstande sind. Knochenmetastasen werden, falls sie vor dem Primärtumor durch das Vorliegen eines „Cervicalsyndroms" und den daher veranlaßten Röntgenuntersuchungen aufgefunden wurden, Anlaß zu einer Primärherdsuche sein. Einengungen der Foramina intervertebralia (Abb. 37–41) verlangen mitunter eine neurologische Exploration, zumindest aber eine solche Beurteilung. Veränderungen, die am häufigsten als rheumatische beschrieben werden oder oft bei Arthritis urica gefunden werden (Abb. 42), werden Ursache sein, entsprechende Laboruntersuchungen zu veranlassen. Eine Fraktur des Dens epistrophei mit Dislokation (Abb. 43; von der erstversorgenden Unfallabteilung nicht erkannt) und seltene Mißbildungen (wie z. B. ein Os odontoideum mit Atlasverschiebung; Abb. 44 und 45) sind wichtige Befunde, die insbesondere für die einzuschlagende Therapie von Bedeutung sind. So kann das Röntgenbild – in Ergänzung der anamnestisch erhobenen Daten – sehr wertvolle und richtungsweisende Befunde ergeben. Man sollte nie verzichten, ein Röntgenbild anzufertigen, selbst dann nicht, wenn Anamnese und klinische Untersuchung absolut eindeutig Ort und Art der Erkrankung weisen sollten, denn es ergeben sich unserer Erfahrung nach auch dann sicher zusätzliche Hinweise. Wir haben Grund, darauf hinzuweisen, daß nach Anhören der Beschwerden eines Patienten der Hinweis, es handle sich um „vegetative Dystonie" und die Verordnung eines entsprechenden Psychopharmakons in keinem Fall als gerechtfertigt anzusehen ist; selbst dann nicht, wenn es wirklich so sein sollte; vielmehr muß zuerst einmal durch Untersuchungen eruiert werden, ob bei Beschwerden im Sinne eines Cervicalsyndroms nicht doch Momente gefunden werden können, die als eigentliche organische Ursache in Frage kommen könnten. Diese sind, falls angetroffen, dann zu berücksichtigen. Auch Fehlbildungen im Sinne eines Klippel – Feil (Abb. 52, 53) oder einfache Blockwirbel (Abb. 54–56) sind zu berücksichtigen. Wenn einmal aus echter Indikation (entsprechende neurologische Ausfallserscheinungen) eine cervicale Bandscheibenläsion operativ behandelt worden ist, so kann diese planmäßig abheilen (Abb. 49, 50) oder eine nicht planmäßige Pseudarthrose entstehen (Abb. 51). In beiden Fällen können Restsymptome bestehen, im ersten Falle meist geringer, im letzten mitunter beträchtlich. Die konservative Behandlung solcher Zustände ist dann immer recht problematisch. Erkannt sollten sie aber werden und daher werden entsprechende Röntgenbilder vorgewiesen.
In der Beurteilung eines Röntgenbildes hat der behandelnde Arzt, der keineswegs nur den Röntgenbefund lesen sollte, sondern immer auch das Bild selbst ansehen sollte, darauf zu achten, ob eine möglicherweise erfolgversprechende mechanisch wirksame (Manual-) Therapie auch wirklich durchführbar ist oder ob Veränderungen vorliegen, welche solches verbieten. Dazu würden nicht nur Knochenmetastasen gehören, auch bei den seltenen ausgeprägten dorsalen Anbauten (Osteophyten) ist eine Manualtherapie nicht angezeigt. Während erstere zu Querschnittslähmungen nach Chirotherapie führen können, sind letztere angetan, radikuläre Läsionen zu verstärken oder zu erzeugen. Somit hat das Röntgenbild einerseits die Aufgabe, Ort und Art der Veränderung sicherzustellen, eine klinische Angabe über Ort (und vielleicht auch Art) des Prozesses entweder zu bestätigen oder zu negieren und Hinweise zu geben, ob eine Therapie aussichtsreich oder gestattet ist. Manche Autoren sind der Meinung, daß das Röntgenbild in den meisten Fällen enttäuscht (Tilscher und Kotscher 36). Wir können dem nur auf das heftigste widersprechen. Auch können wir auf Grund unserer beschriebenen Röntgenbefunde und deren guter Korrelation mit der Klinik die Auffassung von Schmidt (32) nicht teilen, daß nämlich die Zeit von Bildung bis zur Rückbildung der Randwülste durch physikalische, medikamentöse und operative Maßnahmen zu „überbrücken" sei.
Zusammenfassend können wir feststellen, daß die Röntgendiagnostik des Cervicalsyndroms auf der Beobachtung von funktionellen Veränderungen beruht, welche nicht immer genügend beachtet werden. Wir erlauben uns dazu in Abb. 13 die Kopie eines Originalbefundes (ohne Signatur) und einer Nachbefundung vorzulegen, die für sich spricht. Die gestreckte Fehlhaltung, begleitet von einer, meist kyphotischen, Knickbil-

dung in irgendeinem Bewegungssegment stellt die Basis dar; öfters liegt auch noch
eine Kippstellung eines Wirbels vor, möglicherweise auch als Subluxation (fälschlich)
bezeichnet. Daneben gibt es die seltenen dorsälen Osteophyten, welche die Foramina
intervertebralia einengen und die eine ganz bestimmte konservative Behandlung verlangen (siehe später, S. 47), wenn noch keine Zeichen zur operativen Behandlung vorhanden sind (wie z. B. motorische Ausfälle). Multiple Fehlstellungen (Abb. 46–48) können nicht manipuliert werden. Diese beiden Befunde, bzw. deren Unterscheidung stellen jene Kriterien dar, welche (korreliert mit den klinischen Befunden, wie dies in unserem Kurzformular, Abb. 111 leicht möglich ist) dem Praktiker als Basis der Behand-
lungswahl dienen.
Jene Veränderungen, welche dem Charakter nach anatomischen Veränderungen entsprechen, wie Osteochondrose (= Ausheilungsstadium einer Bandscheibenläsion, nie
Ursache von Beschwerden) oder die vielleicht zu oft beschriebene Spondylarthrose
geben dem Behandler zwar Auskunft über vorliegende und röntgenologisch dokumen-
tierte Veränderungen, aber keinerlei Hinweise auf die Ursachen jener Beschwerden,
welche der klinisch und praktisch tätige Arzt benötigt, um eine korrekte und möglichst
erfolgreiche Behandlung beginnen zu können. Es wäre wünschenswert, würden Röntgenologen bei der Befunderstellung darauf Bedacht nehmen.

DAS RHEOENCEPHALOGRAMM

Diese Untersuchung wird, das sei vorweg festgestellt, noch nicht als Standarduntersu-
chung anerkannt, ist im Osten aber weit verbreitet. Sie gibt aber trotzdem dem darin
Erfahrenen (wie selbst von Quandt (29) festgestellt) gute Hinweise, ohne den Patienten
irgendwie zu belasten oder zu belästigen (anders als bei der Angiographie (24). Allein
deswegen empfiehlt es sich, Erfahrungen zu sammeln. Bei der Rheoencephalographie
handelt es sich um eine spezielle Anwendung der Impedanzmethoden in der Medizin.
Es läßt sich damit die Änderung des elektrischen Wechselstromwiderstandes des untersuchten Körperteiles, hier also des Gehirnes, graphisch registrieren. Aussagen über
vaskuläre Läsionen und funktionell-vaskuläre Veränderungen sind nachweislich möglich (Jenkner 17). Wir verwenden die Rheoencephalographie seit 25 Jahren in allen jenen Fällen, wo es gilt, Hirndurchblutungsstörungen zu objektivieren, wie z. B. bei Vertigo. Durch eine spezielle Technik und entsprechende mathematisch-rechnerische Verarbeitung der Ergebnisse gelingt es, den prozentuellen Anteil an der Durchblutung einer Hemisphäre zu eruieren, der aus dem Carotis- oder Vertebralisgebiet kommt; an-
derseits kann man den prozentuellen Anteil des von den Carotiden (oder auch Vertebralarterien) herrührenden Hirndurchblutungsanteils, welcher der rechten oder linken
Art. carotis (bzw. vertebralis) entstammt (Jenkner und Kiesewetter 23), berechnen. Auch
das Vorliegen einer Arteriosklerose ist statistisch signifikant verifizierbar (Jenkner, 18).
Technisch geht man dabei so vor, daß man zwei Wechselstromfelder, je eines über jeder Hemisphäre, errichtet und mittels gezielter Meßtechnik (3 Arten von Schaltungen
sind prinzipiell möglich) die Änderung der Impedanz (= Wechselstromwiderstand) fest-
stellt. Diese Änderung wird dann entweder direkt mit jedem Pulsschlag graphisch aufgezeichnet (mittels eines EKG-Gerätes) oder elektronisch über eine vorbestimmte Zahl
von Phasen (= Pulsschlägen) gemittelt und das Ergebnis auf einem Schirm als stehen-
des Bild präsentiert. Diese halbautomatische Anlage, deren wir uns auch bedienten, ist
im rechten Teil der Abb. 57 zu sehen. Die maßgeblichen Kurvenkriterien können dann
entweder an einem Photo (oder Diagramm eines x-y-Schreibers) gemessen werden
oder über einen (Abb. 57, linke Hälfte) entsprechend programmierten Computer*, wie
wir ihn jetzt haben, direkt ausgedruckt werden. Die Befunde sehen dann aus, wie in
Abb. 58 gezeigt. Aus den gewonnenen Zahlen kann dann die Diagnose der vorliegenden Veränderung der cerebralen Hämodynamik abgeleitet werden, wie dies z. B. an 50
angiographisch, szintigraphisch und Ultraschall-Dopplermäßig kontrollierten Fällen
gemacht wurde (Jenkner und Kiesewetter 23). Abb. 59 zeigt ein Kurvenbild als direkt

---

* Dank gebührt dem „Medizinisch-Wissenschaftlichen Fonds des Bürgermeisters der
Bundeshauptstadt Wien", durch dessen großzügige Unterstützung die Anschaffung
des Computers und dessen entsprechende Programmierung ermöglicht wurde.

registrierte Kurve, Abb. 60 als Computerausdruck. Die Methode erlaubt es, augenblicklich vor sich gehende Veränderungen der Hämodynamik zu beobachten und graphisch festzuhalten.

Mit der diagnostischen Erfassung der Hirndurchblutungsverhältnisse bei Patienten mit Cervicalsyndrom verfolgen wir den Zweck, eine Objektivierung vaskulärer Ursachen für Schwindel sowie andere der A. vertebralis zuordenbare Erscheinungen zu versuchen. Wir kennen aus der Literatur oder Gesprächen mit Kollegen keinen derartigen Versuch. Als nicht-invasive Methode der Beobachtung der hämodynamischen Verhältnisse schien uns die Rheoencephalographie (Jenkner 17) besonders geeignet, insbesondere auch, weil sich damit das relative Verhältnis der Durchblutungsanteile von Carotis und Vertebralis innerhalb einer Hemisphäre errechnen läßt, wie auch der relative Anteil der rechten oder linken Carotis in dem von den Carotiden versorgten Areal, oder auch der rechten oder linken Vertebralis in dem von den Vertebrales versorgten Gebiet. Keine andere Methode, die derzeit in klinischem Gebrauch ist, kann mit so geringem Aufwand und so völlig fehlender Belastung für den Patienten derartige Befunde liefern. Dabei ist die Methode nach Wunsch wiederholbar und – für technisch orientierte Ärzte – voll telemetrierbar und durch computergerechte Verarbeitung ist ein automatisches Befundausdrucken möglich.

Für den Zweck der hier in Frage stehenden Diagnose wollen wir uns beschränken, ausschließlich die relativen Maßzahlen der Versorgung durch Carotis bzw. Vertebralis innerhalb einer Hemisphäre anzugeben und die Kontrollen nach Ende der Behandlung dem Erstbefund gegenüberzustellen. Die Art und Weise, diese Maßzahlen aus dem rheoencephalographischen Befund zu erhalten, ist anderenorts (Jenkner 23) nachzulesen. Der gesamte Verlauf der Pulswellenkurve wurde mittels Ultraschall-Dopplerscher Methodik verifiziert und kontrolliert.

Die dabei erhobenen Befunde zeigen eindeutig, daß bei den Patienten mit Schwindel das Verhältnis der Beteiligung an der Blutversorgung einer Hemisphäre, welches zwischen A. carotis und A. vertebralis normalerweise 60 %: 40 % beträgt, immer zu ungunsten der A. vertebralis verschoben ist. Ein Verhältnis von 80 %: 20 % oder sogar 90 %: 10 % ist etwa die Regel. Nach entsprechender Therapie ist dieses Verhältnis dann normalisiert (siehe Tab. 8), beträgt also wieder 60 : 40 oder manchmal sogar, vielleicht als Überkompensation zu verstehen, 55 : 45 %. Wir sind damit in der Lage, schon kurz nach einer Behandlung festzustellen, ob diese den Schwindel zu beseitigen in der Lage ist oder nicht. Wir sind vor allem nicht mehr nur auf die subjektive Angabe der

Tabelle 8

Tabellarischer Überblick über die Veränderung der prozentuellen Anteile der cerebralen Blutversorgung aus Art. carotis und Art. vertebralis jeweils einer Hemisphäre, wie sie sich aus den rheoencephalographischen Kurven berechnen lassen

Es bedeuten: C = Carotis, V = Vertebralis; r = rechts, l = links. F = Fallnummer. Fallidentifizierung: Init. = Anfangsbuchstaben des Zu- und Vornamens; Alter; Diagnose; Behandlungserfolg. 4 Beispiele. CS. = Cervicalsyndrom. G = Geschlecht. (F = weiblich, M = männlich)

F	Vor Behandlung					Nach Behandlung			
	Cr	Vr	Cl	Vl		Cr	Vr	Cl	Vl
Norm	60	40	60	40	Chiropraxis	—	—	—	—
1	87	13	84	16		58	42	55	45
2	76	24	71	29		61	39	59	41
3	69	31	70	30		58	42	57	43
4	62	38	76	24		59	41	57	43

F	Init.	G.	Alter	Diagnose	Behandlungserfolg
1	H. J.	F	69	Vertigo bei CS.	beschwerdefrei
2	S. M.	M	66	C-Syndrom	beschwerdefrei
3	S. E.	F	33	Vertigo bei CS.	beschwerdefrei
4	P. J.	M	54	Vertigo bei CS.	beschwerdefrei

Patienten angewiesen, sie hätten oder hätten keinen Schwindel, sondern können diesen Angaben einen objektiven Befund an die Seite stellen. Zusammen mit der Röntgenkontrollaufnahme (in seitlichem Strahlengang) haben wir also zwei objektive Untersuchungen zur Verfügung, um den Behandlungserfolg zu registrieren. Damit können wir auch genauere prognostische Angaben über die künftigen Beschwerden oder die Beschwerdefreiheit der Patienten machen und die Dauer des Behandlungserfolges auch durch nicht eingreifende Methoden beobachten und in Evidenz halten. Wir sehen darin eine wertvolle Ergänzung der diagnostischen Methodologie vor allem bei diffizilen Fällen. Auf Grund dieser Kontrollen können wir die Aussage machen, daß die Mehrzahl unserer auf diese Weise kontrollierten Behandlungserfolge als echte Dauererfolge zu beurteilen sind. Für den durchschnittlichen Fall in der Praxis ist diese Untersuchung nicht erforderlich, aber bei Unfällen sicherlich wertvoll, und erleichtert die Beurteilung und Begutachtung.

DAS ELEKTROENCEPHALOGRAMM

Während das Rheoencephalogramm auf Grund seines Prinzips eine elektrische (und daher indirekte) Hirnkreislaufuntersuchung darstellt, ist das EEG vom Prinzip her die Verstärkung der summarisch über der Kopfhaut registrierbaren elektrischen Änderungen der Gehirnaktivität, genau wie das für das EKG jene der Herzaktivität ist. Diese ist indirekt vom Stoffwechsel abhängig; da dieser wiederum durchblutungsabhängig ist, könnte man wohl sagen, daß das EEG in der Lage ist, auch Kreislaufveränderungen, aber nur länger bestehende, sozusagen um drei Ecken herum festzustellen. Allerdings sind die frequenz- und formcharakteristischen Merkmale des EEG nur durch Empirie dem klinischen Bild zuzuordnen und nicht diagnose- oder ätiologiespezifisch, wenn man von gewissen Epilepsieformen absieht. Einen direkten Einblick in das Gehirngefäßgeschehen gibt das EEG nicht. Auch für die klassische Migräne hat das EEG zwar einen gewissen Wert, die Aussagekraft beruht allerdings darauf, daß (ebenfalls empirisch) gewisse pathologische Reaktionsformen des EEG bei Migräne öfters vorkommen als sonst. Aber ein spezifisches Migräne-EEG gibt es nicht (Barolin 3,4, Höfer 13). Daher ist auch für die Diagnose einer genuinen Migräne das EEG eigentlich nur ein Hilfsbefund unter anderen. Beim Cervicalsyndrom braucht daher das EEG nur dann veranlaßt zu werden, wenn die Unterscheidung von einer echten Migräne klinisch nicht eindeutig möglich ist, oder aber aus wissenschaftlichen Gründen. Wir haben bei Vorliegen eines EEG-Vorbefundes nach Ende unserer Behandlung das EEG im Labor der Erstuntersuchung wiederholen lassen, um möglicherweise eine zusätzliche objektive Aussage über die Wirksamkeit unserer Therapie machen zu können. Die Ergebnisse solcher Kontrollen finden sich in Tabelle 9 zusammengestellt. Zu einer primären EEG-Untersuchung sahen wir uns bislang nie veranlaßt.

REIZSTROMDIAGNOSTIK

Bei Vorliegen unklarer Segmentbeziehungen, z. B. Bezug der subjektiven Angaben des Patienten auf ein Segment, aber röntgenologischer Inkriminierung eines anderen Segmentes oder bei neurologischen Ausfällen in einem der beiden oder einem dritten Segment, zogen wir zur Klärung die Elektrodiagnostik (16) heran. Diese an sich selten durchgeführte Untersuchung, die für den Patienten nicht belastend ist, gibt aus Bestimmungen der Chronaxie und Rheobase sowie der Nervenleitgeschwindigkeit objektive Hinweise auf gestörte Muskel- oder Nervenfunktionen (Jantsch, 16). Sie kann so zur Klärung eines Befundes wesentlich beitragen. Auch prognostische Aussagen im Hinblick auf Restitution sind möglich. Allerdings wird diese Untersuchung nur an wenigen Stellen durchgeführt*. Diese Untersuchung kann funktionell die Ergebnisse ei-

---

* Wir sind der Abteilung für physikalische Medizin (Vorstand Prof. Dr. Jantsch) der I. Chirurgischen Universitäts-Klinik Wien (Vorstand Prof. Dr. A. Fritsch) für die immer prompte Untersuchung und ausführliche Befundung zu Dank verpflichtet. Seit kurzem können diese Untersuchungen auch durch Herrn Prim. Dr. O. Rathkolb am Hanusch-Krankenhaus der Stadt Wien durchgeführt werden, für welche Möglichkeit wir danken.

Tabelle 9

Veränderungen elektroencephalographischer Befunde durch unsere Behandlung

Initialen	geb.		Abnormität	Delta/Theta Andere Zeichen	Datum	Bemerkungen	Therapie
K. A.	W	1940	gering gering	diff. Theta diff. Hirnstörung diff. Theta diff. Hirnstörung	13. 5. 77 7. 12. 77	gleich	Chiropr.
B. R.	W	1902	Norm leicht leicht Norm	mit diff. Theta- u. Betaverm. diff. Beta, Spitzen, Theta zunehmend, Herd re. basal diff. Theta-Beta, kein Herd	6. 5. 74 10. 6. 77 28. 7. 77 8. 2. 78	schlechter schlechter besser	Chiropr.
S. A.	W	1919	deutlich mäßig	bds. f. – t. Theta, inkompl. phot. dr. geringe Abnahme gegen Vorbefd.	24. 6. 77 6. 10. 77	besser	Chiropr.
H. E.	W	1940	leicht Norm	Hd. Li. front.- temp.; exp. Proc? geringe Betavermehrung, sonst o.B.	24. 5. 77 22. 6. 77	normalisiert	Chiropr.
W. H.	W	1937	gering Norm	basal.einz. Theta, occ. dif. Betav. vereinzelt Theta diff.	20. 7. 76 1. 12. 76	normalisiert	Chiropr.
F. E.	W	1941	deutl. gering	Theta, steile Wellen, kein Herd gelegentl. Alpha-Theta	1. 12. 76 16. 3. 77	normalisiert	Chiropr.
K. I.	W	1935	mäßig gering	Alpha-Theta re. f.–t. + steile W. Theta u. Spitzen vereinzelt bds.	29. 11. 76 8. 4. 77	besser	Chiropr.
R. C.	W.	1944	mäßig normal	Delta li. frontal, seltene Spitzen nur in HV einige flache Delta li. f.	20. 9. 77 17. 4. 78	normalisiert	Chiropr.

ner Myelographie vorwegnehmen. Letztere halten wir nur für gerechtfertigt, wenn von vornherein feststeht, daß durch ein positives Ergebnis sich echte therapeutische Konsequenzen ergeben und der Patient diesen auch sicher zustimmen würde. Außerdem ist unseres Erachtens öliges Kontrastmittel abzulehnen. Für alle anderen Fälle lehnen wir die Durchführung einer Myelographie ab und ziehen a priori die Elektrodiagnostik (und allenfalls noch andere Verfahren, wie z. B. die Computertomographie, Isotopenmyelographie etc.) vor.

VEREINZELTE ANDERE UNTERSUCHUNGEN

In Einzelfällen, wenn es eine unklare Symptomatologie oder unklare Untersuchungsergebnisse anderer Methoden, oder sich widersprechende Ergebnisse anderer Untersuchungen als wünschenswert erscheinen ließen, ist auch eine Reihe anderer Untersuchungen durchgeführt worden. Darunter seien genannt: Carotis- oder Vertebralisangiographie, Viergefäßangiographien, selektive Angiographien auch als high-speed-Filme, Röntgen-Computer-Tomographien, positive und/oder negative Ventrikelfüllungen, Röntgenschichtuntersuchungen anderer als der unter Röntgenuntersuchung beschriebenen Art, Spezialröntgenuntersuchungen zur Darstellung spezifischer Strukturen (z. B. Foramina bzw. Kanäle im Atlantooccipitalbereich), Densiometrien zur Klärung osteoporotischer Strukturen, Radio-Immuno-Assay oder RAST zur Beurteilung allergischer Phänomene, Knochen- und Gehirnscintigramm, EMG u. a. m. ˙
Diese verschiedenen Methoden blieben Einzelfällen vorbehalten und dienten nur zur Objektivierung ganz bestimmter Aspekte oder Befunde aus anderen (Routine-)Untersuchungen, um eine klare Aussage über die Fehlerquellen einer verkürzten Anamnese machen zu können, wie wir bemüht waren, sie als Formular zu entwickeln. Gerade hierbei ist eine besonders genaue Kontrolle von Befunden erforderlich, um nicht mit Empfehlungen vorzutreten, die Ungenauigkeiten fördern würden und dadurch zu Fehlerquellen insbesondere ungeübten Untersuchern gegenüber führen würden; Untersuchern, die die nötige Exaktheit und Zeit für neurologische Untersuchung nicht haben, aber durch Verwendung eines Kurzformulares nicht zu Fehlern verleitet werden sollten. Nur bei Beweis genügender diagnostischer Sicherheit und Korrektheit eines Kurzformulars ist dessen Empfehlung gerechtfertigt. Diese Exaktheit mußte allerdings oftmals bewiesen werden.

KORRELATION VON KLINISCHEN UND RÖNTGENBEFUNDEN

Eingangs und bei der Begriffsbestimmung wurde schon kurz auf unsere Erfahrung und Vorgangsweise Bezug genommen. Es wurde festgestellt, daß wir einzelne radikuläre Syndrome ansprechen und nicht die Termini „oberes", „mittleres" oder „unteres" Cervicalsyndrom verwenden. Zurückzuführen ist diese unsere Vorgangsweise auf Erfahrungen, die wir (Jenkner und Dossi 22) schon früh bei der Korrelation klinischer subjektiver Beschwerden und objektiver Befunde im Röntgenbild gemacht haben und immer wieder bestätigen konnten.
Bei der Gegenüberstellung der klinischen Befunde und Röntgenbefunde hat sich eine Gegenüberstellung der funktionellen Befunde (d. h. Streckhaltung, Knickung und Subluxation) mit der Klinik als fruchtbar erwiesen. Schon andere Autoren (Tönnis und Krenkel (37), Heyck (12)) stellten fest, daß Osteochondrose klinisch oftmals, wenn nicht meistens stumm ist. Diese anatomischen Substrate sind auch unseres Erachtens nicht am Entstehen der klinischen Zeichen beteiligt. Es tritt dies nur dann ein, wenn durch das Vorliegen hinterer Anbauten (Osteophyten) oder Exkreszenzen die Foramina intervertebralia eingeengt werden, was wir nur äußerst selten beobachten konnten (Abb. 37–41) (in etwa 7%). Hingegen zeigt Tabelle 10 eindeutig die Bedeutung der Knickbildung oder Subluxation für die Segmentdiagnostik. In 75% aller Fälle findet sich an unseren Patienten eine Übereinstimmung des gestörten Bewegungssegmentes (röntgenologisch klar bestimmbar) mit dem gestörten neurologischen Segment (Wurzel mit subjektiven Beschwerden). Daher stellen wir fest, daß die funktionellen Veränderungen (wie Knick, Subluxation) für die Symptomatologie verantwortlich sind. Dies

trifft sowohl für die radikulären als auch auf die vegetativen Symptome zu. Einen Zusammenhang der klinischen Symptome mit dem Segment eines enggestellten (oder in der Diktion der Manualtherapeuten: blockierten) Intervertebralraumes haben wir – außer bei Vorliegen dorsaler Osteophyten (welche aber eine Manualtherapie verbieten!) – nie gesehen.

Die Zuordnung der vegetativen Symptome zu Segmenten gelingt z. B. bei Herzbeschwerden oder Brustbeschwerden, wenn man diese den funktionellen Veränderungen im Röntgenbild nur dieser Fälle gegenüberstellt. Ebenso wie bei radikulär-segmentaler somatischer Symptomatologie Veränderungen des Segmentes C 4/5 am häufigsten sind, ist das Häufigkeitsmaximum bei Herzbeschwerden am Bewegungssegment C 4/5 gelegen. Jenes bei Brustbeschwerden finden sich ebenfalls bei C 4/5 (Tab. 11). Allein die vaskulär-sympathischen Zeichen sind naturgemäß davon ausgenommen. Das Vorliegen dieser können wir aber durch die Rheoencephalographie verifizieren.

Es ist daher die Segmentdiagnostik bereits bei der anamnestischen Befragung in den Vordergrund zu stellen. Nach dem Ergebnis dieser wird der Zentralstrahl der Röntgenaufnahme auszurichten sein. Dann ergeben sich optimale Darstellung der maßgeblichen Strukturen im Röntgenbild, die zu klarer Diagnose führen. Nur daraus können sich sodann zielstrebige Hinweise zu erfolgreicher Therapie ergeben.

Tabelle 10

Zuordnung der funktionellen und anatomischen Veränderungen der Röntgenbilder, nach Bewegungssegmenten geordnet

Funktionelle Veränderung im Segment C-	Anatomische Veränderungen im Segment C –							
	2/3	3/4	4/5	5/6	6/7	7/D1	Summe	%
2/3	6	97	21	27	6	—	157	7,8
3/4	24	26	293	68	9	6	426	21,2
4/5	4	44	67	620	26	15	776	38,6
5/6	2	5	133	173	253	24	590	29,3
6/7	—	1	1	17	15	28	62	3,1
7/D1	—	—	—	—	1	—	1	—
Summe	36	173	515	905	310	73	2012	
%	1,7%	8,5%	25,6%	44,9%	15,4%	3,6%		

Knick im Segment oberhalb der Engstellung des Intervertebralraums	1291	64,2%
Knick im Segment unterhalb der Engstellung des Intervertebralraums	219	10,9%
Knick im der Engstellung benachbarten Segment	1510	75,1%

V. SYNTHESE ODER EINE BESCHREIBUNG DER NATÜRLICHEN ENTWICKLUNG EINES SOGENANNTEN CERVICALSYNDROMS

DIE NATÜRLICHE ENTWICKLUNG EINES CERVICALSYNDROMS AUF GRUND DER RÖNTGENOLOGISCHEN VERÄNDERUNGEN

Aus unserer Erfahrung insbesondere durch Patienten, die Röntgenbilder früherer Jahre, oft auch Jahrzehnte, mitgebracht hatten, konnten wir uns ein Bild machen über die Entstehung der Veränderungen der Halswirbelsäule, wie sie sich röntgenologisch beobachten lassen. Daraus und aus den Angaben dieser Gruppe von Patienten über Zeitpunkt und Art des Einsetzens der Beschwerden konnten Einsichten in die natürliche Entwicklung eines Cervicalsyndroms gewonnen werden. Diese sollen hier kurz skizziert werden (Schema in Abb. 60, 61 und 62).

Tabelle 11

Versuch einer Zuordnung der Röntgenveränderungen funktioneller Art bei Herzsensationen und Brustbeschwerden, nach Segmenten geordnet

Herzbeschwerden bei Knickbildung		Subluxation		funkt. Veränderung		im Bewegungssegment	im neuralen Segment	funkt. Veränderung		Brustbeschwerden bei Knickbildung		Subluxation	
Zahl	%	Zahl	%	Zahl	%	C–	C–	Zahl	%	Zahl	%	Zahl	%
114	12,8	61	20,3	175	14,7	2/3	3	67	13,3	39	10,0	28	25,0
213	24,0	103	34,2	316	26,6	3/4	4	151	30,0	109	27,9	42	37,5
345	38,9	103	34,2	448	37,7	4/5	5	177	35,2	146	37,3	31	27,7
201	22,6	25	8,3	226	19,0	5/6	6	102	20,3	92	23,5	10	8,9
15	1,7	9	3,0	24	2,0	6/7	7	6	1,2	5	1,3	5	0,9
	100,0		100,0		100,0				100,0		100,0		100,0
888	75%	301	25%	1189	100,0%	Summe (Zahl/%)		503	100,0%	391	78%	112	22%

Der Beginn und die genaue Ursache der Beschwerden ist den Patienten nur in 60 bzw. 22,5% der Fälle klar. Wir haben 3322 unserer Patienten dahingehend genau befragt und auch suffiziente Antworten erhalten. Es zeigte sich, daß von diesen Patienten 746 (22,5%) eine Ursache angeben konnten (Tab. 5). Sport wurde 172mal als Ursache angegeben, Arbeit 80mal, Fall oder Unfall oder Sturz 260mal, Schlaf 175mal, Operationslagerung 19mal und medizinische Ursachen insgesamt 33mal. Beim Sport waren Skifahren und Skigymnastik mit 82mal die weitaus häufigste Ursache, gefolgt von Tennis mit 11 Fällen, Radfahren und Reiten mit je 8 und Joga mit 7 Fällen. Autunfälle verschiedener Art (ohne Auffahrunfälle) 111mal und Auffahrunfälle 60mal stellten das größte Kontingent unter den Unfällen. Bei Patienten mit geschlossenem Schädelhirntrauma sahen wir in 75% eine Fehlstellung der Halswirbelsäule im genannten Sinne. Sehr auffallend ist, daß Schlaf so häufig als Ursache angegeben wurde und daß alle diese Patienten „Bauchschläfer" waren. Von seiten der Beschwerden läßt sich daher in immerhin mehr als 1/5 ein plötzlicher* und wohldefinierter Beginn feststellen. Gibt es hierzu ein röntgenologisches Korrelat?

Zusammen mit Dossi konnte gezeigt werden (20), daß es die funktionellen Veränderungen und nicht die anatomischen Schäden in einem Röntgenbild sind, welche für die klinische Symptomatologie verantwortlich zeichnen. Daher gibt es sehr wohl ein entsprechendes Korrelat. Auf dieses wurde im Kapitel „Diagnostik" eingegangen.

Die natürliche Entwicklung des Cervicalsyndroms beginnt also (nach unseren Beobachtungen, Abb. 61) mit einem akuten (↑) Ereignis, welches eine gesunde Halswirbelsäule trifft (zwischen Ziffer 1 und 2 des Schemas) und welches zu einer Schädigung einer Bandscheibe im cervicalen Bereich führt. Es muß dies nicht immer ein so eindeutiges Trauma sein, wie es bei den 3 Fällen von Unterharnscheidt (33) beobachtet wurde.

Die Analyse der Ursachenstatistik scheint zu zeigen, daß es sich immer um eine Kombination einer Dreh- mit einer Beugebewegung handelt, die zu einer solchen Schädigung führt. Die primäre Antwort der Bandscheibe ist eine Schwellung. Diese ist, wird ein Röntgenbild bei einem entsprechend akuten Fall gemacht (Abb. 21), auch im Röntgenbild als Verbreiterung des Intervertebralraumes sichtbar. Nachdem dieses, wenn man so will, traumatische Bandscheibenödem sowohl die Längsbänder spannt als auch im Sinne einer gewissen Protrusion vorwölbt (sehr selten am Nativröntgen zu sehen), schmerzt diese Veränderung und führt zu Ruhigstellung. Der Nucleus pulposus, welcher sich in der normalen Lordosestellung der Halswirbelsäule immer mehr ventral befindet, kann verrutschen und tut dies, der aufgehobenen Lordose entsprechend nach dorsal. Mit dem (auch ohne Zutun) eintretenden Rückgang des Ödems wird der Bandscheibenraum wieder enger und der dorsalverschobene Nucleus bewirkt die Entstehung eines (Abb. 61/4 oben) kyphotischen Knickes (wie er auch in den meisten Fällen sichtbar ist). Man kann einen solchen zwischen den dorsalen Konturen der benachbarten Halswirbel im seitlichen Röntgenbild sehen (Abb. 16–24).

Entsprechend der besten Beweglichkeit der Wirbelsäule im Segment C 5/6 ist es relativ häufig dieses Segment, kann aber jedes andere auch sein. Diese Schädigung heilt langsam aus (Abb. 61/5), nachdem sie zu einer funktionellen Versteifung (sogenannten Blockbildung) geführt hat, und es kommt zu einer Verschmälerung des Intervertebralraumes (Abb. 61/6). Diese Konsolidierung bringt eine nunmehr anatomische Unbeweglichkeit in diesem Segment (Abb. 61/7). Nur in den seltensten Fällen sieht man, daß hintere Anbauten gebildet werden. Ansonsten ist das, was Osteochondrose heißt, ein asymptomatisches Ausheilungsstadium. Hier sahen wir unter unseren Patienten

---

* Beachte aber auch in Tabelle 6 c, daß unter den verschiedenen Beschwerden und Symptomen 6.769 oder 58,0% plötzlich aufgetreten sind. Vergleicht man dies mit der Ursachenstatistik, so muß man folgern, daß unter den Beschwerden mit plötzlichem Beginn etwa 1/3 bekannt und 2/3 unbekannt sind, aber auch unter den unbekannten Ursachen nur etwa 40% einen langsamen Beginn hatten.

369 Fälle (von 5.249) = 7,0%* von hinteren Anbauten. Diese landen dann recht oft beim Neurochirurgen, sind aber selten und sind nicht, wie manche (Schmitt 25) meinen, entscheidend für das Geschehen beim Cervicalsyndrom. Die normale Beweglichkeit der Halswirbelsäule muß daher auf dem Wege einer verstärkten Bewegung in den nächstliegenden, den benachbarten Segmenten erfolgen. Dies führt zu gesteigerter Beweglichkeit meist in dem über dem engen Intervertebralraum liegenden Segment, manchmal auch in dem darunterliegenden Segment (an unseren Patienten zu 64,2% und 10,9% insgesamt 75,1% beobachtet (siehe Tabelle 8)). Der genannte Vorgang wiederholt sich und auch in dem nunmehr verstärkt bewegten Segment verschiebt sich der Nucleus pulposus so, daß er gegen posterior zu liegen kommt (Abb. 63/5) und es entsteht neuerlich ein kyphotischer Knick der Halswirbelsäule. Wir verfügen über genügend Patienten, bei denen sich dieser Verlauf durch Vorlage alter Röntgenbilder ergibt (Abb. 64–67): vor Jahren fand sich ein Knick, heute an dieser Stelle eine „Osteochondrose", mit einem deutlichen Knick darüber. Bleibt dies unbeachtet oder unbehandelt – denn es müssen dabei keine Beschwerden bestehen; mancher Fall mit ausgeprägten Veränderungen ist völlig beschwerdefrei (Abb. 11, 12) – kann es letztlich zu einer Halswirbelsäule kommen, an der nur mehr osteochondrotische Veränderungen beobachtet werden. Nachdem aber in doch immerhin fast 80% (Tab. 5) der Patienten eine exakte Ursache nicht angegeben werden kann, muß man sich die Frage stellen, ob tatsächlich vielleicht Mikrotraumen oder nur falsche Bewegungen bei schlaffer Muskulatur eine solche Schädigung der cervicalen Bandscheiben begünstigen. Die überaus hohe Angabe über Schlaf als Ursache würde ebenfalls in diese Richtung deuten, insbesondere, da bei Bauchlage der Kopf immer zur Seite gedreht werden muß, um ein angenehmes Liegen zu ermöglichen. Im Schlaf sind aber die Muskeln gut entspannt und bei Bewegungen ist es sicherlich verständlich, daß hier die stützende Funktion der Muskulatur zu gering ist und es zu einer Schädigung genannter Art kommen kann.
Auch eine andere Ursache wäre vorstellbar, ja sogar naheliegend: Im letzten Trimenon einer Gravidität lockert sich das Bindegewebe jeder Frau. Aber während der Preßwehen gehört es nahezu zur Routine, jeder Frau durch die Hebamme den Kopf nach vor und das Kinn gegen die Brust zu drücken. Offenbar stellt dies eine Reflexhandlung von Hebammen dar, die dadurch den gleichen Mechanismus in Gang setzen, wie er bei den Peitschenschlagverletzungen beobachtet wird. Zusammen mit Reinold** wird derzeit untersucht, ob es dafür nicht eine Alternative gibt. Und kurz nach der Geburt wird gerade das Bindegewebe der Halswirbelsäule durch die Kinderpflege besonders beansprucht. Solche Überlegungen könnten das Überwiegen des weiblichen Geschlechts auf natürliche Weise (wenn auch nicht zur Gänze) erklären (siehe Tabelle 5: unter den Arbeiten stellen jene, die von Frauen post partum, bei der Kinderpflege und im Haushalt gemacht werden, immerhin 36,3% aller Arbeiten als Ursache dar!). Aber auch bei Kindern kann man schon Veränderungen beobachten, welche meist nach Sportunfällen (oder -Zwischenfällen, wie etwa Kopfstand, Köpfler, Purzelbaum, Hechtrolle oder Fußballspiel) auftreten, und auch mit diesem Mechanismus erklärbar wären. Die Patienten kamen öfters bei dem zweiten solchen auslösenden Ereignis zu uns, daher sind (s. später) Engstellung des Intervertebralraums C 5/6 mit 44% der anatomischen Veränderungen (als Restzustand nach dem ersten Ereignis) am häufigsten, funktionelle Veränderungen im Segment C 5/6 am zweithäufigsten unter diesen und im Segment C 4/5 (als zweites Ereignis) mit 38,6% am häufigsten. Zählt man die Restzustände nach dem ersten Ereignis und das Erstereignis zusammen, so sahen wir das Segment C 5/6 in insgesamt 73% der Fälle betroffen. Da die vegetativen Erscheinungen in Verfolgung unserer Auffassung über die Entstehung von Symptomen beim sogenannten Cervicalsyndrom vom Segment C 5/6 kommen, sehen wir diese unsere Auffassung bestätigt durch die Tatsache, daß die vegetativen Beschwerden genau 73% aller somatischen Beschwerden ausmachen, also genau jenem Prozentsatz entsprechen, der für das Vorkommen der Veränderungen im Bewegungssegment C 5/6 als Häufigkeit angetroffen wurde (Tabellen 3, 6 und 7).

---

* Oder nur 4,1% der röntgenologischen Veränderungen.
** Untersuchungen noch im Gange.

Es überrascht, daß solche Betrachtungen in der Literatur bislang noch nie angestellt wurden. Es wurde über Vergleiche der Röntgenbefunde schwer arbeitender Personen (Schmitt 32) berichtet, ohne auf klinisch-neurologische Befunde einzugehen. Es wurde das Alter der Erkrankten beobachtet (Krenkel und Tönnis (37) und daraus Schlußfolgerungen gezogen, die als Ursache beginnendes hormonelles Versagen (Klimakterium) nannte; und daraus zogen andere (12, 13, 34) den Schluß, daß auch vegetative Entgleisungen zum Cervicalsyndrom führen könnten. Wie ja auch bekannt ist, daß nach manchen Autoren (Friedmann, 10) psychische Verstimmungen an cervicalen Muskelverspannungen Schuld tragen sollen: wenn man in diesen Fällen die Verstimmung der psychischen Lage beeinflusse, würden auch die Muskelverspannungen besser. Allerdings: röntgenologische Kontrollen vor und dann vor allem auch nach einer psychiatrischen Behandlung sind für solche Fälle und diese Behandlungsart unseres Erachtens nicht beschrieben. Dieser Muskelkrampfkopfschmerz und seine psychische Ursache führen mitunter dazu, daß in einer Abhandlung über Kopfschmerz (Friedmann, 10) von 220 Seiten nicht ein einziges Mal das Wort Halswirbelsäule aufscheint und bei klinischer Untersuchungen nie Röntgenaufnahmen erwähnt wurden. Unserer Erfahrung nach ist dies ein Versäumnis.

Andere Ursachen, wie z. B. rheumatische Veränderungen an der Halswirbelsäule (Dirkheimer, 8), wie auch Veränderungen bei Arthritis urica (Abb. 42), eine (seltene) Fraktur des Dens (Abb. 43), sehr seltene occipito-cervicale Fehlbildungen, wie z. B. ein Os odontoideum (Abb. 44, 45) mit Atlasverschiebung oder sekundäre Absiedlungen von Malignomen in der Halswirbelsäule, wie auch wir sie gelegentlich sehen (Abb. 35, 36) oder Morbus Bechterew (Abb. 34) können im wesentlichen zwar gleiche Beschwerden wie ein Cervicalsyndrom haben (oder doch ähnliche wie z. B. bei einem Wurzel-(Sanduhr-)neurinom), doch geringe Detailunterschiede in den Angaben über die Entwicklung des Schmerzes und die Körperlage, oder Körperbewegung, bei welcher diese Schmerzen besonders übel empfunden werden, sind vorhanden. Die Art und Weise, in welcher die Beschwerden erstmals aufgetreten sind und bei welchem Zustand des Patienten sie besonders stark auftreten, hat aber für die Genese der Beschwerden eine doch beträchtliche Bedeutung. Daher sind diese Zusammenhänge auch in der Tabelle 6 angegeben. So findet man doch bei einem „gewöhnlichen", d. h. durch Bandscheibenschaden entstandenen Cervicalsyndrom die Angabe, daß die Beschwerden plötzlich aufgetreten wären, auch dann, wenn die Ursache nicht angegeben werden kann. Auch sind die Beschwerden meist im Liegen bzw. in Ruhe am größten. Ein erstmals plötzliches Auftreten und ein besonders starkes Hervortreten der Beschwerden in Ruhe (also auch im Sitzen, Stehen und Liegen) spricht für ausschließlich mechanische Genese, also z. B. auch durch Autounfall, schlechte Bewegung und daher „Verrenkung", Hexenschuß oder z. B. durch schlechte Lage während des Schlafes. Demgegenüber haben Beschwerden rheumatischer Genese praktisch immer einen langsamen Beginn und ein langsam zunehmendes Beschwerdeniveau, welches auch besonders bei Bewegung, im Gehen und beim Arbeiten am unangenehmsten empfunden wird. Auch sind dann die Beschwerden am Morgen, beim oder nach dem Aufstehen am schwersten. Es besteht ein Maximum der Bewegungsunfähigkeit (Gelenkssteife) am Morgen, und die Patienten benötigen eine „Anlaufzeit", bis sie sich auch nur halbwegs bewegen können. Es empfiehlt sich daher, bei der Klärung der Genese solcher Schmerzen, also des „Bewegungsschmerzes" immer die Blutsenkungsgeschwindigkeit, Rheumafaktoren und bei älteren Individuen auch alkalische Phosphatase, sowie Kalzium und Phosphor aus dem Serum bestimmen zu lassen. Denn auch eine Osteoporose kann solche Beschwerden verursachen. Mitunter sind diese Symptome auch durch Hyperuricaemie, also im Sinne einer Arthritis urica, bedingt und die Untersuchungen sind entsprechend anzustellen. Aus diesem Grund sollte man immer nach dem Typus der Schmerzen fragen: Ruhe- oder Bewegungsschmerz, schlechter am Morgen oder Abend. So lassen sich durch Befragen allein gewisse Hinweise erlangen, die zweifelsohne sodann genauer zu überprüfen sein werden, die aber viel Zeit bei der Untersuchung eines Patienten sparen helfen dadurch, daß die Untersuchung in gewisse Bahnen gelenkt wird. Hierzu ist keine Fangfrage erforderlich, sondern nur die Beachtung der „Naturgeschichte" des Cervicalsyndroms.

Ein noch sehr wenig untersuchter Aspekt, aber vielleicht ein umso bedeutungsvoller, ist jener, welcher die osmotischen Gegebenheiten innerhalb der Bandscheibe betrachtet. Der hydrostatische intradiscale Druck ist von der Körperstellung sehr wesentlich abhängig. Druckerhöhung bedeutet Flüssigkeitsabgabe und Druckerniedrigung Flüssigkeitsaufnahme in diesen Raum des Bandscheibengewebes. Beide Extremsituationen können zu Beschwerden führen: die der Flüssigkeitsabgabe folgende Einengung der Foramina intervertebralia wie auch die die Flüssigkeitsaufnahme begleitende Zugbelastung der Gelenkskapseln und des Duratrichters kann die Nerven reizen. An lumbalen Bandscheiben hat Nachemson (28) die intradiscalen Druckverhältnisse untersucht. Er fand bei flacher Horizontallagerung einen Druck von 25 kp im Discus L 3/4, welcher in Seitenlage auf 75 kp anstieg, im Stehen 100 kp betrug und im Stehen bei leichter Vorbeugung des Rumpfes bereits 150 kp war. Im Sitzen ist der intradiscale Druck höher als im Stehen. Bei Heben von Lasten kann der Druck bis auf (und über) 1000 kp ansteigen.

Bei diesen verschiedenen Drucken finden verschiedene Flüssigkeitsbewegungen statt und eine Umkehr des Stromes findet bei 70–80 kp statt. Der regelmäßige Wechsel zwischen Be- und Entlastung fördert den Flüssigkeitsaustausch, es tritt eine Besserung der Ernährungslage ein und ein guter Abtransport der Stoffwechselendprodukte findet statt. Eine langdauernde Konstanz des Druckes hindert den Flüssigkeitsaustausch, führt zu schlechter Ernährung und zu Ansammlung der Stoffwechselendprodukte: allein dies kann zu Beschwerden führen. Besonders gilt dies bei hohem intradiscalem Druck, z. B. also bei vorgebeugtem Sitzen ohne sich aufzustützen oder anzulehnen. Manche leiten aus diesen Umständen die Berechtigung ab, eine Extensionsbehandlung durchzuführen. Alle Zustände seien so zu behandeln, bei welchen die Beschwerden durch Belastung, langes Verweilen in einer Haltung (sei es Stehen, Sitzen oder vorgebeugte Haltung, wie z. B. bei Gartenarbeit) entstehen oder stärker werden. Unseres Erachtens ist dies ein Trugschluß, da nur der Wechsel zwischen normalen Be- und Entlastungen zu einer Umkehr des Flüssigkeitsstromes führt und damit die Ernährungssituation bessern kann. Daher ziehen wir aktive Bewegungsübungen vor und lehnen eigentlich eine mechanische Extensionsbehandlung prinzipiell ab. Die Annahme, es könne verlagertes Bandscheibenmaterial durch reine Extension wieder reponierbar werden, ist ein frommer Wunsch, ebenso wie verengte Intervertebralräume durch Extension nie weit werden. Nur über den Mechanismus der Entstehung von Bandscheibengewebsverlagerung und/oder -Vorfällen kann versucht werden, solche Verlagerungen rückführen. Werden nämlich die Bewegungen entgegengesetzt zu jenen gemacht, welche zur Verlagerung der Bandscheibe geführt haben, läßt sich eine Reposition leicht bewältigen und sogar beweisen: dann nämlich, wenn bei einem früher ölig myelographierten Patienten noch Kontrastmittel beweglich im Subarachnoidealraum lagert und man versucht, vor einer Manipulation dieses Kontrastmittel so zu verschieben, (durch Kontrollkippung unter dem Röntgenschirm oder Fernsehbild) daß eine leichte Protrusion nachweisbar ist und nach getaner Manualtherapie eine Wiederholung der Kontrollkippung vorgenommen wird. Durch dieses Vorgehen konnten wir bereits oftmals nachweisen, daß durch unsere chiropraktischen Mankpulationen sich Protrusionen von Bandscheiben reponieren lassen. Wir haben dies ausschließlich bei lumbalen Protrusionen durchgeführt. Immer dann, wenn das vorhandene Kontrastmittel noch beweglich ist, sind wir bestrebt, den Beweis der gelungenen Reposition zu führen. Dies führt – als abschließende Betrachtung zu unserer Arbeitshypothese – zwangsläufig dazu, alle Fälle von Fehlhaltung der Halswirbelsäule im beschriebenen Sinne als geringgradige Bandscheibenschädigungen aufzufassen. Nun ist aber bekannt, daß Neurochirurgen fast immer nur lumbale Discushernien operieren und die Zahl der cervicalen Bandscheibenoperationen eher gering ist. Wir können uns vorstellen, daß die große Beweglichkeit der Halswirbelsäule zur vermehrten Schädigung der Bandscheiben in diesen Wirbelsäulenabschnitt führt, zum Beispiel durch ein Schleudertrauma (Abb. 68 und 69) der Halswirbelsäule, die im Vergleich zur Lendenwirbelsäule jedoch geringe Belastung diese Schäden klein bleiben läßt. Während die geringere Beweglichkeit der Lendenwirbelsäule die Zahl der geschädigten Bandscheiben (in unserem Material) auf die Hälfte (oder weniger) der cervicalen Bandscheibenschäden beschränkt, diese aber zufolge der größeren Belastung immer schwerer sind und zur Protrusion oder zum Prolaps führen und daher sehr viel öfter zur Operation gelangen. Wir können uns auf

Grund der durch unsere Befunde eigentlich bestätigten Arbeitshypothese nicht vorstellen, daß ausschließlich degenerative Prozesse oder psychische Faktoren an einer Fehlstellung der Halswirbelsäule schuldtragend sind.
Wir sind daher der Auffassung, daß die unter dem Sammelbegriff Cervicalsyndrom zusammengefaßten Beschwerden bei akutem Beginn durch ein – wenn auch vielleicht kleines – Trauma, das als wesentliches Element eine kombinierte Drehbeugebewegung enthält, entsteht und eine leichte Bandscheibenschädigung darstellt, bzw. zur Folge hat. Bei nicht akutem Beginn liegt aller Wahrscheinlichkeit eine Einengung eines Intervertebralforamens zugrunde. Sowohl durch die Bandscheibenschädigung, als auch durch die Forameneinengung können Reizzustände eines oder mehrerer Nerven zustande kommen, die dann die Symptome verursachen. Diese Synthese, zu welcher wir auf Grund unserer Befunde gelangt sind, führt uns zu einem System der Diagnose, aus welchem sich auch zwangsläufig ein System der Therapie ergibt: diesem wollen wir uns nunmehr zuwenden.

VI. BEHANDLUNG

Wenn es gelungen ist, durch Anamnese und Befunde eine gute und sichere Diagnose zu stellen, wird auch die darauf ausgerichtete Behandlung erfolgreich werden. Leider ist das derzeit übliche Vorgehen diesem Prinzip direkt diametral entgegengesetzt. Es wird keine exakte Diagnose gestellt und dann so alles in bekannter Polypragmasie verordnet. Erfolge sind dementsprechend negativ. Wir wollen, nachdem aufgezeigt wird, was da so alles verordnet wird, versuchen, nachdem wir in die Diagnosestellung des „Cervicalsyndroms" eine gewisse Systematik gebracht haben, auch die Therapie zu systematisieren.

VORBEHANDLUNGEN

Wir befragen unsere Patienten immer, welcher Therapie sie sich bisher unterziehen mußten, wenn überhaupt schon behandelt wurde. Da haben wir gehört, daß solche Patienten mit Cervicalsyndrom mit Vorliebe zu Massage, Streckungen (Glisson: bis zu 30×!), Bäder, Packungen, Kurzwellen, Ultraschall, Elektrotherapie (ohne nähere Angaben), Physikotherapie wie Unterwassergymnastik, Musiktherapie, Gruppen-(psycho)therapie, sowie nicht selten zu Kuren in mehr oder weniger renommierten Badeorten geschickt werden. Unter der medikamentösen Therapie sind Antirheumatika ebenso beliebt wie Psychopharmaka, dabei besonders Antidepressiva und (minor) Tranquillizer, aber auch Sedativa und echte Migränetherapeutika werden eingesetzt. Beispiele siehe Anhang II. Bedauerlicherweise haben alle unsere Patienten ohne Ausnahme meist spontan (oder selten auf Befragen) festgestellt, daß die bisher genannte Therapie, wenn überhaupt, so nur sehr vorübergehend wirksam war, in der überwiegenden Anzahl aber keinerlei Beeinflussung der Beschwerden brachte.
Die liegt sicher in der Natur einer Schmerzambulanz. Wenn Schmerzen durch landläufige Therapie nicht beeinflußbar sind, schickt man den Patienten dorthin.
Wenn man unsere Auffassung über die Naturgeschichte des Cervicalsyndroms teilt, scheint dies nicht verwunderlich. Ganz besonders dann nicht, wenn man hören muß, daß bei doch mehr als der Hälfte unserer Patienten eine Behandlung ohne Röntgenaufnahmen begonnen wurde. Es ist aber allgemein anerkannt, daß bei diesem Zustand ohne Röntgenaufnahmen keine Therapie begonnen werden soll. Bei nicht wenigen Patienten wurde trotz Röntgenbefund – welcher eine gestreckte Fehlhaltung zeigte – eine Glissonschlinge oder andere Form der Streckung angeordnet. Es scheint sicherlich nicht zielstrebig, eine gestreckte Halswirbelsäule durch Streckung zu lordosieren. Denn die an der Symptomatik ohnehin nicht beteiligte osteochondrotische Engstellung der Intervertebralräume wird auch durch eine Streckung nicht geändert (Abb. 70 und 71). Würde man diese Auffassung (i. e. daß die Intervertebralräume weiter würden) aber als Leitidee unterstellen, so wundert es, daß in keinem einzigen Fall der Behandler

etwa durch eine Röntgenkontrolle sich vom Ergebnis seiner Maßnahmen objektiv überzeugen wollte.

Bei 247 ganz genau über die Auswirkung der bei ihnen früher durchgeführten Streckungen explorierten (nicht ausgewählten) Patienten konnten wir erfahren, daß mitunter bis zu 30 Streckungen angewandt wurden. In 97 Fällen war keinerlei Effekt beobachtet worden, während in 150 Patienten die bestehenden Schmerzen verstärkt wurden; von diesen wieder in 65 sogar so stark, daß die Streckbehandlung abgebrochen werden mußte. Gleiche Berichte liegen über Massage des Hals-Schultergebietes vor. In einem Fall (einer 49jährigen Patientin) waren die Beschwerden gar erst nach einer Massage entstanden.

Wir können daher feststellen, daß Streckungen oder Massage im akuten oder subakuten Stadium des Cervicalsyndroms eine echt sinnwidrige Behandlung darstellen. Wenn eine „Chiropraxis" oder „Manualtherapie" nicht in der Lage ist, eine Fehlstellung zu korrigieren, ist diese meist falsch ausgeführt worden oder es liegen andere Faktoren vor, die die Rückführung verhindern, wie z. B. akuter rheumatischer Schub, hochgradige Hyperuricaemie oder ähnliches. So kommen dann Bilder zustande, wie Abb. 72–74 wenn multiple „Manipulationen" wahllos aneinandergereiht werden, ohne daß der Therapeut sich von dem Erfolg seiner Maßnahme überzeugt.

Alle anderen vorgenannten Methoden der Therapie, einschließlich der medikamentösen Behandlung, sind nur sinnlos, solange sie eine mechanisch bedingte Fehlstellung der Halswirbelsäule behandeln wollen. Auch Muskelrelaxantien und die Schanzkrawatte gehören hierher. Dieser letzteren, die eine gewisse subjektive Erleichterung durch die Abstützung des Kopfes (aber nur während des Tragens) bringt und eine gewisse Entspannung durch Wärme, doch keine Heilung, billigen wir nur bei akutem Schiefhals in manchen Fällen bis zu einem Tag therapeutischen Sinn zu, bis aktivere Maßnahmen vertragen werden.

Und nun noch ein Wort zur Akupunktur. Nicht selten hört man: „ . . . sogar die Akupunktur hat nichts gebracht . . .". Völlig logisch: sie kann nichts bringen. Beim Cervicalsyndrom handelt es sich um einen Zustand, welcher durch röntgenologisch sichergestellte anatomische Veränderungen charakterisiert ist. Nachdem Akupunktur nur bei funktionell-reversiblen Zuständen wirksam ist, soll sie auch nur bei solchen Zuständen angewendet werden. Verantwortungsbewußte Ärzte, die Akupunktur seriös betreiben, lehnen daher die Durchführung der Akupunktur bei diesem Zustand ab. Um hier eine Prüfung der Verhältnisse durchzuführen, haben wir bei 60 Patienten, welche vor einer Akupunkturbehandlung Röntgenbilder vorweisen konnten, diese Aufnahmen nach einer Serie von Akupunkturbehandlungen wiederholt. Es zeigten sich idente Verhältnisse und in keinem Fall die Änderung eines Röntgenbefundes. Wir sind daher auf Grund dieser Kontrollen sicher, daß die Akupunktur hier keine sinnvolle Behandlung darstellt und daher nur psychische Bedeutung hat.

Medikamente sind nur dann sinnvoll, wenn sie eine nachgewiesene Komponente der Beschwerden beeinflussen können, wie z. B. bei Hyperuricaemie oder bei nachgewiesener rheumatischer Genese. Über andere sinnvolle Medikation siehe später (S. 88). Aber die Verordnung von Myotonolytica, Antiphlogistica, Antirheumatica oder „Psychoregulantien" einzeln oder in Kombination, vielleicht auch mit Kuren, ist nicht zielführend.

RICHTLINIEN DER THERAPIE

Prinzipiell bestehen zwei Möglichkeiten. Entsprechend unserer Auffassung über die Genese des Cervicalsyndroms, wie sie sich aus der Symptomatologie, der Röntgenologie und der Korrelation von Klinik und Röntgenbefunden ergibt, sehen wir die beste Behandlungsmöglichkeit in der Rückführung der Fehlhaltung, so eine solche besteht, zu einer normalen Lordosierung. Die Beseitigung von Knickungen und Subluxationen gelingt durch eine Kombination von chiropraktischen Manipulationen (1–3 mal) mit gewissen aktiven Bewegungsübungen, die der Patient selbständig und regelmäßig auszuführen hat. Während dieser Behandlungszeit sind sodann gewisse Bewegungen der Halswirbelsäule verboten.

Zur **chiropraktischen Manipulation** der Halswirbelsäule muß festgestellt werden, daß die Manualtherapie auf die im Röntgenbild sichtbaren Fehlstellungen abgestimmt sein muß. Nur so hat die konservative Behandlung von Bandscheibenschäden ihren Sinn (Spurling und Segeberg, 35). Spätestens nach dreimaliger Wiederholung, am sinnvollsten in einwöchigen Abständen, muß dies zum Ziel geführt haben.
Was mit bis zu drei Handgriffen nicht geht, geht auch nicht mit 20 oder mehr Versuchen. Allerdings gibt es Behandler, die sich nicht an Röntgenaufnahmen orientieren und auch nach 9- oder 10maliger Wiederholung noch keine Besserstellung der Halswirbelsäule und daher auch keine klinische Besserung erreicht haben (Abb. 72, 74). Wir würden dies als unrichtiges Vorgehen qualifizieren. Deswegen wird vorerst die Durchführung einer Röntgenuntersuchung in zwei Ebenen gefordert, wobei bei der a.-p. Aufnahme der Mund geöffnet sein sollte, wenn das Segment C 1/2 betroffen ist, und aus denen auch ersichtlich sein soll, ob passive Bewegungen der Halswirbelsäule überhaupt gestattet sind. Die korrekten Manipulationen sind für den Patienten nie schmerzhaft, werden als angenehm empfunden und bringen selten schon nach der ersten Anwendung, immer nach der zweiten, kürzer dauernde Erleichterung. Nach der dritten Manipulation hält dies für dauernd an, es sei denn, es liegen andere ursächliche Faktoren vor (s. S. 41).
Über die Art der durchzuführenden Manipulation kann folgendes gesagt werden: Wenn man Funktionsaufnahmen, d. h. also Aufnahmen in extremer Beuge- und Streckstellung, macht, kann man sehen, daß z. B. bei Bestehen eines kyphotischen Knickes dieser bei extremer Hyperextensionsstellung verschwindet. Diese Tatsache, welche in den Abb. 75 bis 79 dargestellt ist, macht verständlich, daß bei solchen Fällen die Manualtherapie eine Bewegung nach Richtung der extremen Retroflexion mit einschließen muß, um den Knick zu beseitigen und daß auch bei den aktiven Bewegungsübungen, die den Patienten empfohlen werden, solche Bewegungen gemacht werden müssen, die eine Hyperextension und Drehung sowie Seitneigung in dieser Stellung mit einbeziehen müssen. Also genau das Gegenteil dessen, was „Manualtherapeuten" im allgemeinen postulieren. Das heißt aber auch, wenn aus Anamnese, Befund und den Routineröntgenaufnahmen ein Mechanismus der Entstehung der falschen Stellung nicht ersichtlich ist, Funktionsaufnahmen zur Klärung des Mechanismus vor Beginn der Manualtherapie zu machen sind, damit diese optimal gestaltet werden kann. Denn nur ein Verstehen des Entstehungsmechanismus einer Störung bringt die Erkenntnis über die Art und Weise, mittels welcher diese Störung wieder beseitigt werden kann. Es hat keinen Sinn, sich hier von irgendwelchen „Schulen der Manualtherapie" oder „Chiropraxis" auf „Standardmanipulationen" trainieren zu lassen. Jeder Patient muß für sich neu überdacht werden.
Welche Überlegungen dazu angestellt werden müssen, geht aus den Abb. 5–7 und 75–79 hervor: dort sind Röntgenfunktionsaufnahmen gezeigt, welche in der Lage sind, zu beweisen, daß beim Vorliegen eines kyphotischen Knickes die Hyperextension und bei lordotischem Knick die maximale Anteflexion die entscheidenden Bewegungen zur Behandlung der Fehlstellungen sind.
Das Vorgehen bei chiropraktischen (oder wie sonst man auch immer diese Bewegungen, die der Hals des Patienten passiv mitmachen muß, nennen mag) Manipulationen ist daher folgendes: nachdem feststeht, welche Bewegung als ausschlaggebende Manipulation nötig ist, stellt sich der Arzt hinter den in einem (harten) Stuhl* mit gerader Lehne bequem relaxierten Patienten. Der Patient wird aufgefordert, alle Muskeln so locker wie möglich zu lassen, alles hängen zu lassen, wie etwa eine Puppe. Nun wird vorerst durch eine leichte Längsextension aus Kopfmittelstellung heraus genau in Achsenskelettrichtung (nach dem Scheitel zu also) festgestellt, ob es dem Patienten möglich ist, seine Muskeln auch wirklich zu entspannen. Dabei werden die Hände des Arztes unter dem Kinn des Patienten verschränkt und die Handgelenke entlang des Unterkiefers angelegt, sowie das Occiput des Patienten gegen das Sternum des Arztes gelegt, bevor der ganz leichte Zug ausgeübt wird. Die nächste Bewegung, die ausgeführt werden muß, ist eine aus der Mittelstellung heraus auszuführende Drehung (um die

---

* Der fest stehen muß, daher keine Rollen haben darf!

Längsachse der Halswirbelsäule) nach links und rechts, ebenfalls unter nur ganz leichter Extension gegen den Scheitel zu. Wie auch schon für die erstgenannte Bewegung, kann auch bei dieser Bewegung die Handhaltung wie genannt sein, oder aber die eine (z. B. die rechte) Hand des Arztes am Kinn und die andere (linke) am Occiput angelegt werden, um den Zug auszuführen. Nachdem man sich durch diese beiden Bewegungen überzeugt hat, daß der Patient zu relaxieren in der Lage ist, kann der entscheidende Handgriff ausgeführt werden. Am besten wird dies in postisometrischer Relaxation durchgeführt, wobei diese aber die Manipulation (leider) nicht ersetzen kann. Allerdings: ist dem Patienten eine Muskelentspannung unmöglich, muß von jeder Manipulation Abstand genommen werden, denn auch der kräftigste Manipulant kann die Muskelverspannung auch der schwächsten Frau nicht überwinden, um die Fehlstellung der Halswirbelsäule zu korrigieren. Mit der rechten Hand (bei rechtshändigem Arzt) am Kinn des Patienten und der linken am Occiput wird nun der stellungskorrigierende Handgriff (also die eigentliche Manualtherapie oder Chiropraxis) in der vorher überlegten Art und Weise durchgeführt. Dabei darf der Patient keine Schmerzen oder unangenehme Sensationen empfinden. Dies sei nochmals betont. Desgleichen ist ein Knacken oder Krachen, wie es in den Beschreibungen der Handgriffe durch Journalisten der Boulevardpresse, in Zeitungen oder Zeitschriften zu lesen ist, völlig unnötig und fehlt eigentlich immer. Wenn es allerdings dazu kommt, hat dies keinerlei Bedeutung. Bei kyphotischem Knick erfolgt eine Hyperextension, wobei der Zeigefinger der dorsal liegenden Hand auf dem Dornfortsatz des (am Knick) unteren Wirbels zu liegen kommt und als Hypomochlion dient. Bei lordotischem Knick erfolgt eine maximale Anteflexion.
Die **Bewegungstherapie** unterstützt die chiropraktische Behandlung. Sie ist allein allerdings nicht zielführend. Wir haben dies an 50 Patienten untersucht: Es ist auf alleinige Übungsbehandlung keine Besserstellung der Halswirbelsäule beobachtet worden, obwohl versucht wurde, die Patienten suggestiv zu beeinflussen. Wir mußten feststellen, daß nur die Kombination mit Chiropraxis den Übungen Sinn gibt. Die Übungen, welche wir den Patienten empfehlen, sind einige jener, welche von H. P. Jensen (Kiel) empfohlen wurden. Wir haben sie in Abb. 80 zusammengefaßt, nur für Patienten mit kyphotischen Knick in Abb. 81. Zu heftiges Üben führt zu Überkompensation (Abb. 88 und 89).
Diese Behandlungsweise, also Manipulationen des Patienten durch den Arzt, Übungen, wie in Abb. 80–87 beschrieben, durch den Patienten und die ebendort genannten Verbote führen zur Wiedererlangung der normalen Lordose der Halswirbelsäule, wie dies in den Abb. 90–103 gezeigt ist.
Hinweise zur Verhaltensweise des Patienten werden von uns immer gegeben. Sie runden die Behandlung ab und stellen sicher einen Teil der Rezidivprophylaxe dar. Es ist ratsam, während des Behandlungszeitraumes kombinierte Dreh-Beugebewegungen zu unterlassen*. Diese Richtlinien geben wir dem Patienten schriftlich mit. Sie finden sich auf dem Blatt, welches die Bewegungsübungen erklärt (Abb. 81). Wir verfügen über solche Bögen in 26 verschiedenen Sprachen. Die wichtigsten sind als Abb. 82–87 wiedergegeben. Das will heißen, daß Tennisspielen, Golf, Pingpongspielen und Skifahren nicht sinnvoll sind, auch nicht Kegeln sowie einige Jogaübungen. Für Kraftfahrer wird der Hinweis gegeben, sich des Rückspiegels zu bedienen, anstatt den Kopf zu drehen, um nach rückwärts zu schauen. Erst, wenn man auf diesen Bewegungstyp

---

* Dies bedingt, daß Angehörige gewisser Berufsstände (wie z. B. Installateure, Automechaniker, z. T. auch Friseusen usw.) für die Dauer der Behandlung die Arbeit unterbrechen müssen. Bei Personen, die an Tastfeld- oder Bildschirmarbeitsplätzen beschäftigt sind, bietet sich durch einen automatischen Manuskripthalter (z. B. „flexodesk“ der Fa. Brangs und Heinrich, Industriestraße 5–7, D-6236 Eschborn; Industriestraße 21, D-8500 Nürnberg; Feldestraße 79, D-5650 Solingen; Markgraf-Rüdiger-Straße 8, A-1150 Wien XV und Fa. Perforag Ltd., Wässermattstraße 7, CH-5001 Aarau) die Möglichkeit, weiterzuarbeiten, da dadurch keine kombinierten Bewegungen mehr erforderlich sind, um an Tastfeldarbeitsplätzen von Manuskripten Texte in Geräte einzugeben.

achtet, merkt man, wieviele solche kombinierte Drehbeugebewegungen man im täglichen Leben macht, insbesondere aber als Hausfrau und bei der Kinderpflege. Zuletzt wird darauf hingewiesen, daß die Bauchlage als Schlaflage möglichst zu meiden ist. Radfahren, Wandern, Schwimmen (50% Brust, 50% Rücken) ist günstig.

Nach dreimaliger Wiederholung der chiropraktischen Manipulation machen wir routinemäßig eine **Röntgenkontrolle** der seitlichen Ansicht der Halswirbelsäule. Über die Zulässigkeit und Zuverlässigkeit von Kontrollaufnahmen nach einer gewissen Zeit haben wir uns durch zufällig durchgeführte Mehrfachuntersuchungen von Patienten informiert, die uns diese Röntgenbilder meist mitbrachten. Abb. 104–109 zeigen Kontrollaufnahmen in verschiedenen Zeitabständen. Wir haben uns auf solche Zufallsaufnahmen beschränkt, da wir es vorziehen, nur notwendige Strahlenexpositionen den Patienten zuzumuten.

Selten wird auch davon gesprochen, daß Betrachten der a.-p. Aufnahmen primär mehr bringen soll als die Ansicht der seitlichen Röntgenbilder und daß nach Behandlung sich hier deutlichere Änderungen ergäben. Wir haben genügend solche Vergleiche durchgeführt, um sagen zu können, daß die Veränderungen, die man beobachten kann, nur gering sind (siehe Abb. 90 und 91). Daher haben wir Kontrollaufnahmen nur mehr im seitlichen Strahlengang veranlaßt und können nur diese zur Kontrolle empfehlen.

Eine kleine Zusammenstellung unserer Resultate zeigen Abb. 92–103. Unsere Gesamtergebnisse sind in Tab. 12 zusammengestellt. Es ist ersichtlich, daß in etwa 80% der Behandelten eine deutliche Besserstellung der Halswirbelsäule zu beobachten ist, in praktisch keinem Fall eine Verschlechterung beobachtet wurde und der Rest gleichbleibende röntgenologische Stellung der Halswirbelsäule zeigte. Aber auch von diesem Rest sind klinisch knapp die Hälfte praktisch beschwerdefrei geworden; worauf diese Diskrepanz zurückzuführen ist, werden wir wohl nie erfahren. Ob in diesen wenigen Fällen eine psychologische Wirkung erzielt wurde, kann nicht gesagt werden.

Bei akuten Fällen von Cervicalsyndrom mit Weitstellung eines Intervertebralraumes (als Zeichen der Bandscheibenverquellung) bedienen wir uns der entquellenden Wirkung von Medikamenten zur Abschwellung des involvierten Bandscheibenraumes. Wir bevorzugen dabei 25 mg Benzydamin-HCl (Tantum®) i. v. und haben die Wirkung röntgenologisch nachgewiesen: Nach einer i. v. Injektion solcher Medikamente sieht man eine Höhenreduktion des Bandscheibenraumes, auch ohne nachfolgende orale Verabreichung des Medikamentes.

Einen anderen Weg gehen wir bei Patienten, bei welchen manuelle Therapie kontraindiziert ist (Abb. 35–41 und 46–56); hier sind auch Bewegungsübungen nicht anzuordnen. Zur Schmerzausschaltung, gegen Vertigo oder kalte Hände, also Durchblutungsstörungen, sind dann korrekt durchgeführte Nervenblockaden (pharmakologische, unter Injektion von Lokalanästhetika) sicherlich eines Versuches wert. Auch von der Anwendung elektrischer Nervenblockaden (anders ausgedrückt: transdermaler Elektrostimulation) ist ein Erfolg zu erwarten, wenn die dafür geltenden Richtlinien exakt beachtet werden. Hierfür wird folgendermaßen vorgegangen: die kleinere Anode wird genau über jene Stelle an der Haut angelegt, bei welcher der durch das enge Foramen irritierte Nerv zwischen den Partes ant. et post. proc. transversal. der Halswirbel austritt. Dort ist er hautnahe erreichbar, und dies ist auch die Stelle, an der der Nerv mittels (Injektions-)Blockade erreichbar ist. Die größere Kathode wird im Nacken-Thorax-Bereich median angelegt über den Dornfortsätzen der 6. und 7. Hals- und 1. bis 3. Brustwirbel. Wie immer bei elektrischen Nervenblockaden ist die Lage der kleineren Anode überaus kritisch, und wir zeichnen daher diese Lage an der Haut genau an. Sodann wird der geeignete Strom mit kürzesten Einzelimpulsen und minimaler Stromstärke in der Spannung so reguliert, daß der Patient den Stromfluß deutlich, aber nicht unangenehm verspürt. Tägliche Perioden von 20 minütiger Behandlung sind erforderlich, um die gewünschte Beeinflussung und den möglichen Erfolg zu erreichen. Eine zweiwöchige Behandlungsdauer ist im allgemeinen erforderlich, mitunter tritt der Erfolg schon nach einer Woche ein. Wenn exakt und konsequent vorgegangen wird, sind keinerlei Medikamente in der Behandlung zusätzlich erforderlich. Ein Beispiel einer solchen Lage der Elektroden geht aus Abb. 110 hervor. Mehr über diese Technik ist andernorts nachzulesen (Jenkner 20, 21).

Tabelle 12

Vergleich der Röntgenbilder nach unserer Behandlung mit den Veränderungen des Erstbildes, getrennt nach Streckhaltung, Knick und Subluxationsstellung. Verschlechterung, keine Veränderung, Verbesserung der Stellung

Funktionelle Röntgenveränderung	Schlechter	Unverändert	Gebessert	Summe	
Streckhaltung	5	289	481	775	35,0%
	,0,6%	37,3%	62,1%		
Knickbildung	1	79	715	795	36,0%
	0,01%	10,0	89,99%		
Subluxation	2	25	615	642	29,0%
	0,3%	3,9%	95,8%		
Summe	8	393	1811	2212	
	0,3%	17,8%	81,9%		

Elektrische Nervenblockaden sind immer dann indiziert, wenn dorsale Osteophyten als Ursache der Beschwerden nachgewiesen sind.

Ein Wort sei noch zu der „manuellen Diagnostik" gesagt, von welcher „Manualtherapeuten" behaupten, sich darnach orientieren zu können. Die Anatomie der Halswirbelsäule gestattet nicht, durch irgendwelche „Griffe" sich von jenen, zum Teil äußerst subtilen Veränderungen der Stellung und Lage der Wirbel zueinander ein konkretes Bild zu machen, wenn es schon durch Röntgenaufnahmen nicht immer leicht ist, eine klare Diagnose zu stellen. So kommt es auch, daß „Manualtherapeuten" die Existenz von Subluxationen leugnen, obwohl diese, wie gezeigt werden konnte (Abb. 30/31), eindeutig nachweisbar sind. Auch das Vorliegen von Blockwirbel kann nicht erkannt werden. Es ist also anzuraten, alle Versuche einer manuellen Diagnostik in den Bereich unseriösen Handelns zu verweisen und ausschließlich jenen „Heilkünstlern" zu überlassen, die in Österreich ihre Tätigkeit von Gesetzes wegen nicht ausüben dürfen, da sie keine Ärzte sind. Ärzte unterrichten sich über diese Fehlstellungen und deren Auswirkungen durch jene klassischen schulmedizinischen Untersuchungsmethoden, die sie gelernt oder über deren Wert sie informiert wurden und welche den Kern der diagnostischen Überlegungen dieser Präsentation bilden.

Bei manchen vegetativen Symptomen, ohne anatomisches Korrelat einer Fehlstellung, z. B. Hyperhidrosis, ist eine Stellatumblockade, die wir in der letzten Zeit immer elektrisch machen, gut wirksam. Der Wirkungsmechanismus einer Stellatumblockade (Jenkner 19) legt nahe, diese Therapie auch bei Migräne zu versuchen, da dies einen von Heyk (13) geforderten Mechanismus der Migränegenese umkehrt. Wir sahen hier bei einigen Fällen bessere Wirksamkeit als bei der auf der biochemischen Theorie bei Migräne (Sicuteri et al. 34; Barolin 4) basierenden medikamentösen Therapie. (Siehe Anhang II.)

An der **Fortsetzung der Krankengeschichten** der eingangs (S. 2–9) geschilderten Patienten wird der Erfolg dieser Art der Behandlung ersichtlich, und wir wollen die Berichte daher hier zu Ende führen.

Ad Fallbericht 1. Wir hatten den Eindruck, daß zusätzlich zu der ausgeprägten Streckhaltung ein kyphotischer Knick zwischen 5. und 6. Halswirbel sowie eine Engstellung des Intervertebralraumes C 6/7 festzustellen war. Dementsprechend begannen wir unsere Therapie: 3 chiropraktische Manipulationen, in wöchentlichen Abständen, sowie Anleitungen zu aktiven Bewegungsübungen durch die Patientin. Während die Patientin im Monatsdurchschnitt vor der Behandlungsübernahme durch uns etwa 20 Anfälle hatte, sank die Frequenz nach der dritten Manipulation auf 2–3 wöchentlich und das Kontrollbild der seitlichen Halswirbelsäule ließ keinen Knick mehr erkennen, eine beginnende Lordosierung war feststellbar. Die folgenden 2 Monate bestätigten die Abnahme der Anfallsfrequenz, dann allerdings trat während einer Autofahrt ein Rückfall ein und die alte Frequenz stellte sich wieder ein. Das einzige, was weiterhin erreicht blieb, war die Reduktion der Medikation auf ein gefäßaktives Mittel (Inositolnicotinat, theophyllinessigsaures Heptaminol und Bamethansulfat) und Ergotamintartrat, Cyclincin-HCl und Coffein (als Mittel zur Anfallskupierung). Alle übrigen Medikamente waren abgesetzt worden und eine Anfallsfrequenzsteigerung war nicht eingetreten. Nunmehr hatte die Patientin offensichtlich Vertrauen gewonnen und berichtete über ihre anderen Beschwerden: abdominelle Anfälle, gekoppelt oft mit Kopfschmerz, Stuhlunregelmäßigkeiten und das Problem der Gewichtszunahme, möglicherweise mit Einnahme von Ergotamintartrat, Cyclincin-HCl und Coffein gekoppelt. Es wurde nun versucht, den Lebensrhythmus der Patientin grundlegend zu ändern. Während sie von einer Diät zur nächsten (einmal wegen Gewichtsabnahme, dann wieder wegen abdomineller Beschwerden) lebte, wurde strikte verlangt, eine normale Kost mit gemischter Zusammensetzung zu sich zu nehmen. Als einzige Maßnahme war ein Einschränken der Kohlehydratzufuhr erlaubt. Dadurch war es gelungen, einen Teil der Aufmerksamkeit auf sich selbst zu beseitigen. Da auf Grund des primären Röntgenbefundes der Verdacht bestand, daß es sich bei den Anfällen um solche von Sympathicusübererregung im Vertebralisgebiet handeln müsse, wurde ein Rheoencephalogramm mit Funktionstests durchgeführt, das diese Auffassung bestätigte. Daher wurde eine serienmäßige elektrische Stellatumblockade (zehnmal) täglich durchgeführt. Zur aktiven Gefäßgymnastik wurde der Patientin, welche bis dahin keine Sauna besucht hatte, geraten, doch dies einmal zu versuchen, und ihr die entsprechenden Anleitungen gegeben. Während der Serie von Stellatumblockaden war eine leichte Reduktion der Anfallshäufigkeit beobachtet worden, die aber nach der Beendigung der Serie nicht anhielt. Ein Versuch, das Ergotamintartrat, Cyclicin-HCl und Coffein durch Bellergal zu ersetzen, schlug fehl. Nun wurde ein leichtes Sympathicolyticum verordnet, um zu sehen, ob nicht dadurch eine Senkung der Anfallsfrequenz erreicht werden könnte. Es wurde bemerkt, daß sich tatsächlich eine Senkung unter die Hälfte der gewohnten Frequenz erreichen ließ. Nachdem zur Anfallskupierung nur Ergotamintartrat, Cyclicin-HCl und Coffein genommen wurde und kein anderes echt anfallshemmendes Medikament genommen wurde, konnte der Verbrauch an diesem Medikament als Äquivalent der Anfallshäufigkeit gewertet werden. Der Verbrauch dieses Mittels war nun von dem Mann der Patientin über längere Zeit festgehalten worden und konnte daher in Form von Monatsziffern durch einen Index begutachtet werden. Diese Zahlen sind in Tabelle 13 wiedergegeben. Darnach schien es, als ob zwei Maßnahmen die erfolgreichsten in der Anfallsfrequenzsenkung wären: die elektrische Stellatumblockade und das Sympathicolyticum. Es wurde daher der Versuch gemacht, diese beiden zu kombinieren. In der Zwischenzeit hatte außerdem die Kontrolle des EEG-Befundes ergeben, daß eine deutliche Normalisierung eingetreten war: es bestand nur mehr eine leichte Abnormität mit gelegentlich rechts temporal eingestreuten Thetawellen und keinen spitzen Potentialen mehr. Durch diesen Befund und das normale Röntgenbild ermutigt, haben wir trotz der langen (aber im Vergleich zur vorausgehenden Dauer immer noch recht kurzen) Behandlungsdauer die kombinierte Behandlung über drei Monate fortgesetzt und dabei nur Inositolnicotinat, theophyllinessigsaures Heptaminol und Bamethansulfat als alleinige Medikation belassen, sowie die Möglichkeit offengelassen, schwere Anfälle durch Ergotamintartrat, Cyclicin-HCl und Coffein zu kupieren. Das Ergebnis dieser Behandlung läßt sich kurz wie folgt zusammenfassen: Unter täglicher elektrischer Stellatumblockade und Medikation mit einem leichten Sympathicolyticum lassen sich bei gleichzeitiger „Gefäßgymnastik" die Anfälle auf ein Minimum reduzieren. Schon das Weglassen des Gefäßtrainings (wie es nach einem Bruch mit Unterschenkelgipsverband notgedrungen der Fall war) führt zu einem leichten Anstieg der Anfallsfrequenz. Unter Einhaltung dieses Regimes kann die Elektrobehandlung auf jene Zeiten reduziert werden, welche besonderen Streß bedeuten, wie z. B. prämenstruell, ohne die Anfallsfrequenz stärker anzuheben. Auch bei zu erwartendem psychischen Streß macht die Patientin prophylaktische tägliche Elektrobehandlungen. Seit einigen Monaten wird dies genau kontrolliert und dabei eine Frequenz leichter Anfälle von etwa 2–4 pro Monat gesehen. Damit ist die Patientin eigentlich zufrieden. Wir würden auch diese Anfälle noch gerne wegbringen, müssen allerdings bekennen, daß wir vorerst noch keinen Weg dazu wissen. Nachdem von Migränepatienten gesagt wird, daß sie verhinderte Perfektionisten seien, d. h. also daß sie Perfektionisten sein wollen, es aber gerade doch in manchem (oder vielen) nicht sind, scheint die Anfallshäufigkeit an den Grad der Selbstbeobachtung gebunden zu sein. Daher haben wir versucht, Selbstbeobachtungs- und Perfektionistentendenzen in unseren Migränepatienten durch verschiedenen Maßnahmen abzuschwächen oder auszuschalten. Wir glauben dadurch doch auch eine gewisse Reduktion der Anfallshäufigkeit (besonders bei leichten Anfällen) erzielt zu haben. Bei dieser Patientin haben wir daher den Rat gegeben, alle Kontrollbeobachtungen einzustellen und haben vorerst den Eindruck, daß der Tablettenkonsum und die Anfallshäufigkeit weiterhin zurückgehen.

Tabelle 13

Monatlicher Tablettenverbrauch an Ergotamintartrat, Cyclicin-HCl, Coffein der Pat. K. M.

Jahr	Monate:												∅
	I	II	III	IV	V	VI	VII	VIII	IX	X	XI	XII	
1975	15	19	25	16	33	19	24	23	27	31	23	31	23,8
1976	29	11	24	18	20	19	36	16	18	13	20	30	21,1
1977	31	23	36	29	12	11	13	26	31	16	11	21	21,6
1978	14	8	10	11	.	.	.	.	.	.	.	.	10,8
1979	.	.	.	.	.	.	.	.	.	.	.	.	
1980	.	.	.	.	.	.	.	.	.	.	.	.	
1981	9	13	12	10									11,0

Ad. Fallbericht 2. Unsere Befragung ergab: Hinterhauptkopfschmerz bis Schläfe, Gesicht (Stirne) und Oberkiefer. Manchmal bis oft auftretend, meist im Liegen, mit mäßiger Stärke. Keine Migräne, kein Schwindel. Es bestehen Herzbeschwerden, meist als Herzklopfen, und stärkere Hyperhidrosis am Oberkörper. Unsere Therapie bestand in 3 chiropraktischen Manipulationen der Halswirbelsäule entsprechend der Röntgenveränderung, sowie Anleitung zu aktiven Bewegungsübungen und langsames Absetzen der Antiepileptika und Ersetzen durch Inositolnicotinat, theophyllinessigsaures Heptaminol und Bamethansulfat in niedriger Dosierung. Verbot gewisser Bewegungen. Nach 3 Wochen ergab die Röntgenkontrolle beginnende Lordosierung. Innerhalb der folgenden 7 Wochen nehmen die Beschwerden kontinuierlich ab, so daß 2½ Monate nach Beginn unserer Therapie keinerlei Kopfschmerz mehr besteht, kein Schwitzen bemerkt wird und nur noch selten fallweise Herzklopfen registriert wird. Die Medikation ist auf nur mehr 1 Dragee Inositolnicotinat, theophyllinessigsaures Heptaminol und Bamethansulfat täglich reduziert worden und wird so noch 4 Wochen fortgesetzt. Nun wird auch das Verbot gewisser Bewegungen aufgehoben und das Mädchen führt wieder ein normales Leben, seinem Alter gemäß, mit allen Sportarten, die gerne ausgeführt worden wären, wie Tennis und Reiten, die aber wegen Kopfschmerzen allzuoft unterbrochen werden mußten. Die Kontrolle des Befindens 6 Monate nach Behandlungsübernahme ergab Beschwerdefreiheit.

Ad Fallbericht 3. Die Beschwerden waren damals laut Angabe der Patientin definiert als Schmerzen im Hals und Nacken, Schultergelenk und Oberarm außen. Es bestand keine Migräne, doch starker Schwindel (ohne genauere Angabe, daher wahrscheinlich Schwankschwindel). Die starken Beschwerden verstärkten sich im Liegen und bei Ruhe. Es bestanden außerdem kalte Hände sowie Ohrenbeschwerden (nicht genauer definiert). Wegen dieser Beschwerden wurde eine Röntgenaufnahme der Halswirbelsäule durchgeführt (20. Oktober 1977). Es ergab sich dabei eine Streckhaltung, ein kyphotischer Knick bei C 5/6 und eine Engstellung des Intervertebralraums C 5/6, sowie eine Subluxation bei C 3/4. Drei chiropraktische Manipulationen und aktive Bewegungsübungen nach Anleitung wurden durchgeführt, dann wurde am 11. November 1977 bei subjektiv wesentlich gebessertem Befinden der Patientin eine Kontrolle der

seitlichen Halswirbelsäulen-Röntgenaufnahme durchgeführt, welche wieder eine schöne Lordosierung der Halswirbelsäule ergab. Spondylose und Osteochondrose naturgemäß unverändert. Im Jahre 1976 war schon ein EEG gemacht worden, welches im Rahmen der Altersnorm befundet wurde; Zeichen wie bei geringer cerebrovasculärer Labilität waren vorhanden (laut Befund: Alpha-Beta-Varianten, kein Herd). Gegen das aus dem Jahre 1964 stammende frühere EEG keine wesentliche Änderung. – Sodann kam die Patientin nicht wieder, bis wir sie am 10. Januar 1978 zur neuerlichen Begutachtung zugewiesen erhielten. Was hatte sich abgespielt? Die Patientin wird zu einigen Ärzten vorgeladen, die ihr mitteilen, daß sie nicht mehr gesund werden könne. Es würde Jahre dauern, bis ihr Zustand auch nur leicht besser würde. Daraufhin war sie 4 Wochen stationär in einem Spital, wo sie wie folgt behandelt wurde (wörtliches Zitat aus dem Entlassungsbericht): Neuraltherapie, Manipulation, Akupunktur, Heilgymnastik, Musiktherapie, Segmentmassage, Galvanisation, Unterwassertherapie. Flupentixol mit Melitracen-HCl 1/1/0, Amitriptylin mit Chlordiazepoxid 0/0/1 als Medikation. Zusätzlich (Angabe der Patientin) Infiltrationen und Infusionen. Eine Besserung trat dadurch nicht ein, trotzdem gab die Patientin auf Befragen im Spital an, daß sie gebessert sei, da es gerade zwei Tage vor Weihnachten war, sie ihre Enkelkinder zum Fest sehen wollte und dies bei fehlender Besserung nicht möglich gewesen wäre, da sie dann nicht entlassen worden wäre. Nach den Feiertagen kam die Patientin wieder auf Anraten eines ihrer Ärzte an unsere Schmerzambulanz.
Wir beurteilten die Situation wie folgt: Durch den Unfall ist eine Fehlstellung der Halswirbelsäule (neben der Commotio) eingetreten, die von niemandem beachtet wurde. Daher war die primäre Behandlung auch nicht suffizient. Durch die unglückliche, aber unserer Erfahrung nach nicht seltene Fragestellung eines begutachtenden Neurologen trat eine Fixation der nicht entsprechend behandelten Beschwerden ein. Diese Auffassung wurde uns durch einen unbeteiligten Neurologen bestätigt. Es ist alltäglich, daß uns neben einer organischen Normalisierung der Stellung der Halswirbelsäule auch eine Besserung des somatischen und auch psychischen Zustandes der Patientin gelang. Diese wurde durch recht gut gemeinte, aber völlig daneben gehende Feststellungen einiger Ärzte und durch die Polypragmasie der völlig ziellosen Behandlung in einem Spital wieder zunichte gemacht. Hierbei verwundert die Reihenfolge der angegebenen Behandlung: Neuraltherapie vor Galvanisation; Akupunktur vor Unterwassertherapie und ähnliches, insbesondere wenn berücksichtigt wird, daß hier Ärzte, die ihr Diplom an einer Universität erlangt haben, am Werke waren, die aber offensichtlich ihre schulmedizinischen Kenntnisse aus Anatomie, Physiologie und Pathologie sowie den klinischen Fächern, die sie während 6 Jahren Studium erworben haben, weit hinter jene Dinge stellten, die sie in Schnellsiederkursen zur Neuraltherapie, Manualtherapie und Akupunktur (womöglich von Nicht-Ärzten) „erlernt" haben. Daher verwundert die Erfolglosigkeit der „Bemühungen" ganz und gar nicht. Kommentarlos wollen wir feststellen, daß diesen Kollegen offensichtlich der leider negative Einfluß ihrer Behandlungsmaßnahmen nicht bekannt ist.
Wir haben nunmehr mit schulmedizinischen Methoden begonnen, die Behandlung wieder aufzunehmen. Vorerst wurde neben einer kleinen Psychotherapie eine kurmäßige Infusionsbehandlung* durchgeführt. Dadurch war der psychische Zustand der Patientin bereits nach einigen Tagen und insbesondere einer Woche deutlich besser. Die Kontrolle der Röntgenaufnahme der Halswirbelsäule ergab nunmehr: Es war zu einer deutlichen Verschlechterung der Stellung der Halswirbelsäule der Patientin gekommen. Der ursprünglich vorhandene Knick war stärker denn je vorhanden, die Streckstellung wieder vollkommen und die einmal erreichte Besserung wieder ganz zunichte. Ob daran der „Krankenhausaufenthalt" beteiligt war, läßt sich retrospektiv nicht feststellen. Die Wahrscheinlichkeit, daß unsachgemäße Massagen daran beteiligt waren, ist

---

* Wir verabreichten täglich in einem absolut ruhigen, durch Vorhänge in Einzelkabinen getrennten Raum: niedrigmolekulares Dextra, 250 ml, mit Zusatz von Vit. B_1, B_6 und B_{12} (6 ml (= 1 Amp)), Cocarboxylase 100 mg (= 2 Amp), Thioctsäure 50 mg (= 1 Amp) und eiweiß- und pyrogenfreien Blutextrakt sowie Mepivacain 10 ml (als 1% Lösung, 6–8 mg/kp Körpergewicht/Stunde).

nach unserer Auffassung sicher größer, als daß dies durch psychische Einflüsse entstanden sein könnte. Letzteres haben wir nie beobachtet. Wir haben daher eine neuerliche Serie von chiropraktischen Manipulationen, verbunden mit täglichen Bewegungsübungen, begonnen. Der Verlauf war im weiteren folgender: das nach der dritten chiropraktischen Manipulation durchgeführte Kontrollröntgen ergab neuerlich eine fast völlig wiederhergestellte Lordose der Halswirbelsäule; die Beschwerden nahmen, bis auf eine verbleibende psychische Verstimmung, vollständig ab, die Beweglichkeit der Schultern wurde wieder normal und die Patientin äußerte selbst, wieder arbeiten zu wollen. Sie ist heute wieder als Sachbearbeiterin in jener Firma voll tätig, in der sie vor ihrem Unfall arbeitete, und füllt die Position zur vollen Zufriedenheit ihres Arbeitgebers und in Harmonie mit ihren Arbeitskollegen aus. Auch die psychische Verstimmung zeigt langsame Zeichen von Rückbildung, wird jedoch sicher noch einige Monate bis zur Normalisierung benötigen. Als einzige Medikation nimmt die Patientin abends 10 mg Amitriptylin täglich.

Ad Fallbericht 4. Mit dem Bericht kam der Patient in unsere Behandlung. Es bestand zu diesem Zeitpunkt leichte bis mäßige Schmerzen am Hinterkopf, dem Hals-Nackenbereich, in der Gegend des Schulterblattes, der Schulter und des lateralen Oberarmaspektes, welche langsam begonnen hatten, im Liegen (= Ruhe) am unangenehmsten' sind und sich bis zum Mittelfinger erstrecken; manchmal ziehen die Schmerzen vom Occiput bis zur Stirne. Gleichzeitig bestehen: Schwankschwindel, Herzbeschwerden, Schwitzen am Oberkörper, Ohrensausen, Augenbeschwerden, Brustbeklemmungen, sowie mitunter ein Gefühl von eingeschlafenen Fingern und Händen. Auch jetzt bestehen Schlafstörungen, Antriebsarmut besonders am Morgen sowie Stimmungsschwankungen, die sich gegen den Nachmittag aufhellen. Nach Angaben des Patienten bestanden alle diese Beschwerden bereits seit dem ersten „Zusammenfallen", obwohl sie in keiner Aufzeichnung erwähnt waren. Eine Ursache für diese Beschwerden kann der Patient nicht angeben. Wir interpretierten als Ursache dieser Symptomatik den Sturz. Dadurch könnte leicht jene Veränderung der Halswirbelsäule entstanden sein, die das Röntgenbild zeigt. Dementsprechend haben wir in wöchentlichen Abständen eine chiropraktische Manipulation durchgeführt und Anleitungen zu aktiver Bewegungsübung gegeben. Wir haben ein durchblutungsförderndes Medikament (Inositolnikotinat, theophyllinessigsaures Heptamizol und Bamethansulfat) verordnet, angeraten, die Dosis des Amitriptylins auf 1 × 25 mg abends (statt 4 × 25 mg) abzusenken und das Dihydroergotaminmethansulfonat abzusetzen. 3 Wochen nach Behandlungsbeginn war röntgenologisch eine normale Lordosierung der Halswirbelsäule erreicht, während ein vorgewiesenes Röntgenbild (1 Jahr alt) eine ausgeprägte Streckhaltung, einen kyphotischen Knick im Segment C 3/4 leicht und 4/5 deutlicher zeigte, der Intervertebralraum bei C 6/7 sehr deutlich, bei C 5/6 geringgradig enggestellt war, somit also im wesentlichen funktionelle Veränderungen bestanden. Nach dieser Zeit der Behandlung bestand kein Knick mehr in der Halswirbelsäule. Naturgemäß blieben die engen Intervertebralräume eng. Die übrige Medikation mit Psychopharmaka wurde wie folgt herabgesetzt: Oxacepam 15 mg 1/0/0; Levomepromazin 1 Tbl 0/0/1 und Amitriptylin 25 mg 0/0/1. Dazu Inositolinikotinat, theophyllinessigsaures Heptaminol und Bamethansulfat 1/1/2. Wir haben daher die Verabreichung von Psychopharmaka von 16 Tabletten täglich auf 4 (also ein Viertel) reduziert und die Medikation mit durchblutungsfördernden Mitteln von 3 × 10 gtt auf 4 × 1 Dragee umgestellt und dabei wesentlich wirksamer gestaltet. Durch unsere therapeutischen Maßnahmen konnten wir Schwindel, Schwitzen, Herzbeschwerden, Schulter-, Oberarm- und Handschmerzen sowie Ohrensausen, Sehstörungen und Brustbeklemmungen innerhalb von 3 Wochen völlig beseitigen. Die Kopfschmerzen, Hals-Nackenschmerzen und Schulterblattschmerzen wurden in der Intensität und Häufigkeit wesentlich herabgesetzt und die Schlaflosigkeit fast beseitigt. Angstgefühl und Antriebsarmut am Morgen bestehen weiterhin, wenngleich in leicht vermindertem und deutlich verkürztem, d. i. nur auf die beiden ersten Morgenstunden beschränktem Ausmaß.
Ein Rückblick zu diesem Zeitpunkt schien uns zu zeigen, daß die Einschätzung der vom Patienten genannten Beschwerden sowohl an der neurologischen Abteilung als

auch der psychiatrischen Klinik nicht entsprechend gewesen war. Auch die Beurteilung der Arbeitsfähigkeit des Patienten wurde im Entlassungsschreiben der Klinik überaus inadäquat eingeschätzt: einem mit 16 Tabletten und 3 ×10 gtt an Medikamenten täglich „versorgten" Patienten wird gerade noch eine Woche Krankenstand zugemutet, dann solle er arbeiten gehen. Natürlich könnte dies ein Teil des „Therapieplans" gewesen sein. Uns schien dies eher verwunderlich. Denn die wesentlichen, organisch bedingten Beschwerden des Patienten waren überhaupt nicht beachtet worden. Das Vorliegen eines Röntgenbildes war nicht einmal erwähnt worden, geschweige denn der Befund angegeben. Hier war durch unsere Beurteilung der organischen Fraktoren eine sehr wesentliche Besserung in den bedeutendsten Beschwerden eingetreten und eine beträchtliche Besserung des psychischen Status erreicht worden, trotz Herabsetzung der Psychopharmakamedikation. Durch diesen Anfangserfolg ermutigt, haben wir unsere Therapie fortgesetzt. Zur völligen Normalisierung des organischen Befundes an der Halswirbelsäule waren nunmehr keine chiropraktischen Manipulationen erforderlich, doch hielten wir es für angezeigt, die aktiven Bewegungsübungen täglich fortsetzen zu lassen. Die Dosis der Psychopharmaka wurde langsam innerhalb eines Monates herabgesetzt und nach weiteren 4 Wochen auf morgens 15 mg Oxacepam und abends 10 mg Amitriptylin eingestellt, wobei der psychische Zustand sich weiter besserte. Die Medikation mit Inositolnikotinat, theophyllinessigsaurem Heptaminol und Bamethansulfat wurde mit 1/1/2 beibehalten. Zu diesem Zeitpunkt waren die erwähnten organischen Beschwerden völlig geschwunden und auch von den psychischen waren nur noch ein gewisses Angstgefühl und eine Antriebshemmung am Morgen verblieben.

Ad Fallbericht 5. Bei uns war die 1,55 m große und derzeit 53 kg schwere Patientin laufend und bis zum Tag der ersten Untersuchung mit folgenden Medikamenten versorgt erschienen: Amitriptylin und Chlordiazepoxid (1/–/2), Dihydroergotaminmethansulfonat (1/1/–), Etiferin und Roßkastanien (1/–/–), Propyphenazon, Allobarbital, Droferin und Codeinphosphat i. B. 2.
Sie hatte folgende Beschwerden: Ein meist plötzlich auftretendes Schmerzgefühl im Hinterhaupt, Nacken, Schulterblatt, bis in den Arm (Mittelfinger) ausstrahlend, meist im Liegen oder in Ruhe am stärksten, ziemlich oft auftretend, verbunden mit Herzbeschwerden, Ohrensausen, Schwindelzuständen und kalten Händen, sowie besonders nächtlich auftretendem bamstigen, wie einschlafenden Gefühl in beiden Händen. Der Hinterhauptkopfschmerz strahlte mit unter in die Stirne aus.
Als Leitsymptom war eindeutig Kopfschmerz feststellbar.
Die Untersuchung ergab keine neurologischen Ausfallserscheinungen.
Die Röntgenuntersuchung der Halswirbelsäule zeigte: eine pathologische Streckhaltung, einen kyphotischen Knick bei C 5/6, Subluxation C 6/7, Entstellung der Intervertebralräume C 7/D 1, C 5/6 und C 6/7 dem Grade nach in abfallender Reihenfolge genannt, mit Zeichen von Spondylarthrose und Osteochondrose.
Labor: Harnsäure 4,3 mg%, BSG 16/42 mm n. W., sonst o. B.
Im Rheoencephalogramm besteht eine allgemeine Hyposphygmie mit Zeichen von Insuffizienz der rechten Art. carotis und vertebralis.
Therapie: Wegen dieses Beschwerdenkataloges und Untersuchungsergebnisses wurde eine dreimalige chiropraktische Manipulation begonnen, 1 × wöchentlich, die Patientin wurde angehalten, aktive Bewegungsübungen regelmäßig täglich morgens und abends zu machen und die Medikation umgestellt auf die folgende: Amitriptylin und Chlordiazepoxid 1/–/2, Dihydroergocornin-, -criptin- und -Kryptinmethansulfonat 1/–/1; nach der ersten Woche und der zweiten Manualtherapie wurde das Amitriptylin und Chlordiazepoxid versuchsweise auf abends nur noch 1 reduziert.
Nach einer Woche unserer Behandlung waren nämlich die meisten Beschwerden beträchtlich geringer geworden, bis auf den Schwindel. Es bestanden keine kalten Hände mehr und nur noch sehr selten Herzbeschwerden.
Da diese – nur noch leichten – Beschwerden Anfallscharakter aufweisen, der dem Typus von Sympathicusübererregung entspricht, wird einen Monat später eine Serie elektrischer Stellatumblockaden (täglich) begonnen. Diese führte nach einem Monat zu völliger Beschwerdefreiheit.

Aus diesen Ergebnissen und den persönlichen Bemerkungen der im allgemeinen überaus dankbaren Patienten ersehen wir eine Bestätigung unserer (siehe oben) geschilderten Auffassung über Genese der Beschwerden und die Naturgeschichte des Cervicalsyndroms. Eine weitere Bestätigung unserer Behandlungsmethode ersehen wir aus den Kontrollen der EEG-Befunde jener Patienten, die mit einem EEG-Vorbefund zu uns gekommen waren. Der pathologische EEG-Vorbefund ergab sich nach auswärts durchgeführter verschiedenartigster Therapie und ist bis zu 4 mal wiederholt worden. Erstmals etwa 3 Monate nach Ende unserer Behandlung war ohne jegliche weitere Maßnahmen des EEG wesentlich gebessert. Eine Übersicht über diese wenigen unserer Patienten, welche solche Vorbefunde mitgebracht hatten, gibt Tab. 9. Da dies gerade bei Patienten beobachtet wurde, die jahrelang vorbehandelt wurden, sehen wir darin eine besonders eindrucksvolle Beobachtung.

Die Kontrollen der rheoencephalographischen Befunde bei Patienten mit vegetativ-vaskulärer Symptomatologie sind sodann in Tab. 8 zusammengestellt. Im Anhang ist auch eine Zusammenstellung jener Medikamente (II) gegeben, über welche vor der Vorsprache unserer Patienten in unserer Ambulanz berichtet wurde.

Alle diese Kontrollen erlauben es uns, bei Fehlstellungen folgende **prognostische Aussagen** zu machen. Bei guter Lordosierung der Halswirbelsäule und klinischer Beschwerdefreiheit ist die Sache leicht: ein Dauererfolg wird sicher sein. Spricht bei gleichem röntgenologischem Resultat die Klinik für Restsymptome, kann die Prognose so gestellt werden, daß diese Beschwerden ebenso verschwinden werden; dann verordnen wir allerdings als unterstützende Therapie eine Vitaminkombination (B; z. B. Neurotrat), um die Wiederherstellung der in Mitleidenschaft gezogenen Nerven zu beschleunigen.

Bei klinischer Beschwerdefreiheit nach der Therapie, doch ungenügender Lordosierung der Halswirbelsäule in der Röntgenkontrolle müssen wir uns bemühen, die Lordosierung trotzdem noch zu verbessern* und festzustellen, warum diese noch nicht erreicht wurde. Hier spielt nach unserer Erfahrung eine rheumatische Genese oder Hyperuricaemie sehr oft eine große Rolle. Entsprechende Therapie muß je nach den Ursachen sodann umgehend eingeleitet werden.

Sollte die Lordosierung trotzdem nicht erreicht werden, ist auch bei Beschwerdefreiheit ein Rückfall jederzeit möglich.

Bei den meisten unserer Patienten konnten wir echte Dauerresultate erzielen. Versager sahen wir nur bei zusätzlichen anderen (außer mechanischen) Krankheitsursachen. Rezidive beobachteten wir eigentlich nur bei neuerlichem Trauma.

Komplikationen ernsterer Art wurden weder bei Manipulationen noch bei Elektroblokkaden beobachtet. Bei Manipulationen ist dies selten berichtet worden, jedoch nur, wenn der manipulierende Nichtarzt (z. B. Chiropraktiker, auch wenn diese diplomiert sind!) war. Diesem Personenkreis sprechen wir die Berechtigung zu dieser Therapie ab, da sie keine in ärztlichem Sinne korrekte Diagnose zu stellen in der Lage sind. Wenn die vorerwähnten Kontraindikationen zur Manualtherapie beachtet werden, können zwar gelegentlich (d. h. unserer Erfahrung nach nur unter 3%) leichte Schwindelzustände passagerer Art auftreten. Dies ist aber nur Schwankschwindel, nie Drehschwindel. Auch sahen wir diese Zustände ausschließlich nach der ersten Manipulation und sie waren immer auf unter 2 Stunden Dauer begrenzt. Demgegenüber ist die Zahl der Patienten, welche bestehende Schwindelzustände durch die erste Manipulation bereits verlieren, doch sehr groß (bei uns 66%) und nach der dritten Manipulation bestand in keinem Fall mehr Vertigo. – Bei der elektrischen Nervenblockade haben wir Nebenwirkungen, welcher Art auch immer, nie gesehen. Voraussetzung ist aber die Beachtung der von uns erarbeiteten Kriterien der Stromart und Anwendung (20). Hat ein so zu behandelnder Patient Schwindel als Symptom gehabt, so verschwindet diese Vertigo im allgemeinen nach der 5. bis 10. Behandlung; nur sehr selten werden mehr Behandlungen benötigt.

---

* Z. B. lassen wir diese Patienten die Übungen noch 2–3 Wochen fortsetzen.

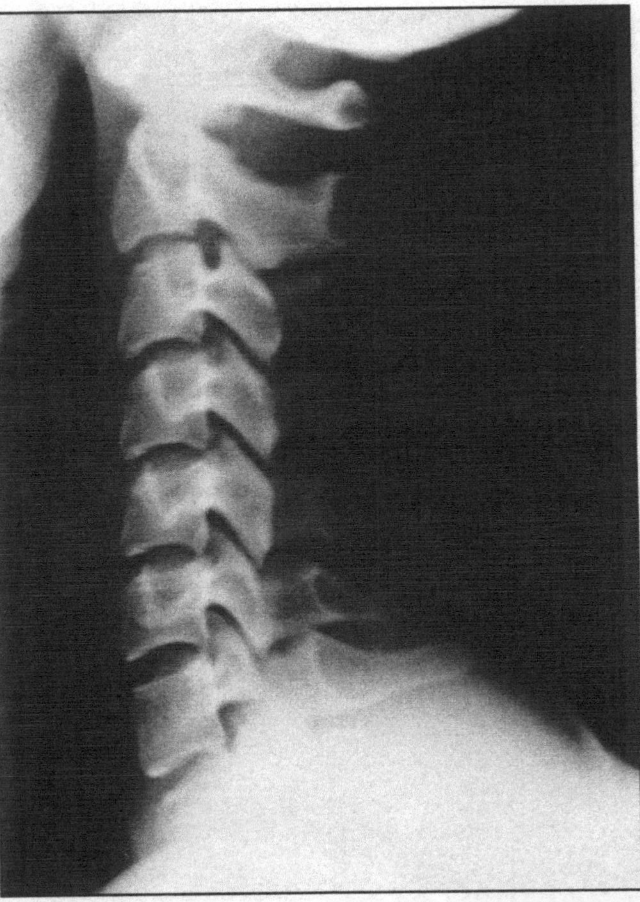

Abb. 1

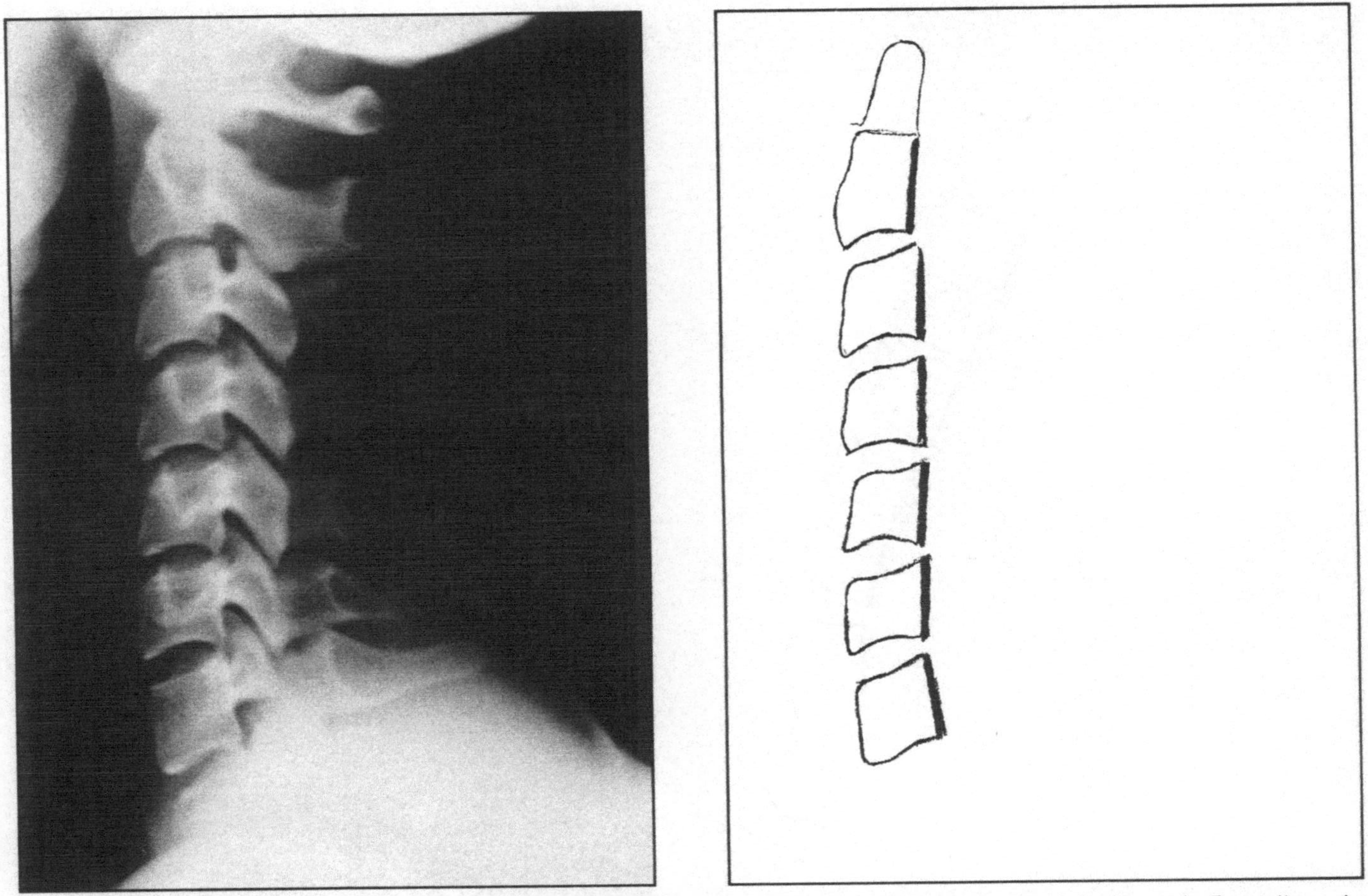

Abb. 1: Röntgenbild der Patientin aus Fallbericht 2. Gestreckte Fehlhaltung und Knick (kyphotisch) bei C 4/5, sowie Engstellung des Intervertebralraums C 5/6. Aufnahme in seitlichem Strahlengang

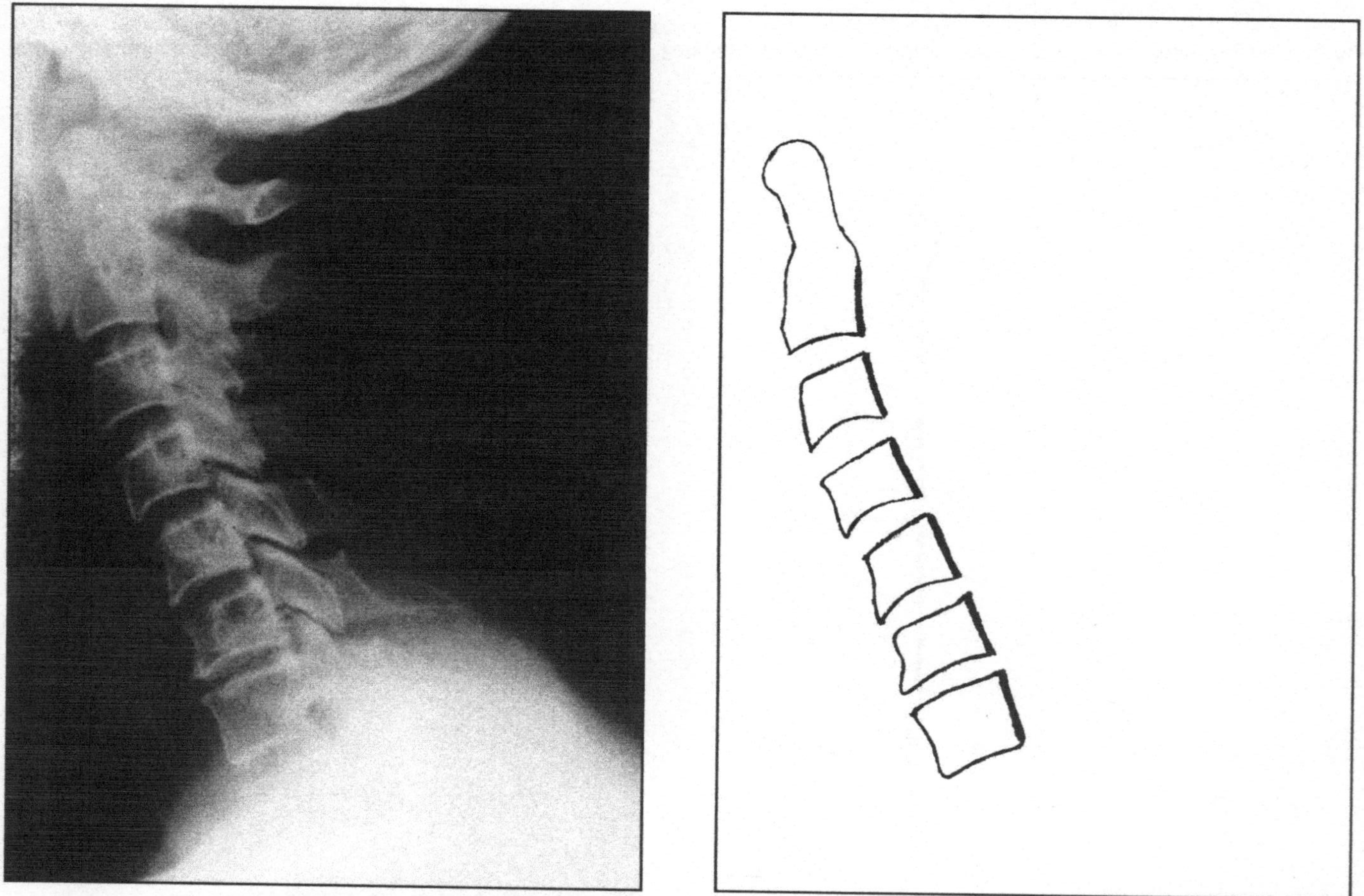

Abb. 2: Röntgenbild der Patientin aus Fallbericht 5. Das Bild in seitlichem Strahlengang läßt eine pathologische Streckhaltung erkennen mit kyphotischem Knick im Segment C 4/5, Subluxation bei C 6/7 und Engstellung der Segmente C 7/D 1, C 6/7 und C 5/6, dem Grade nach in abfallender Reihenfolge genannt; auch bestehen Zeichen von Spondylarthrose und Osteochondrose

Abb. 2

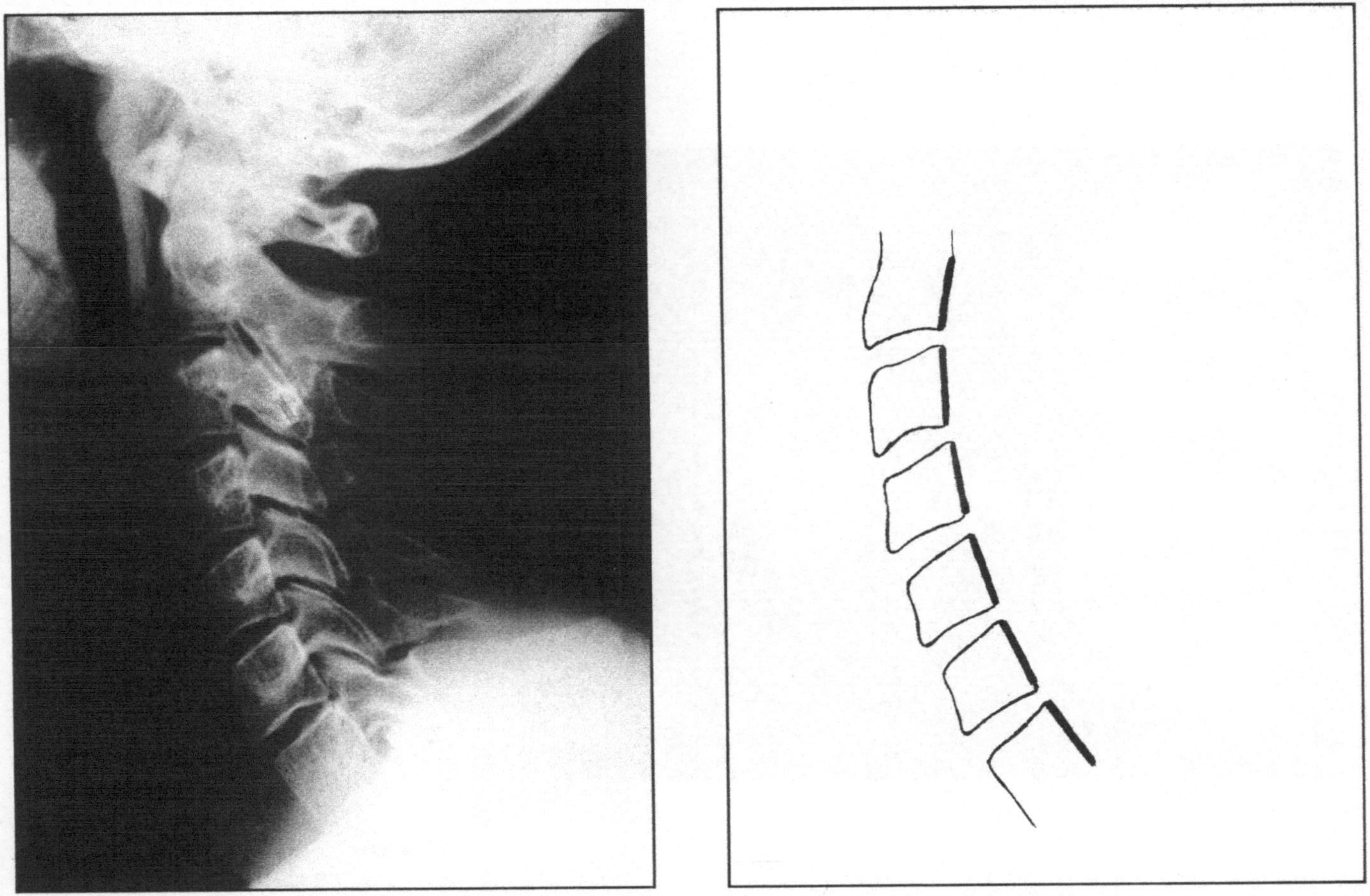

Abb. 3: Röntgenaufnahmen einer Halswirbelsäule in normaler Stellung und Lordose. Seitlicher Strahlengang

Abb. 3

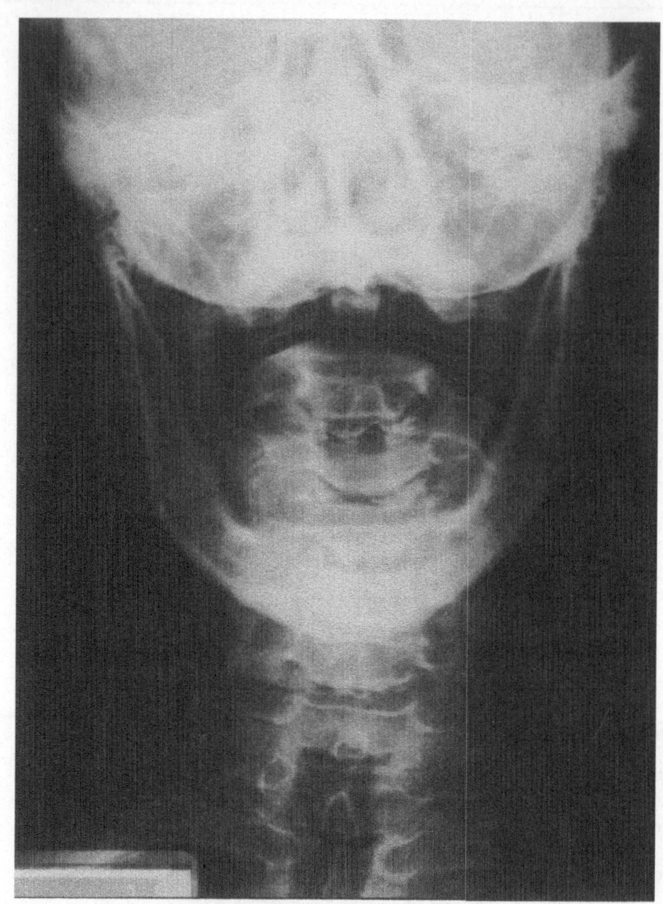

Abb. 4: Wie Abb. 3, jedoch a.-p. Aufnahme

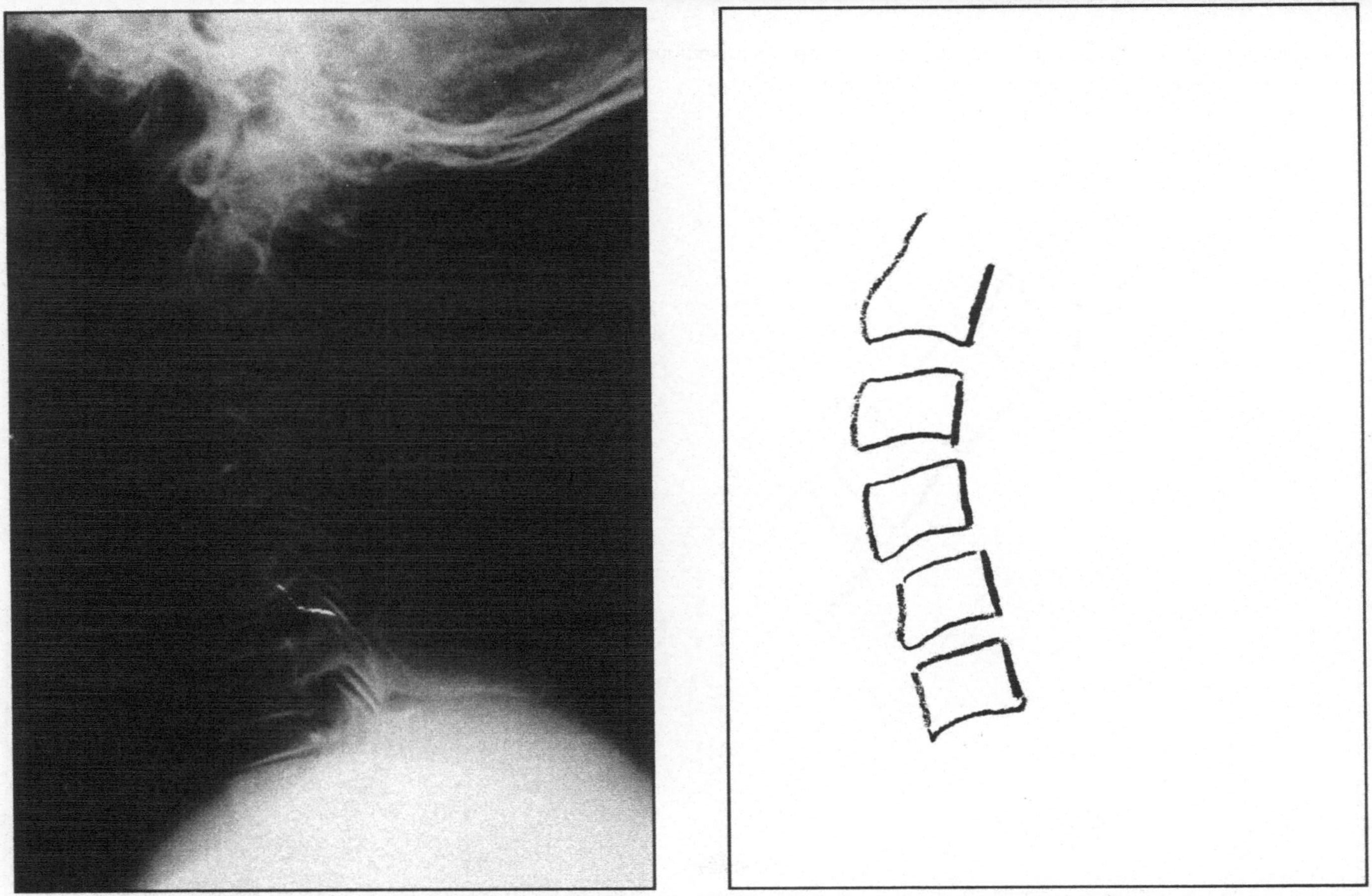

Abb. 5: Halswirbelsäulenaufnahme in normaler Mittelstellung. Teil einer Serie von Funktionsaufnahmen nach Sandberg: hier keine normale Lordose, sondern gewisse Streckfehlhaltung im unteren Teil mit minimaler Verschiebung des 4. über dem 5. Halswirbelkörper nach vorne (Subluxation C 4/5), welche sich in der Anteflexionsaufnahme (nächstes Bild) verstärkt

Abb. 5

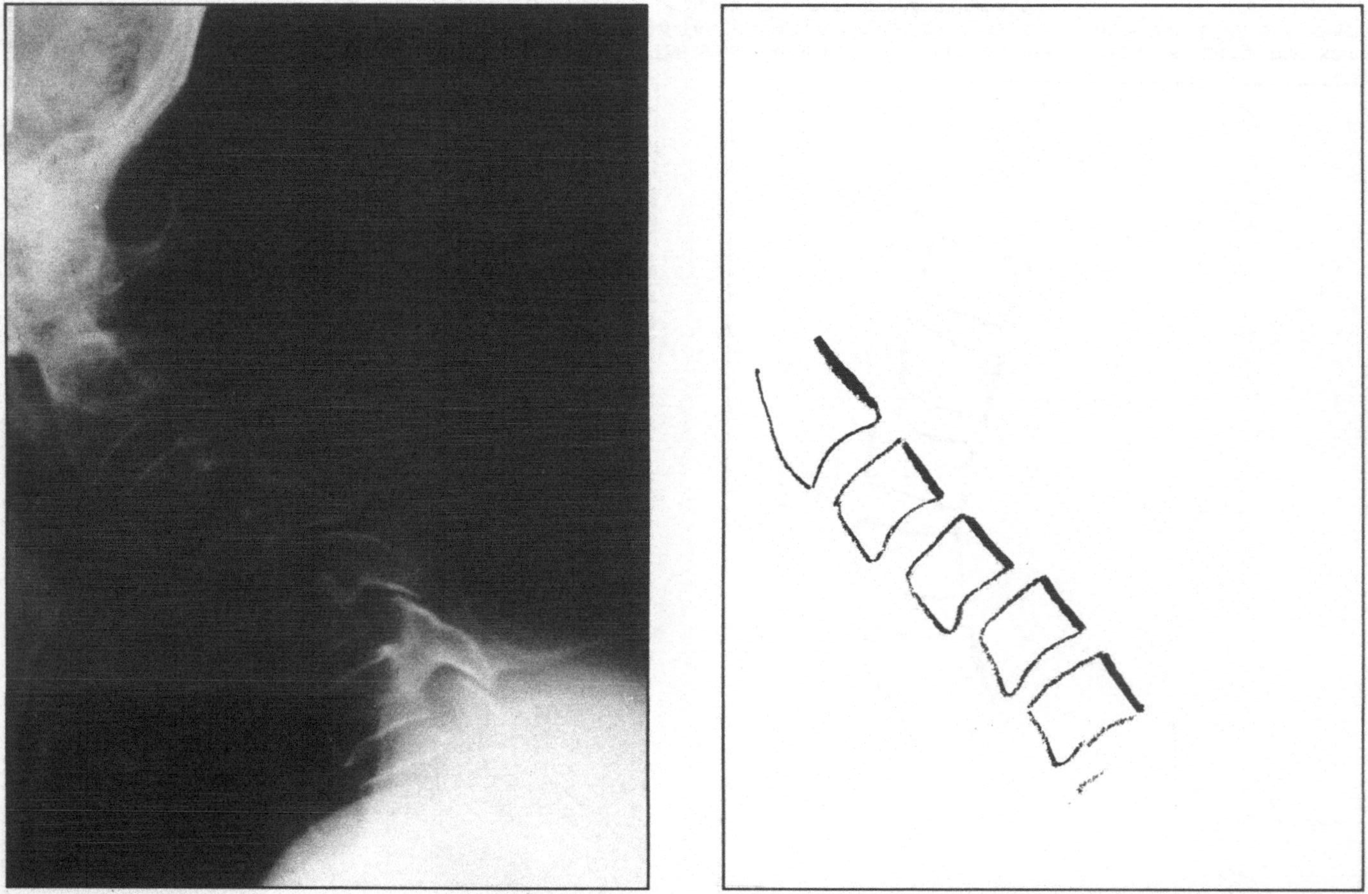

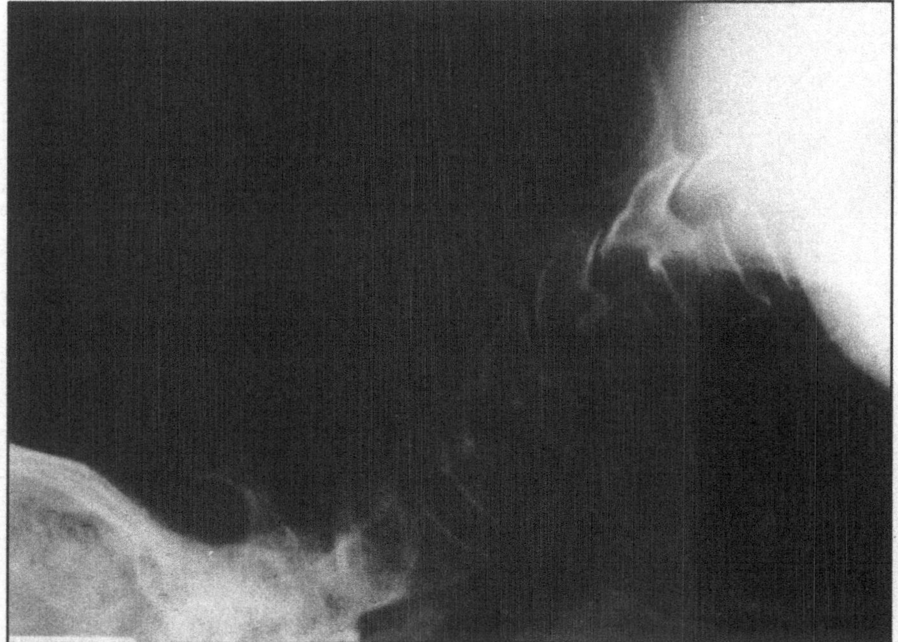

Abb. 6: Halswirbelsäulenaufnahme in seitlichem Strahlengang bei maximaler Beuge (Anteflexions-)stellung. Teil einer Serie von Funktionsaufnahmen nach Sandberg. Deutlichere Subluxation C 4/5

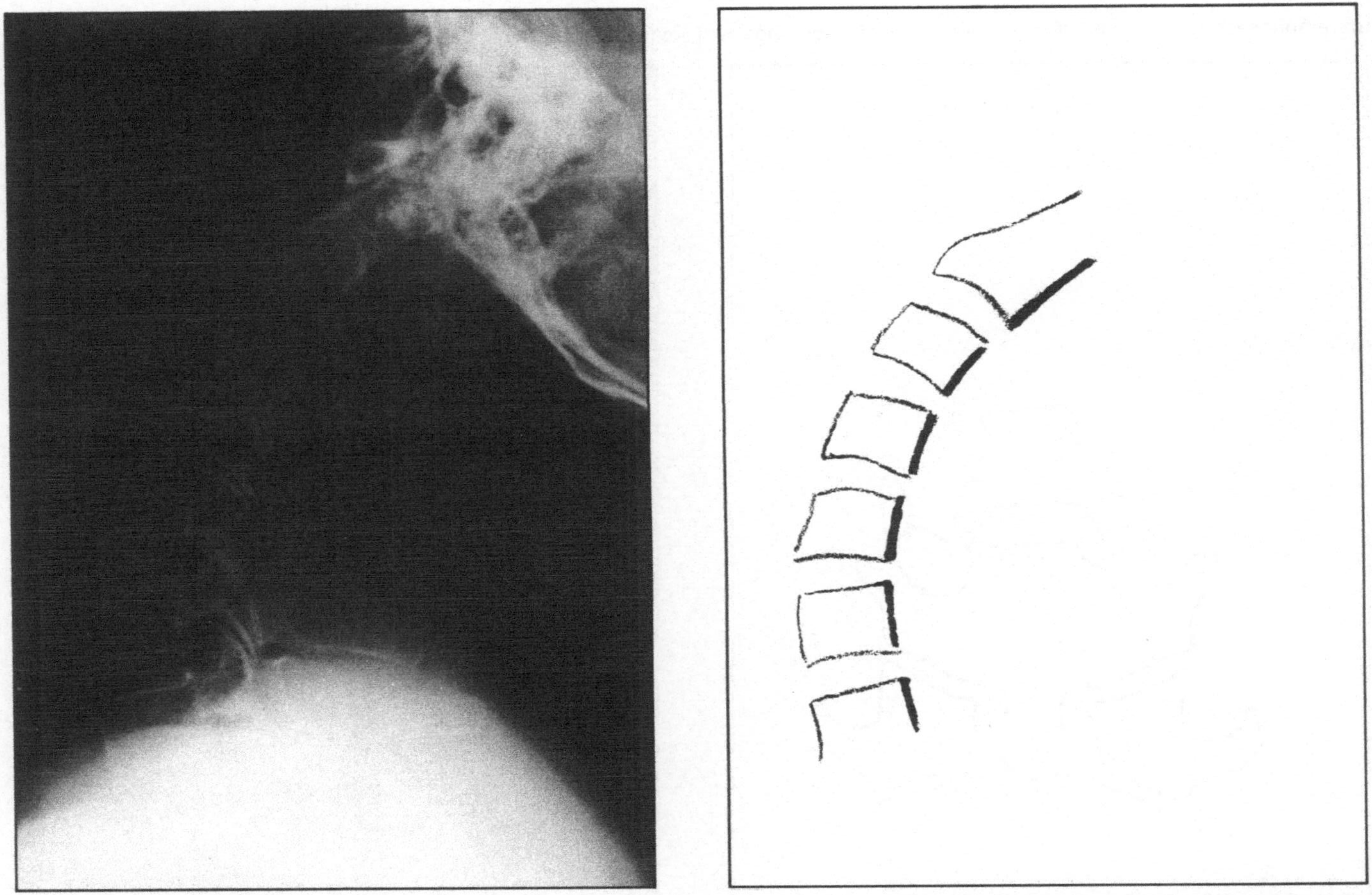

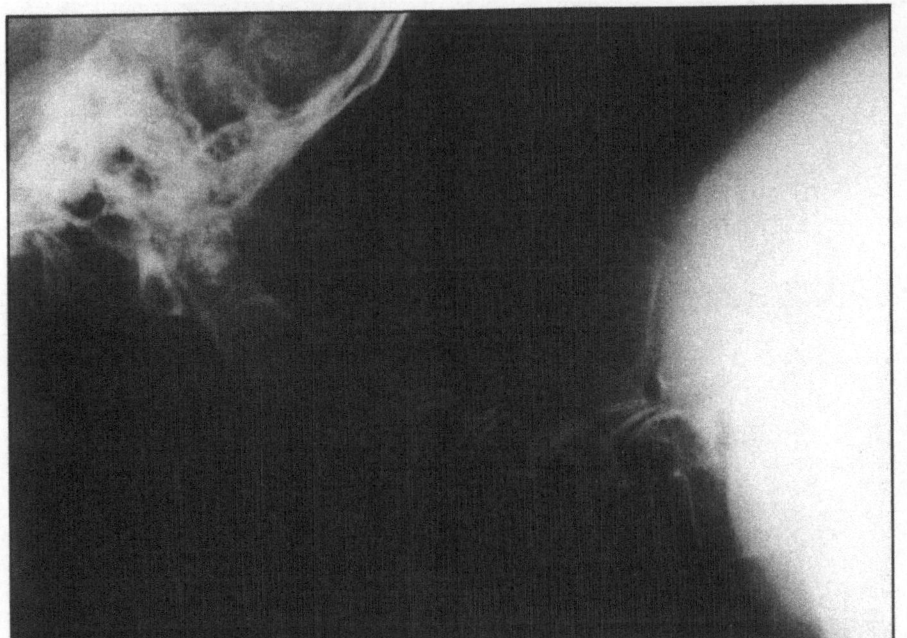

Abb. 7: Halswirbelsäulenaufnahme in seitlichem Strahlengang bei maximaler Streck(Hyperextensions- oder Retroflexions-)stellung. Teil einer Serie von Funktionsaufnahmen nach Sandberg. In dieser Stellung ist die Subluxation beseitigt

Abb. 7

Abb. 8

Abb. 8: Frontale Schichtaufnahme der obersten Halswirbelsäule, bzw. der occipito-cervicalen Übergangsregion; insbesondere zur Darstellung der Lage des Dens epistrophei

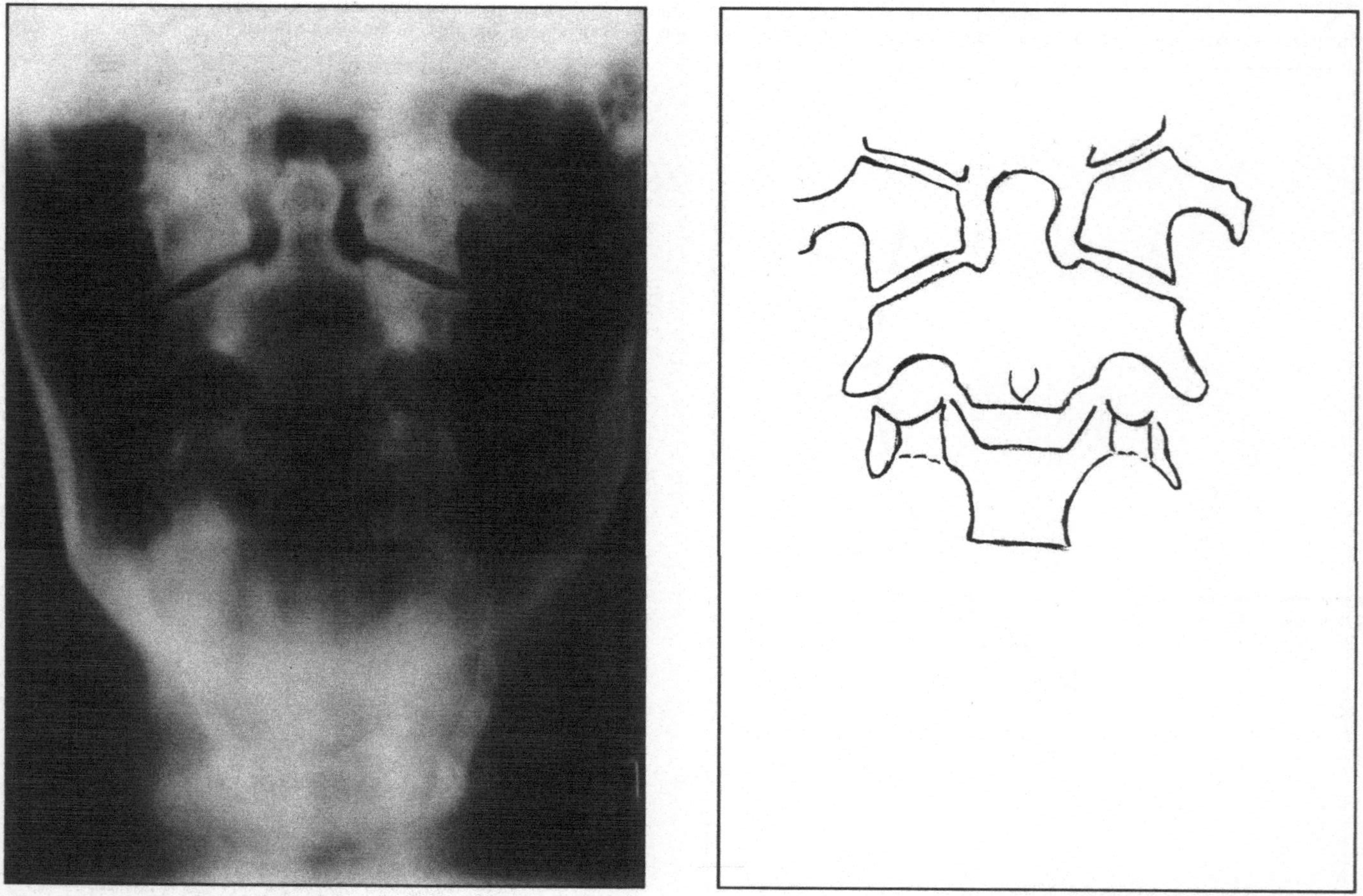

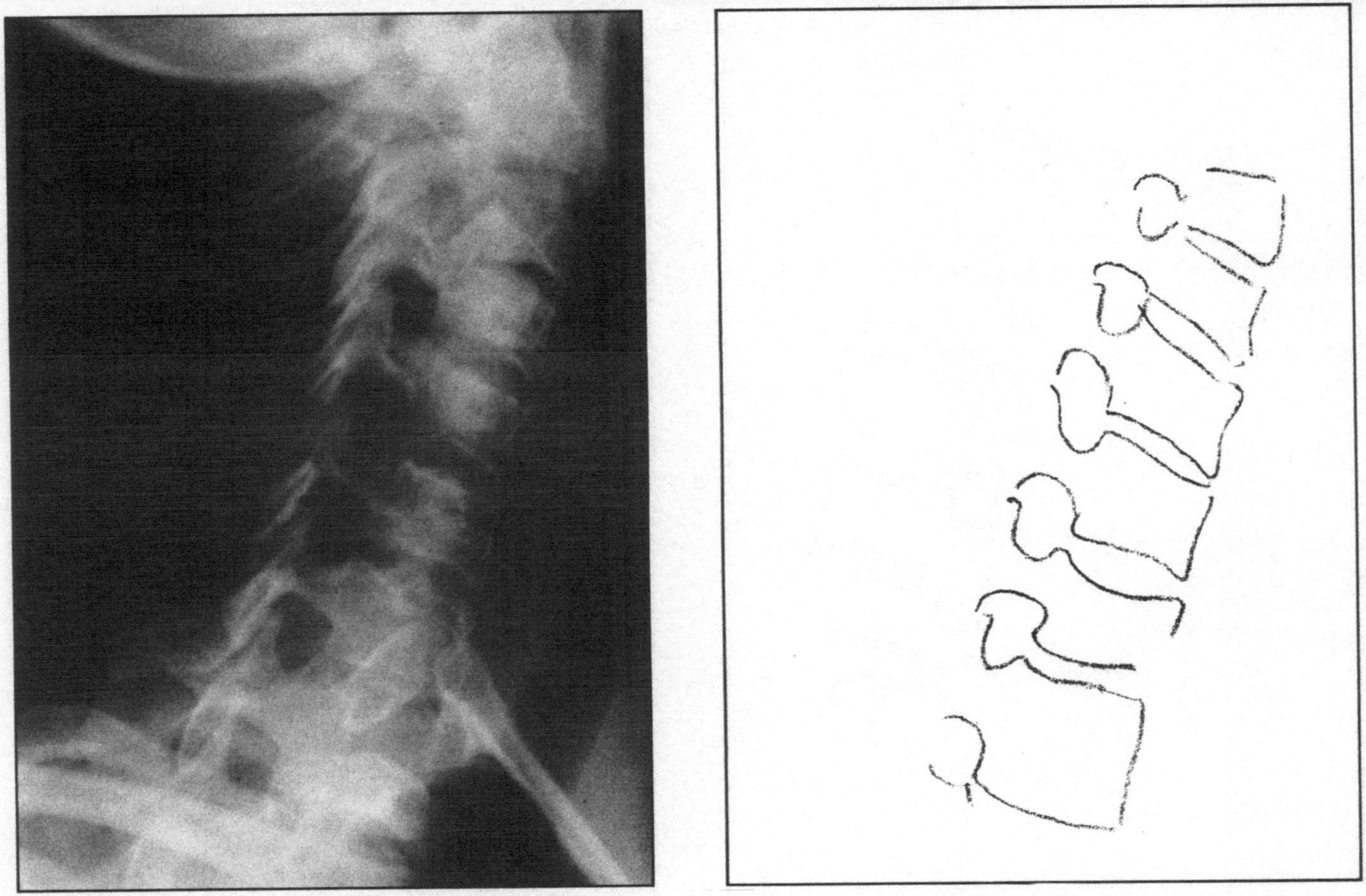

Abb. 9: Aufnahme der Halswirbelsäule in einem schrägen Durchmesser zur Darstellung der Intervertebralforamina einer Seite: hier linksanliegend zur Darstellung der rechtsseitigen Foramina

Abb. 9

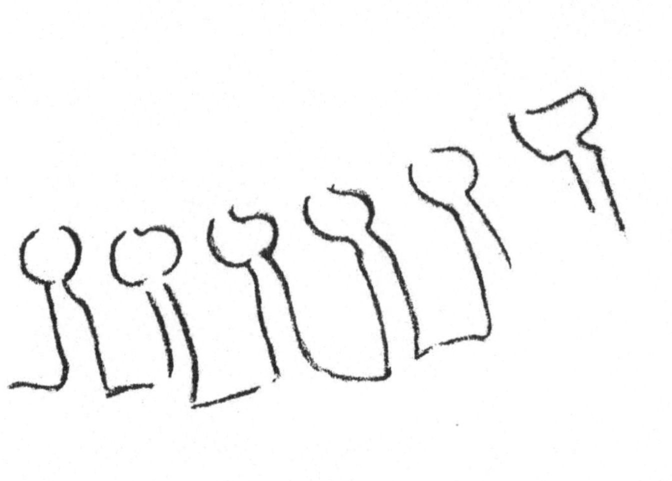

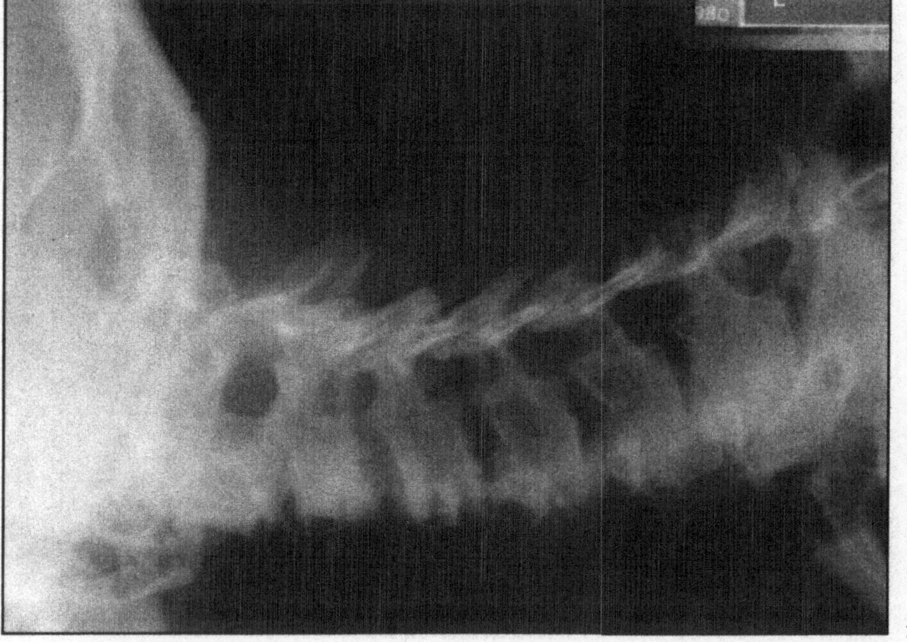

Abb. 10: Wie Abb. 9, aber rechtsanliegend, zur Darstellung der linksseitigen Foramina

Abb. 10

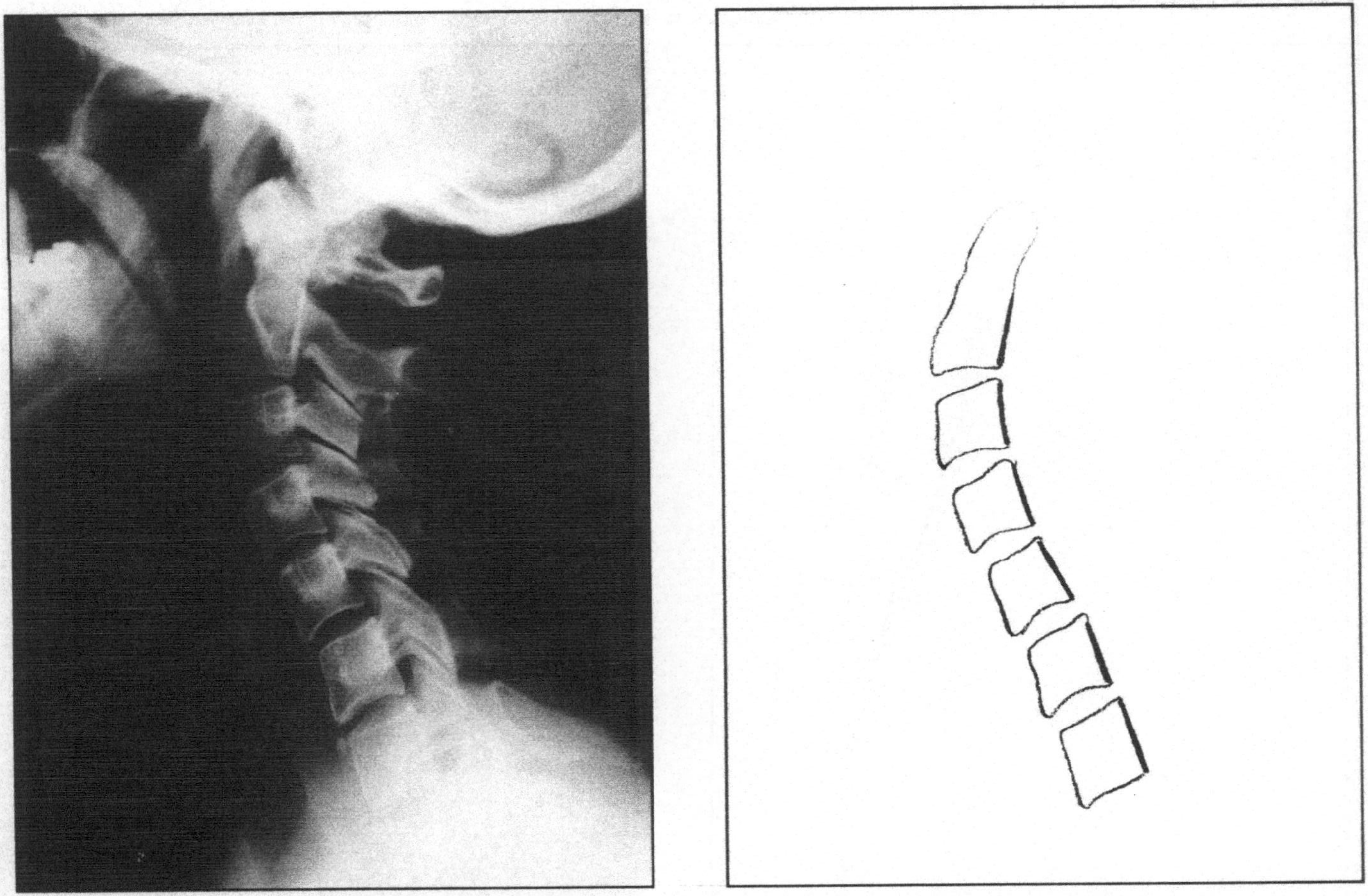

Abb. 11: Fehlhaltung der Halswirbelsäule bei klinischer Beschwerdefreiheit bei einem Jugendlichen. Seitlicher Strahlengang

Abb. 11

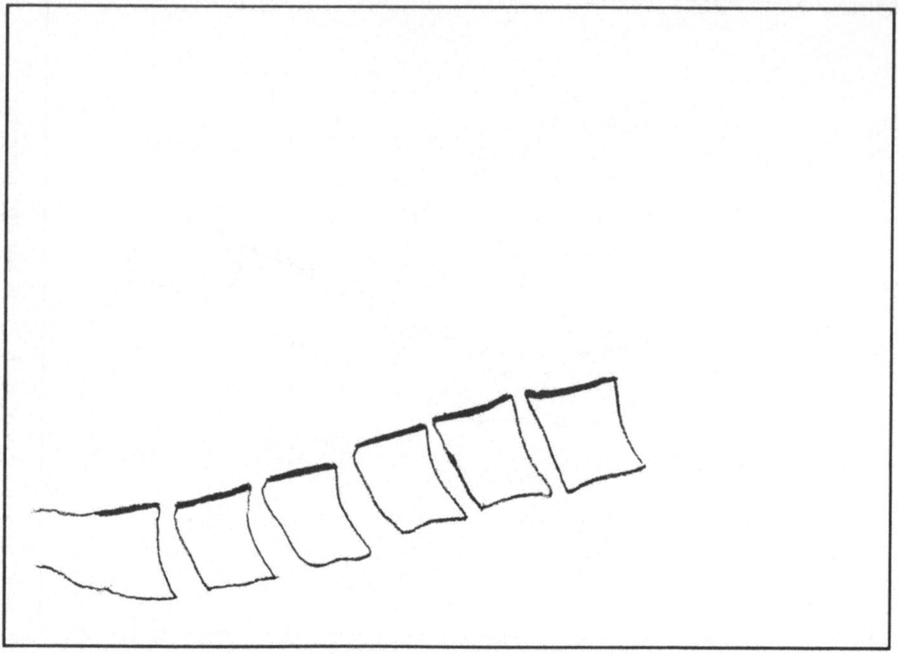

Abb. 12

Abb. 12: Wie Abb. 11, aber bei einem Greis. Aufnahme in seitlichem Strahlengang

Röntgenbefund:

HWS: 18/24 × 2

Achsengerechte Stellung. Keine signifikante Verschmälerung der Bandscheiben oder andere patholog. Veränderungen nachweisbar.

kr

Nachbefundung:
Maessiggradig verminderte Lordose, Verschmälerung des Interverdebralraumes C 5/6 mit dorsalen Appositionen, wahrscheinlich degenerativer Natur. Falls klin. unklar, Aufnahmen in schrägen Durchmessern zur Bestätigung angezeigt.

Abb. 13: Kopie eines Röntgenbefundes und Nachbefundes (absichtlich ohne Signatur gezeigt)

Abb. 13

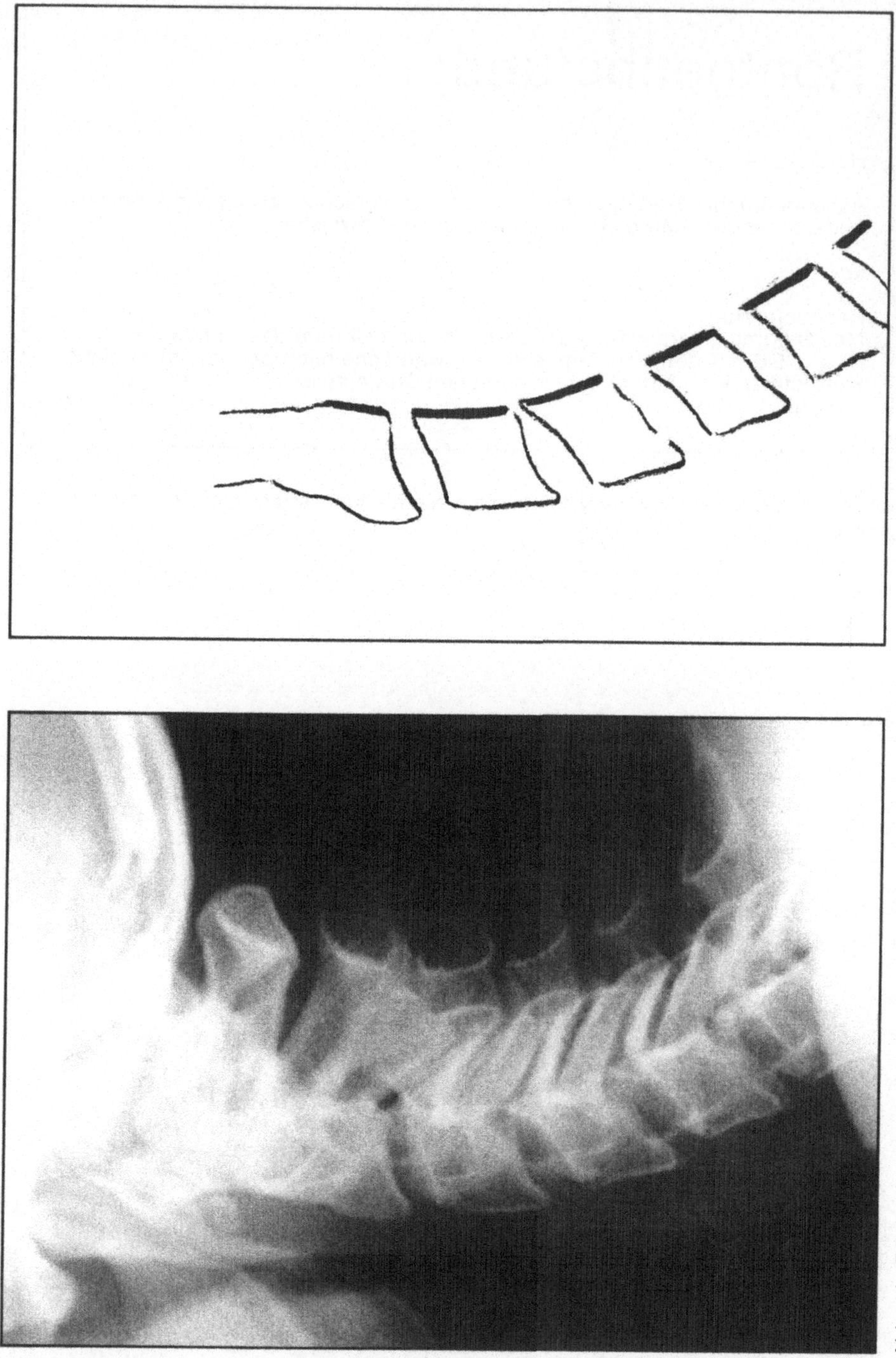

Abb. 14: Röntgenaufnahme der Halswirbelsäule in seitlichem Strahlengang bei leichter Abschwächung der normalen Halslordose

Abb. 14

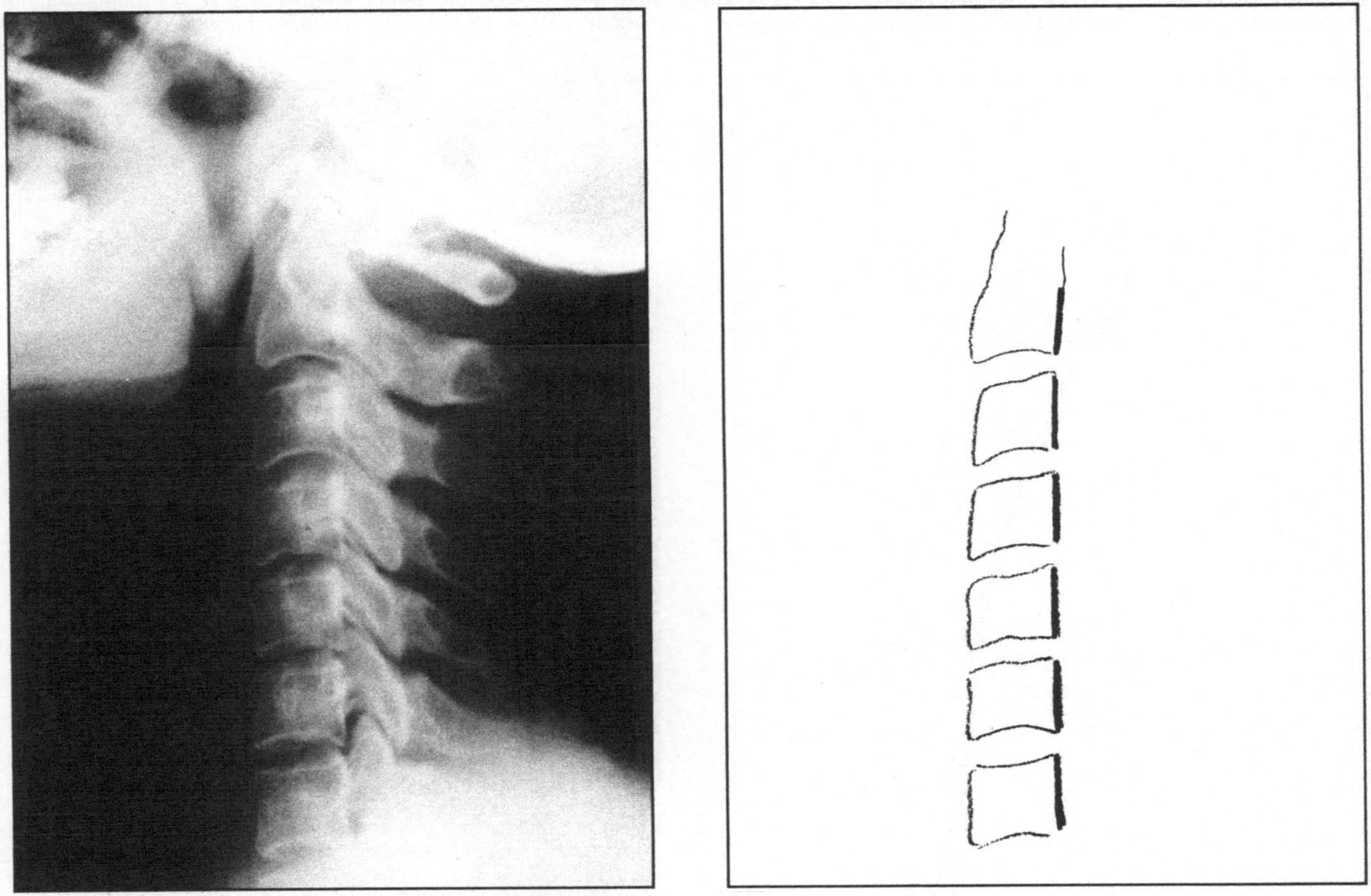

Abb. 15: Röntgenaufnahme der Halswirbelsäule in seitlichem Strahlengang bei alleiniger gestreckter Fehlhaltung

Abb. 15

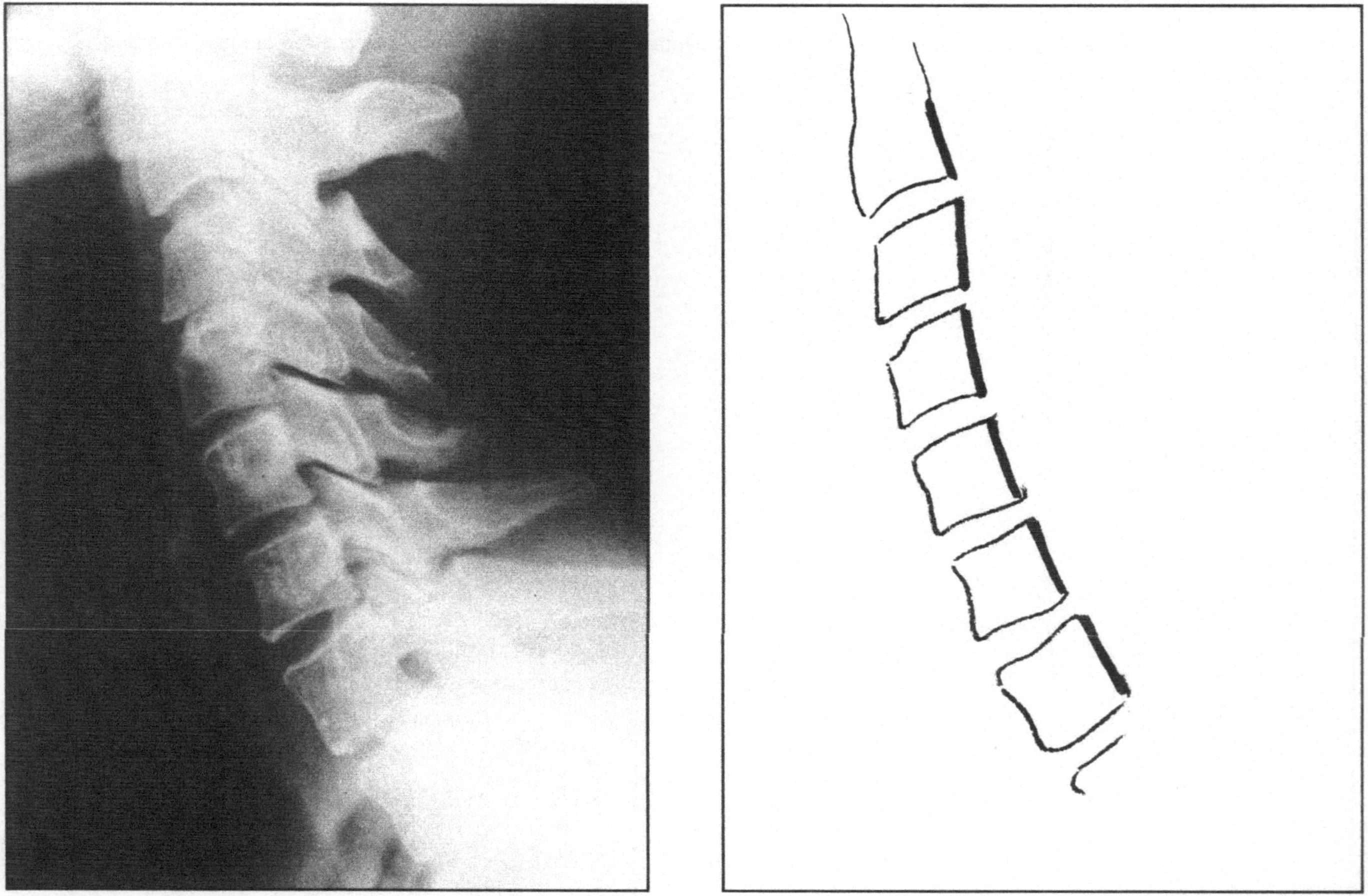

Abb. 16: Knick bei C 2/3 bei einem 46jährigen Mann

Abb. 16 bis 25: Knickbildungen der Halswirbelsäule im Röntgenbild (seitlicher Strahlengang). Diese Fehlhaltung kann in jedem Bewegungssegment beobachtet werden, außer occipito-cervical. Bei C 1/2 wirkt sie sich in einer Fehlstellung des Dens aus und ist bei ge-

Abb. 16

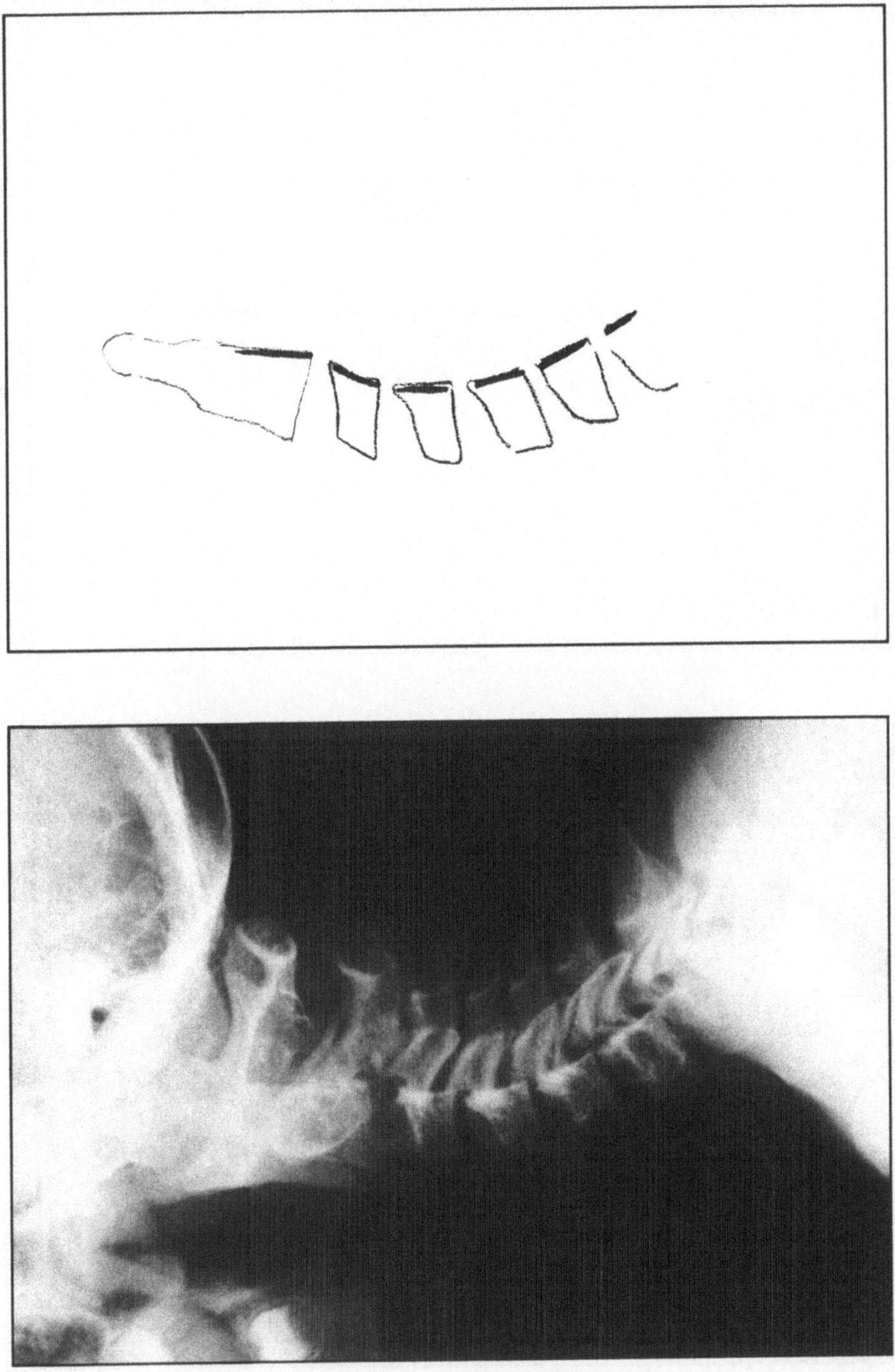

Abb. 17: Knick bei C 2/3 bei einem 9jährigen Knaben

Abb. 17

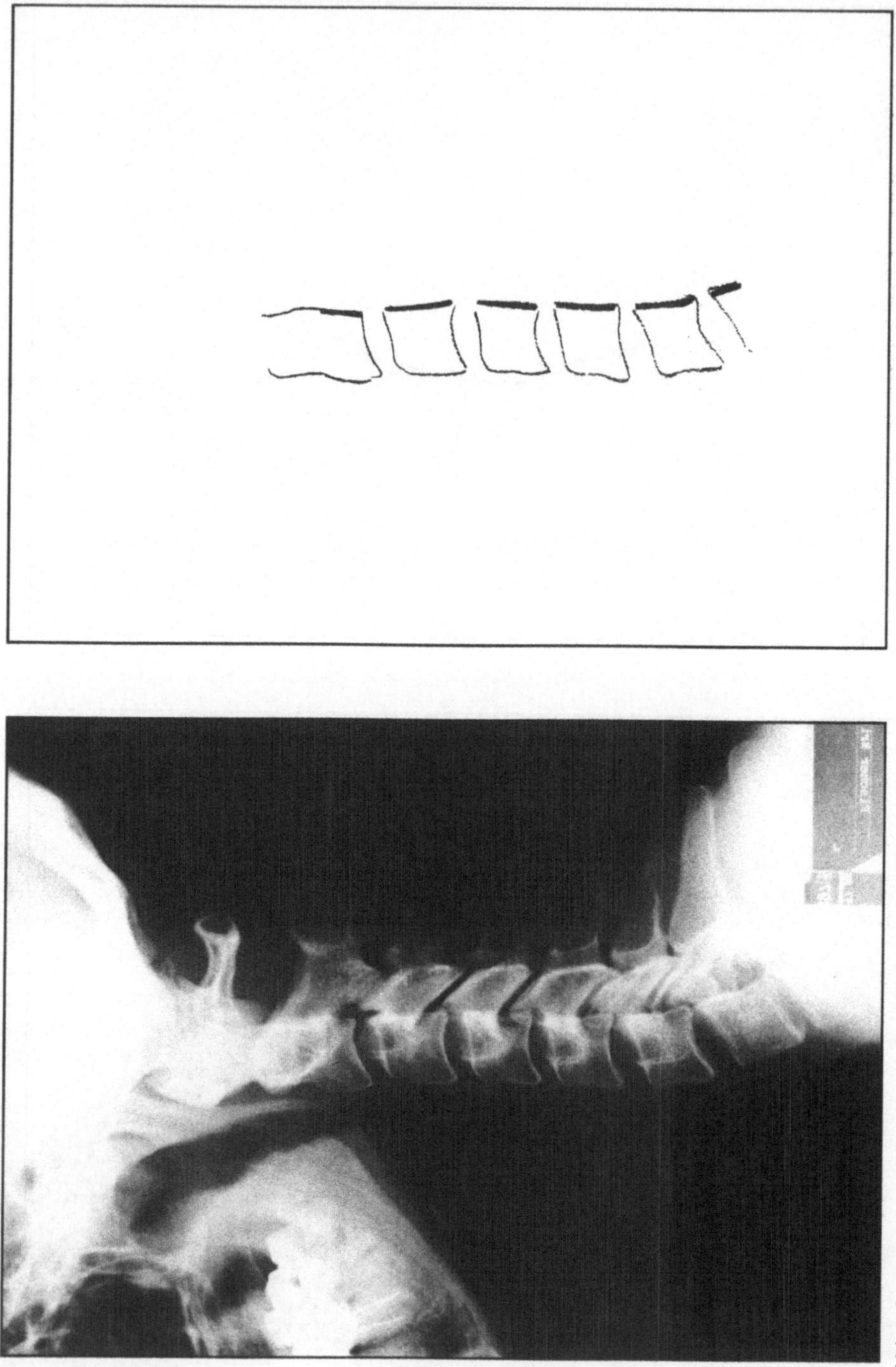

Abb. 18: Knick bei C 3/4 bei einem 19jährigen Mädchen

Abb. 18

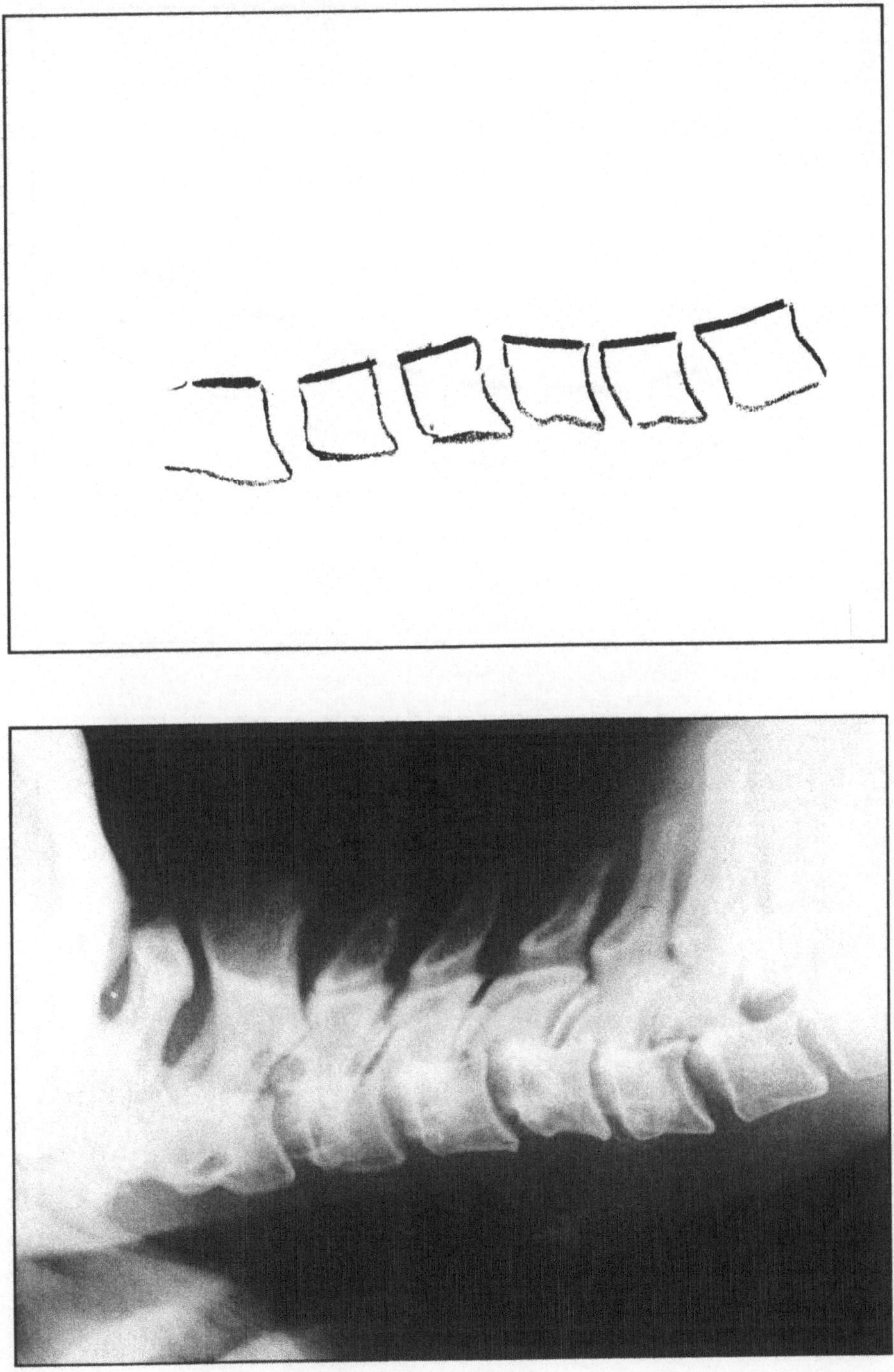

Abb. 19

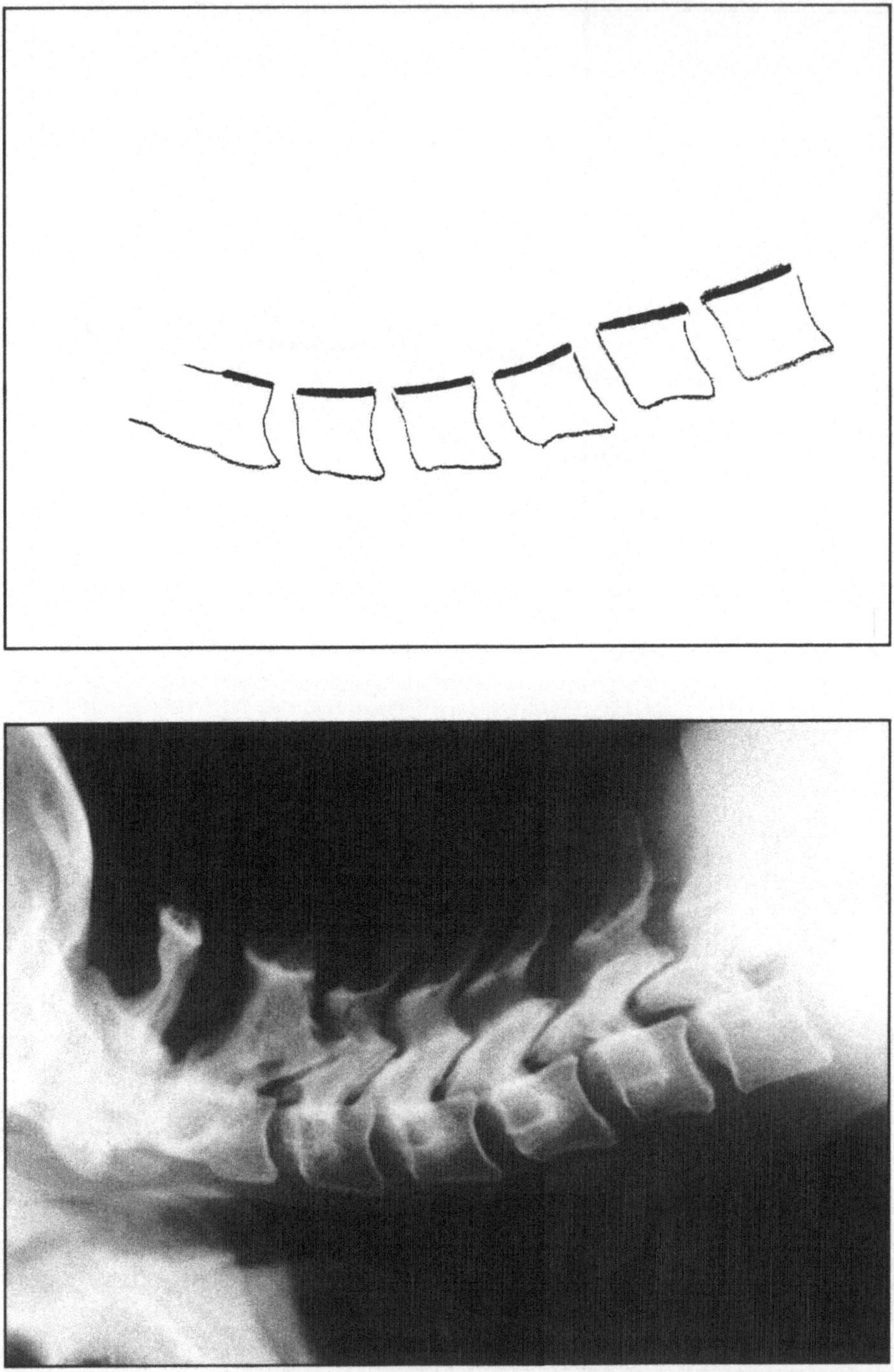

Abb. 20: Knick bei C 5/6 bei einer 40jährigen Frau

Abb. 21

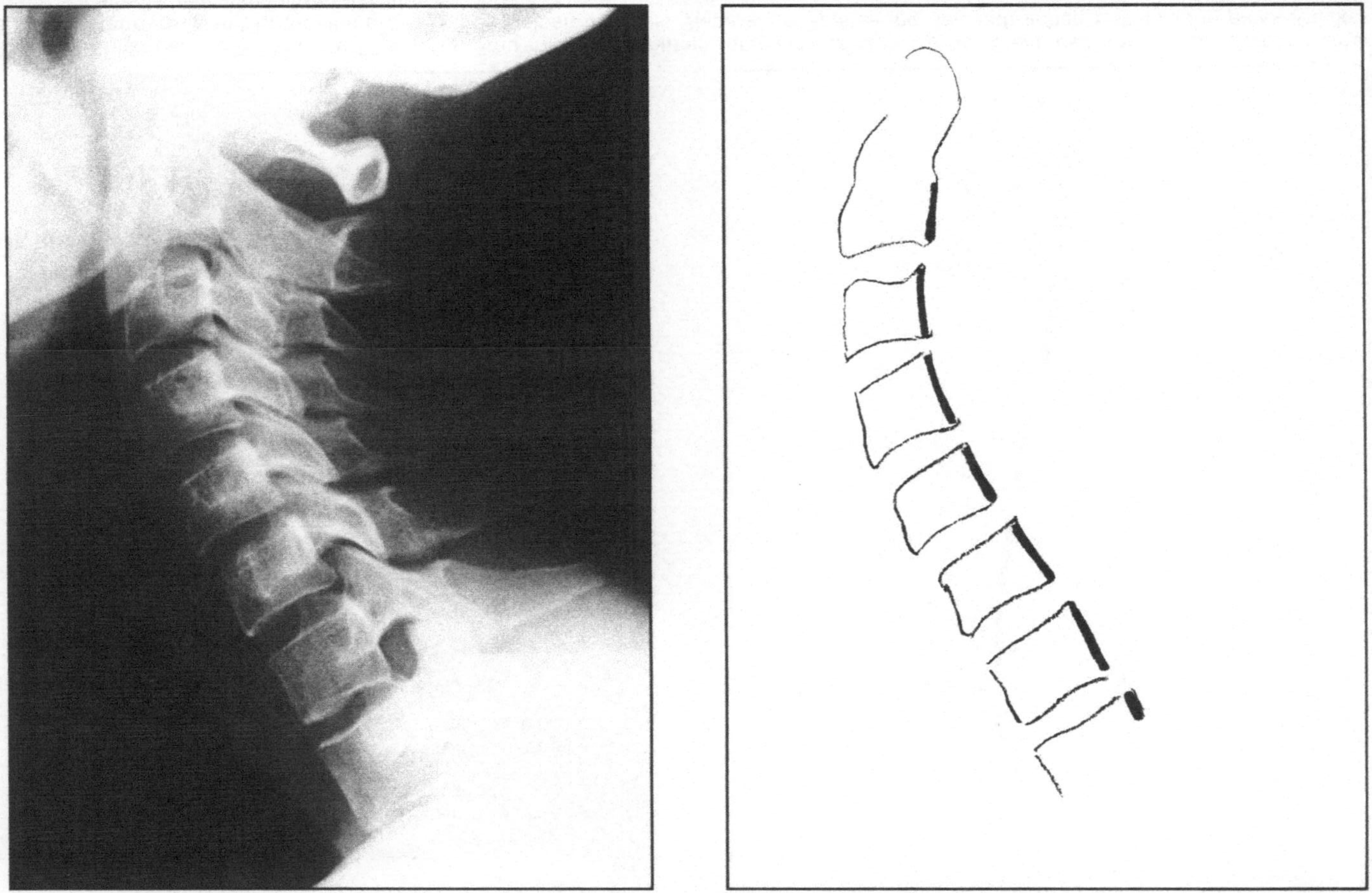

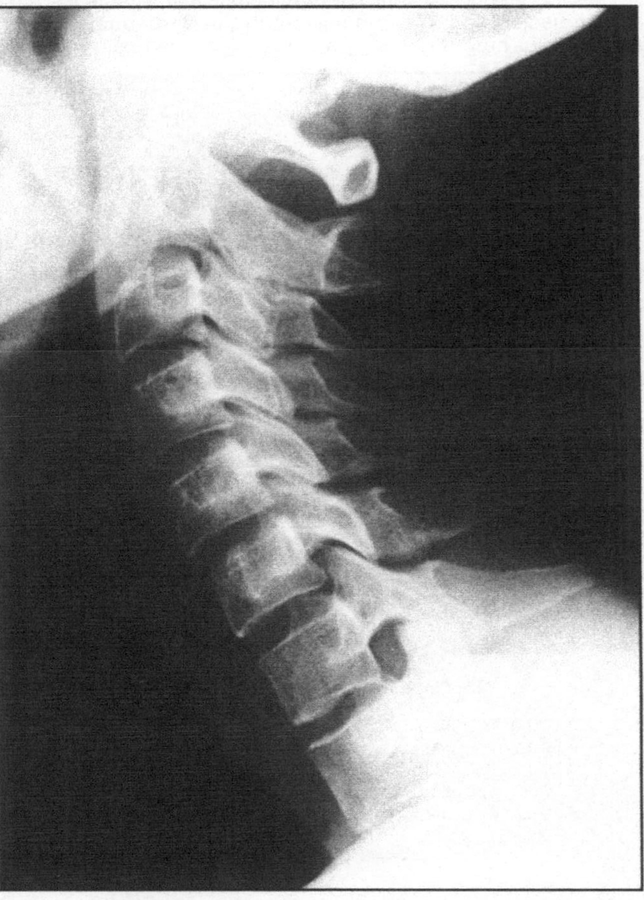

Abb. 21: Knick bei C 6/7 bei einer 27jährigen Frau mit etwas weitgestelltem Intervertebralraum an der Stelle des Knickes, als Zeichen einer Bandscheibenschwellung. Noch frische Veränderung

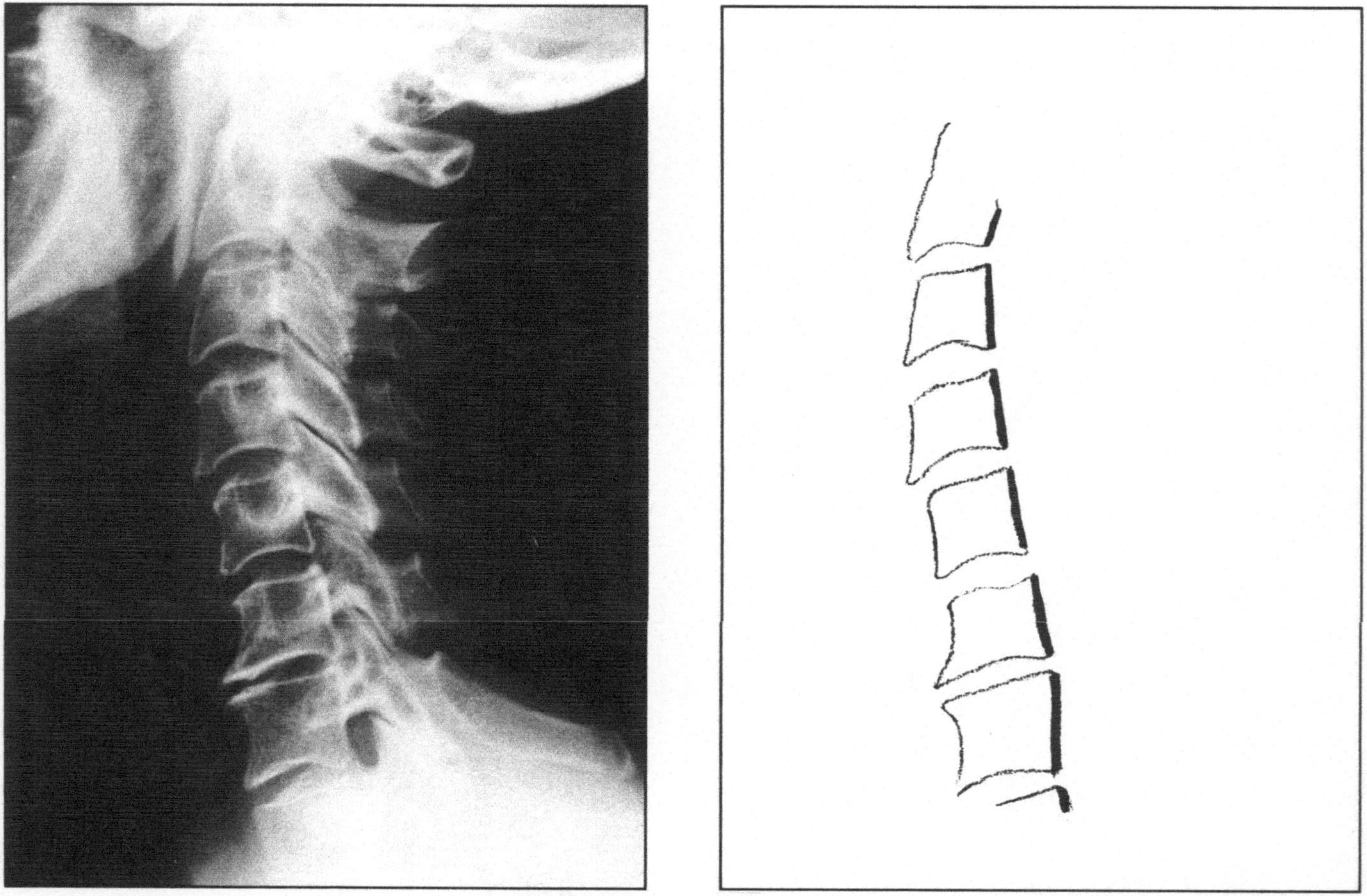

Abb. 22: Knick bei C 6/7 bei einer 57jährigen Frau mit enggestelltem Intervertebralraum an der Stelle des Knickes, als Zeichen einer älteren Veränderung mit Entquellung des Bandscheibengewebes. Siehe auch Darstellung der natürlichen Entwicklung eines Knickes in der schematischen Darstellung der Abb. 61 und 63

Abb. 22

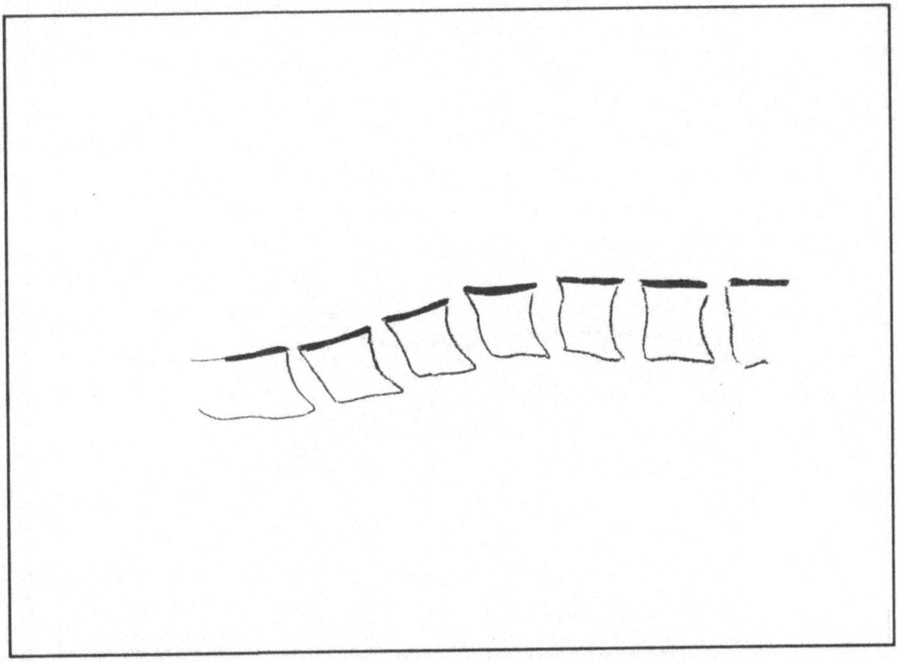

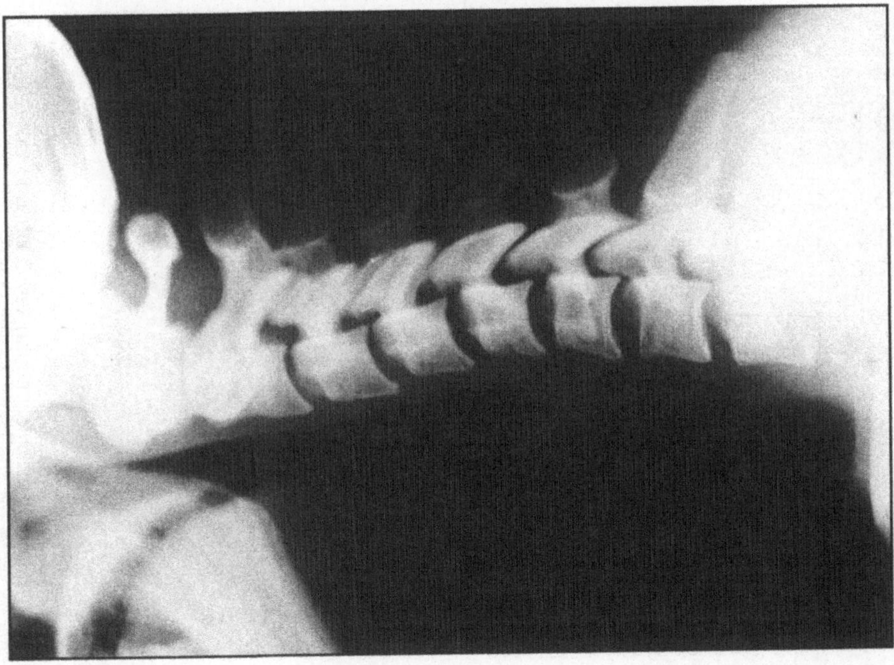

Abb. 23: Deutliche Knickbildung bei C 4/5 und geringer Knick bei C 5/6 bei einer 31jährigen Frau. Doppelte Knickbildung

Abb. 23

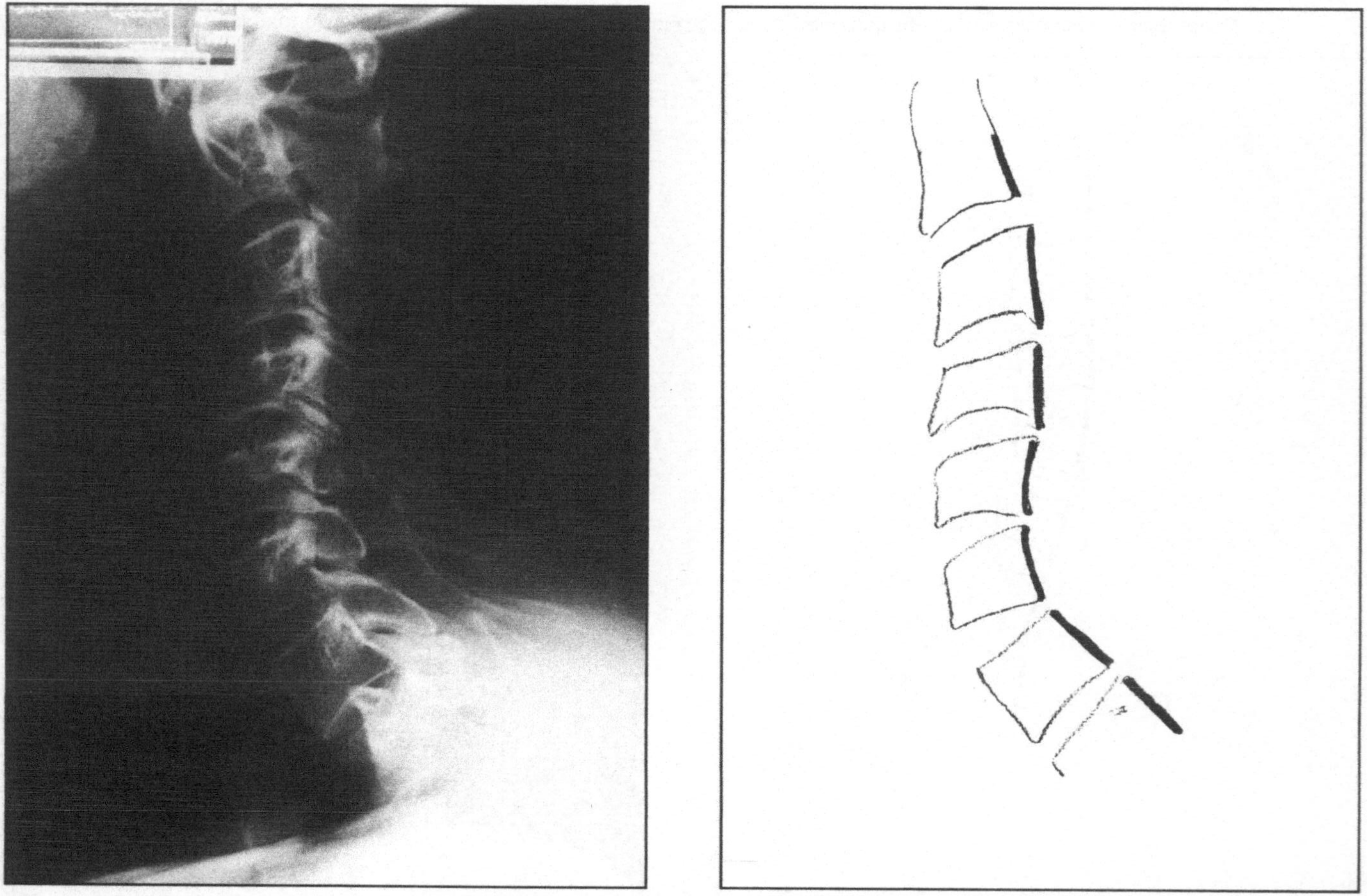

Abb. 24: Deutliche Knickbildung bei C 2/3 und C 7/D 1, sowie leichte Knickbildung in den Segmenten C 3/4 und C 4/5 bei einem 55jährigen Mann. Vierfache Knickbildung

Abb. 24

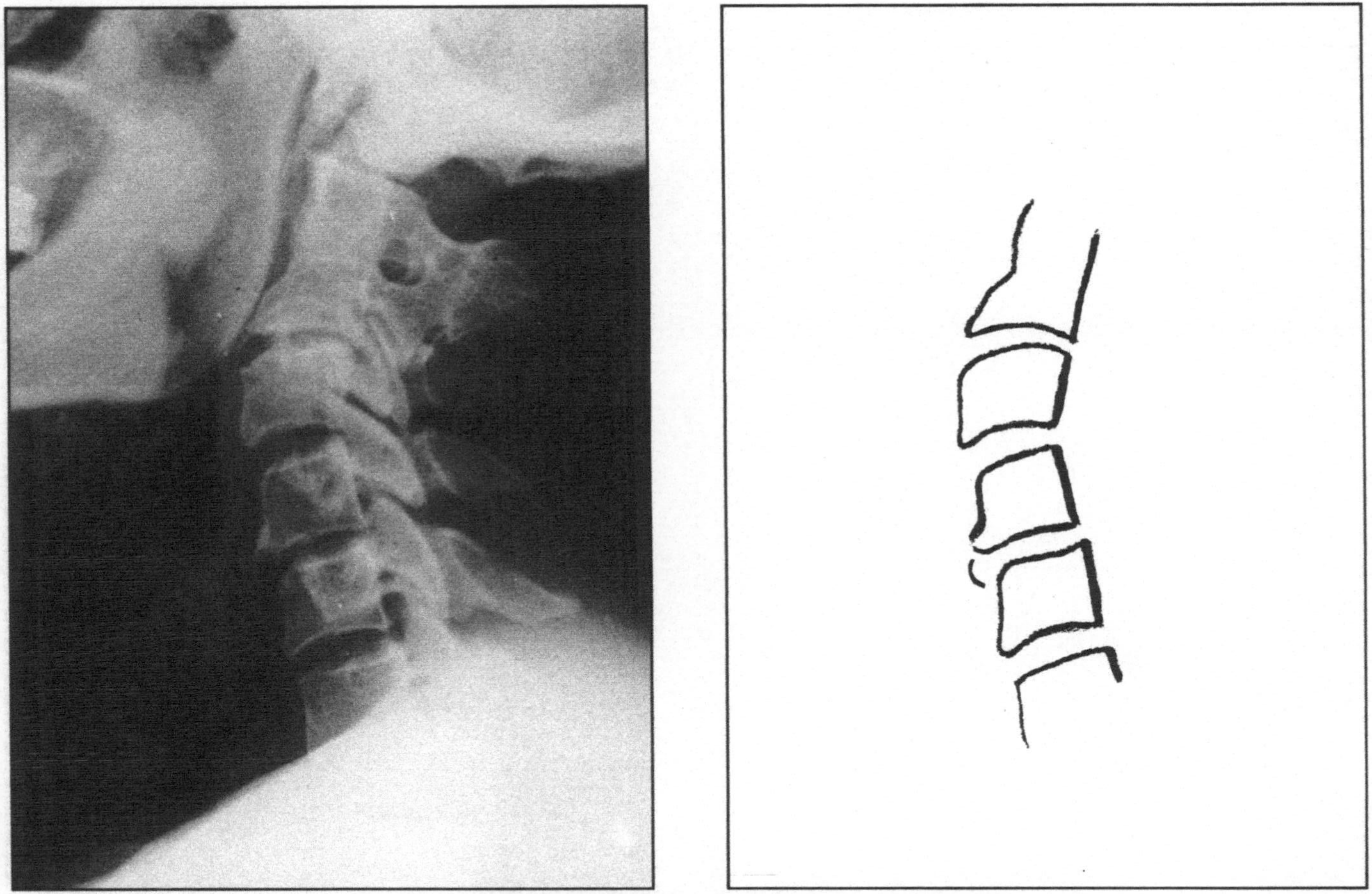

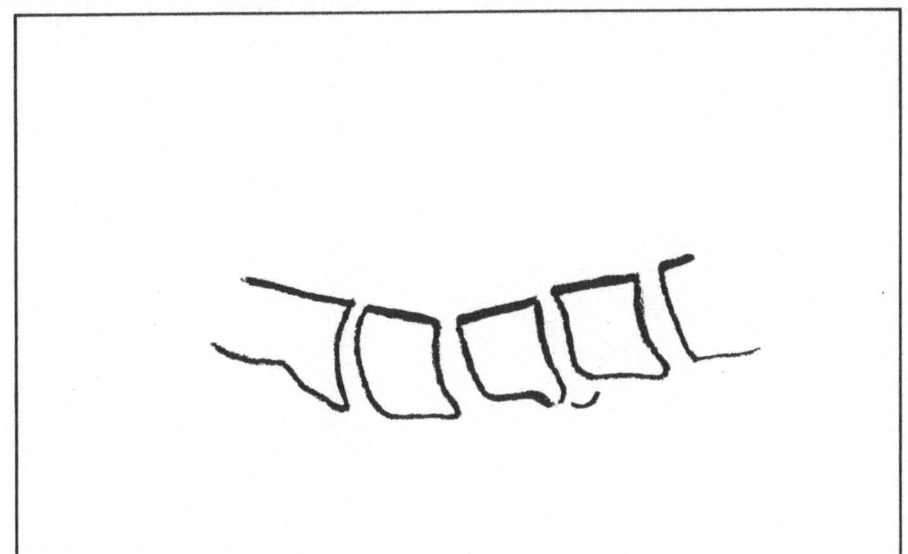

Abb. 25: Lordotischer Knick bei C 4/5 bei gleichzeitig vorliegender Blockwirbelbildung C 2 und C 3

Abb. 25

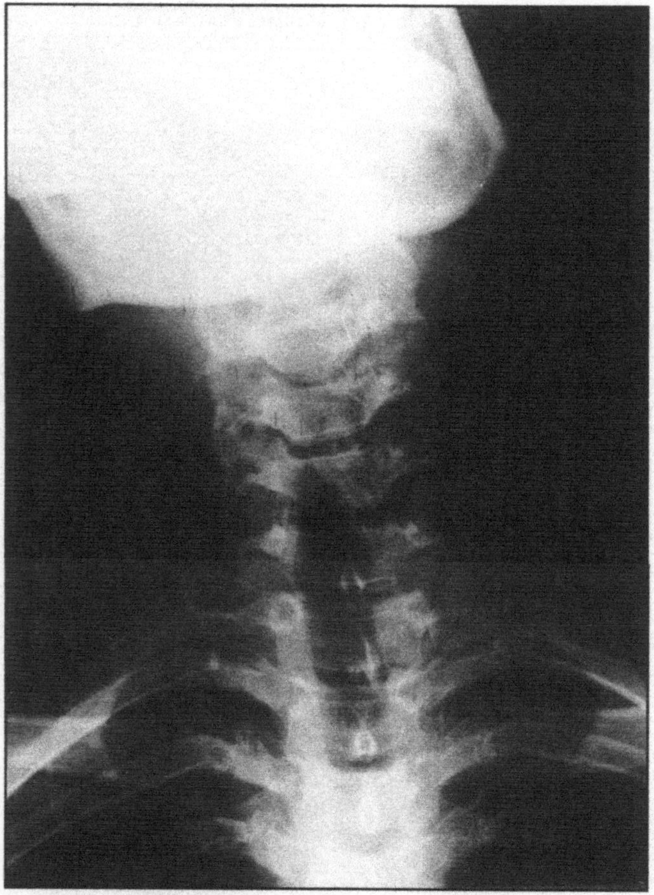

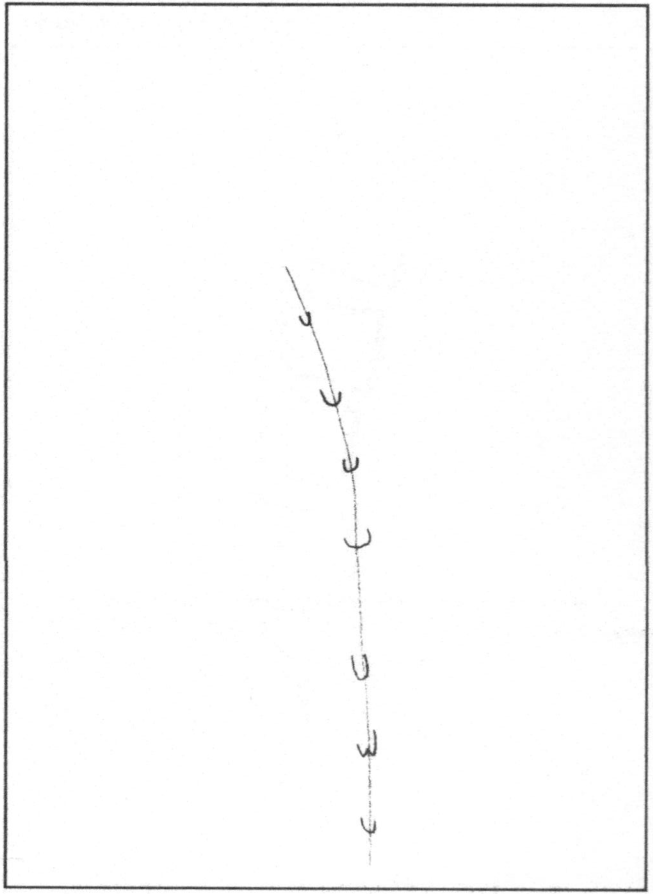

Abb. 26: Aufnahme in anterio-posteriorem Strahlengang

Abb. 26 bis 29: Röntgenbilder von 2 Patienten mit akutem Schiefhals

Abb. 26

Abb. 27: Gleicher Patient wie Abb. 26, seitlicher Strahlengang

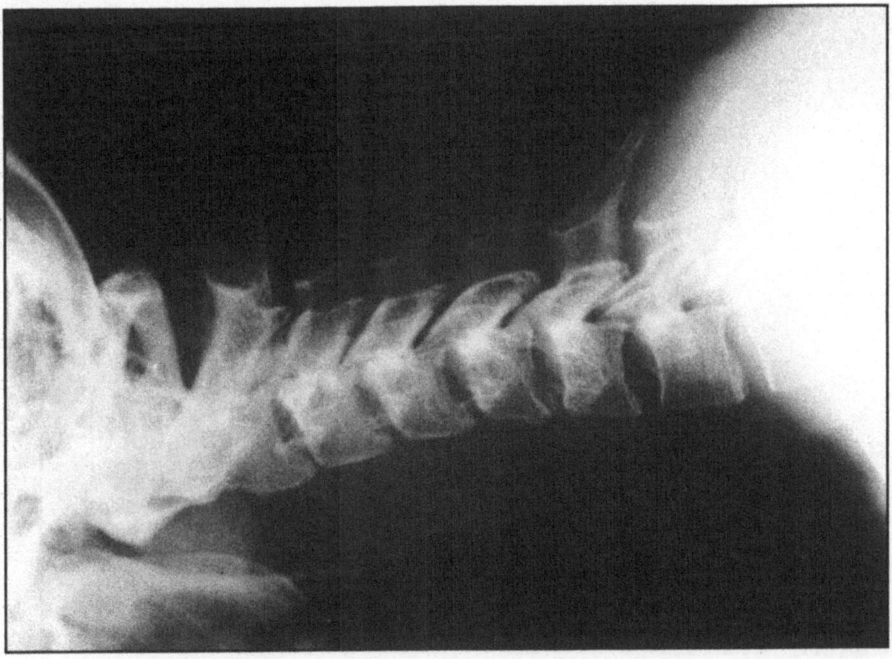

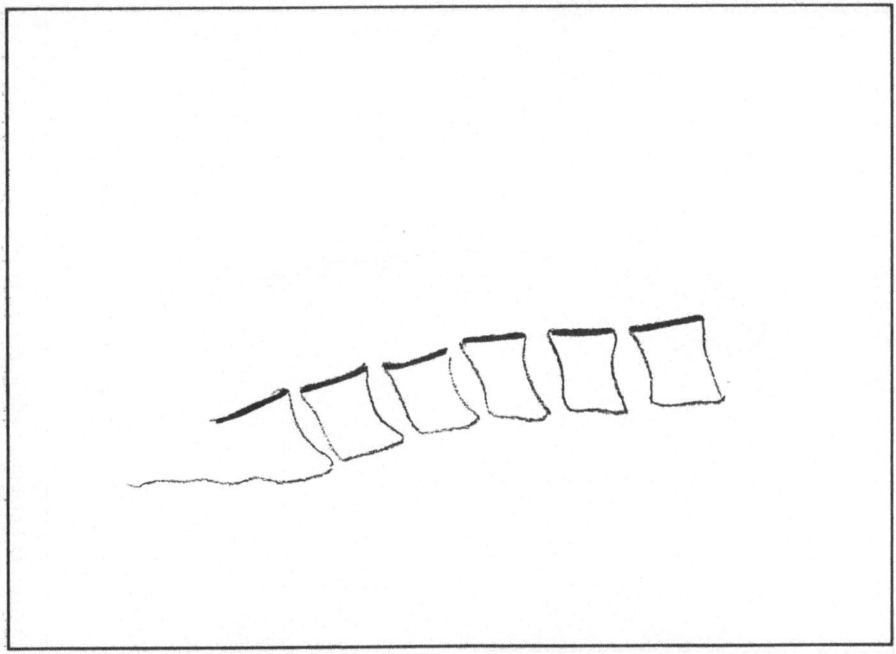

Abb. 27

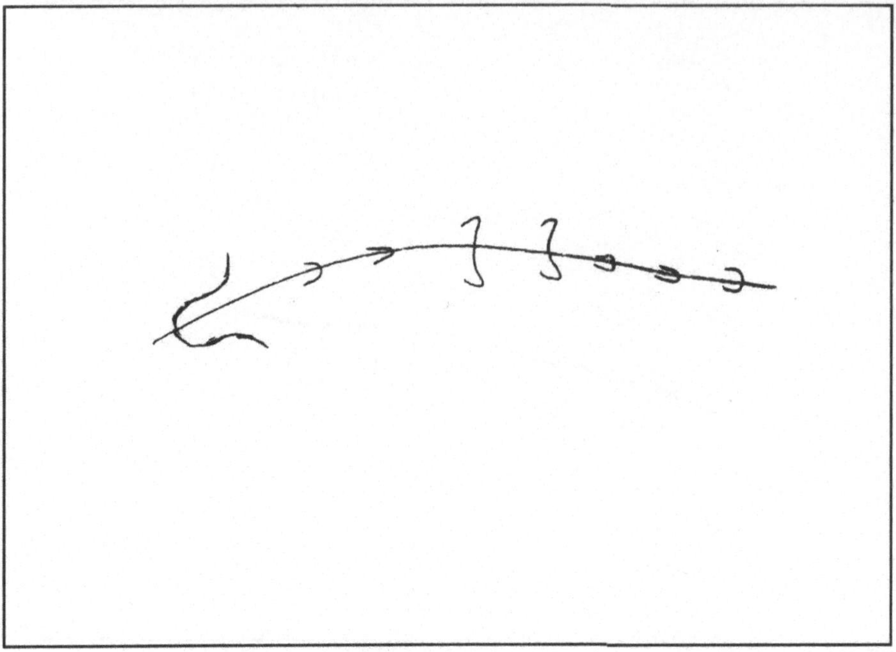

Abb. 28: Aufnahme in a.-p. Strahlengang bei einem anderen Patienten mit akutem Schiefhals vor jeglicher Therapie

Abb. 28

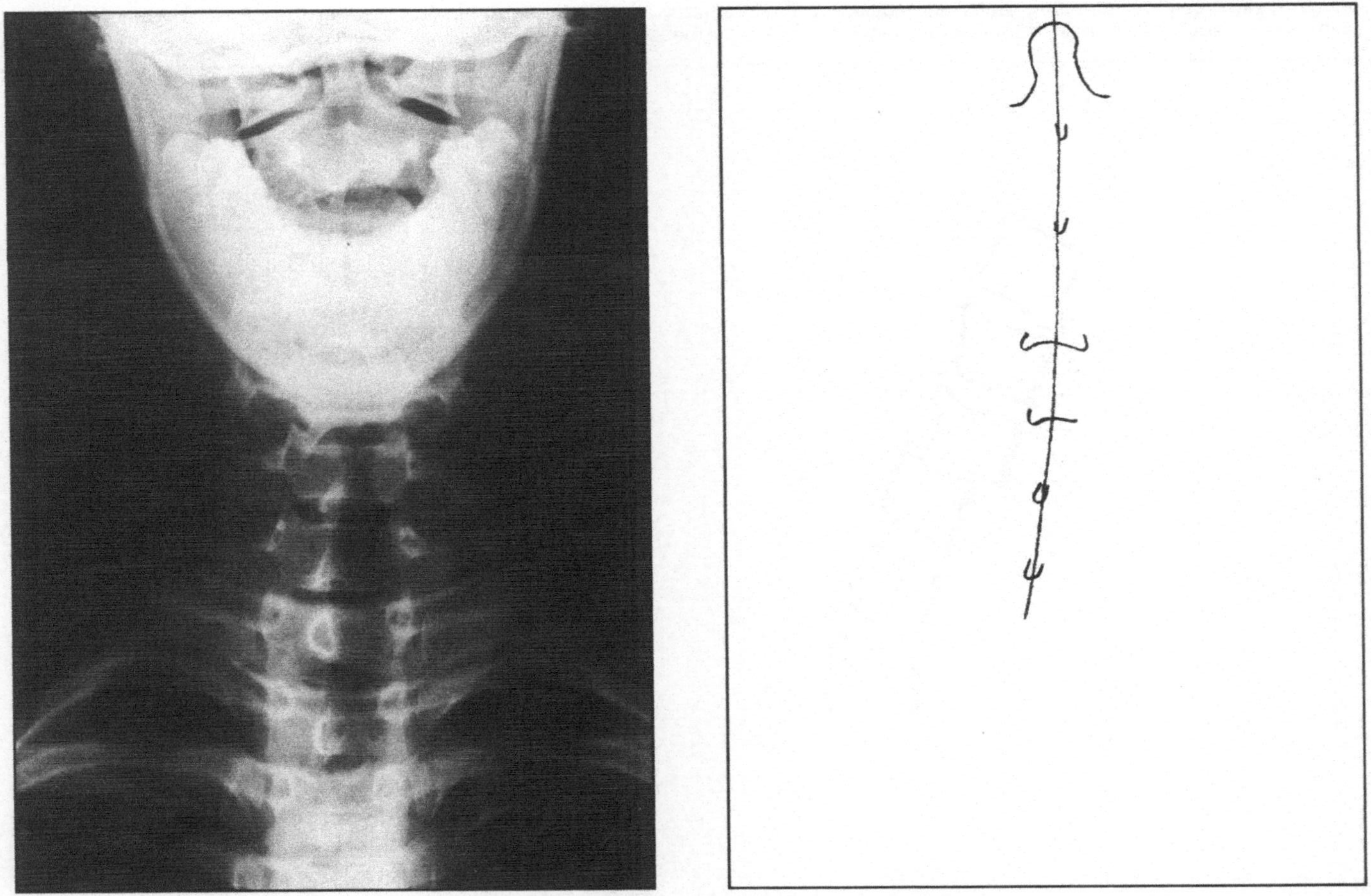

Abb. 29: Gleicher Patient wie Abb. 28, nach der Behandlung (Manualtherapie)

Abb. 29

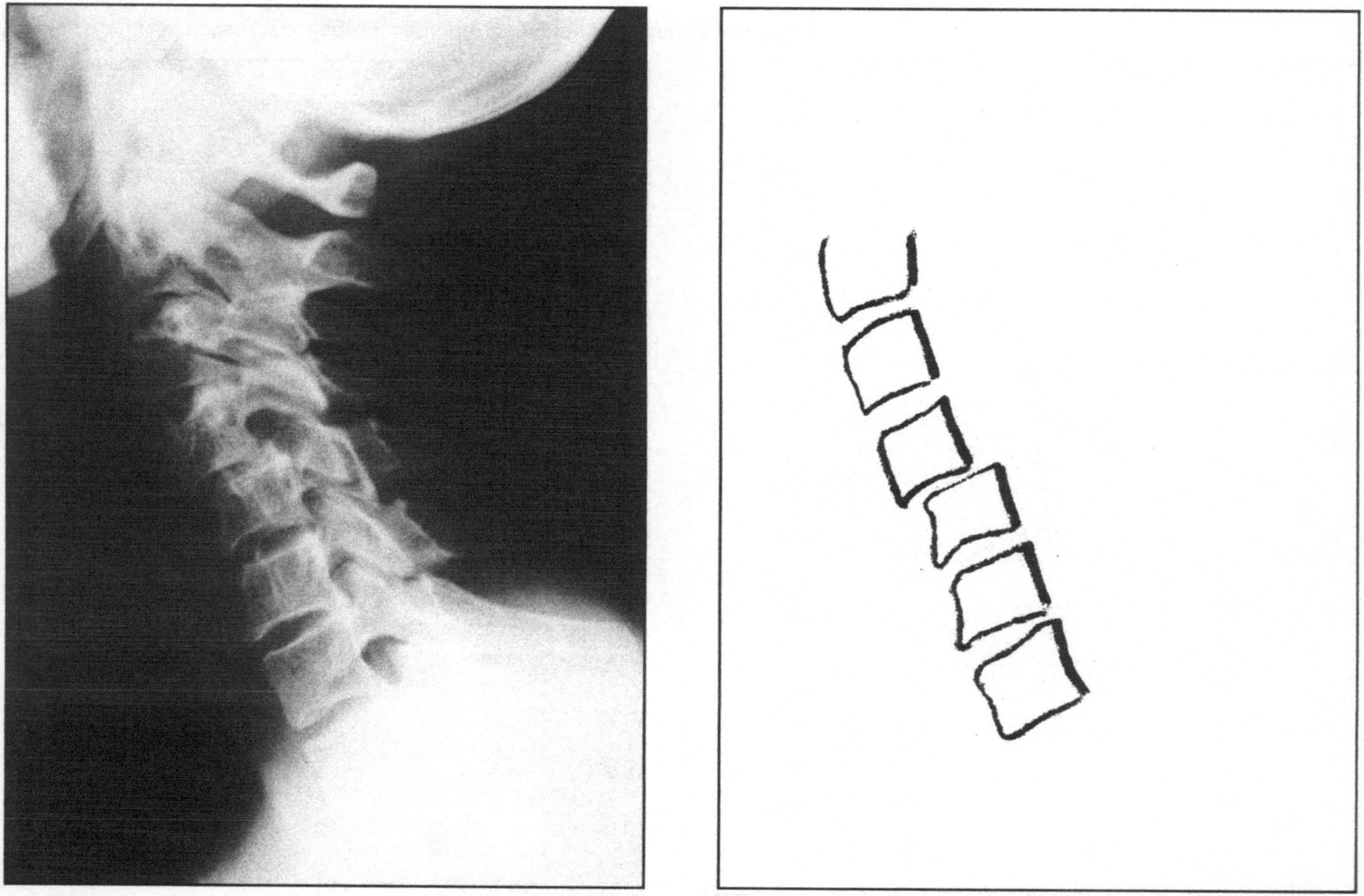

Abb. 30: Subluxationsstellung zweier Halswirbel oder anders ausgedrückt: vordere (oder hintere) Kippstellung des höheren über dem nächstkaudaleren Halswirbel, wie im Röntgenbild bei seitlichem Strahlengang dargestellt. In jedem Segment möglich. Hier Subluxation allein vorliegend

Abb. 30

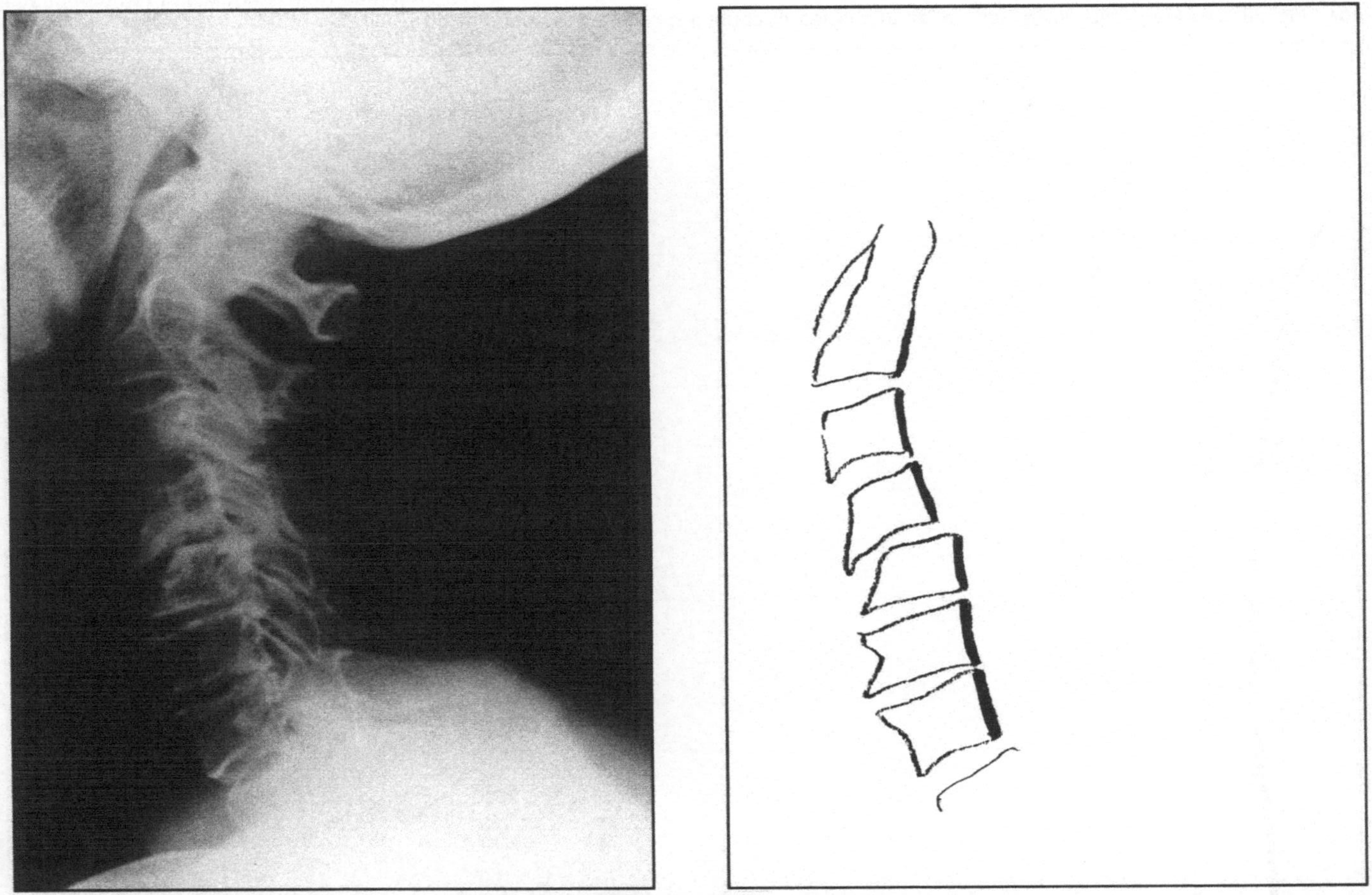

Abb. 31

Abb. 31: Wie Abb. 29, jedoch Subluxation gleichzeitig mit Knickbildung bei 52jähriger Frau

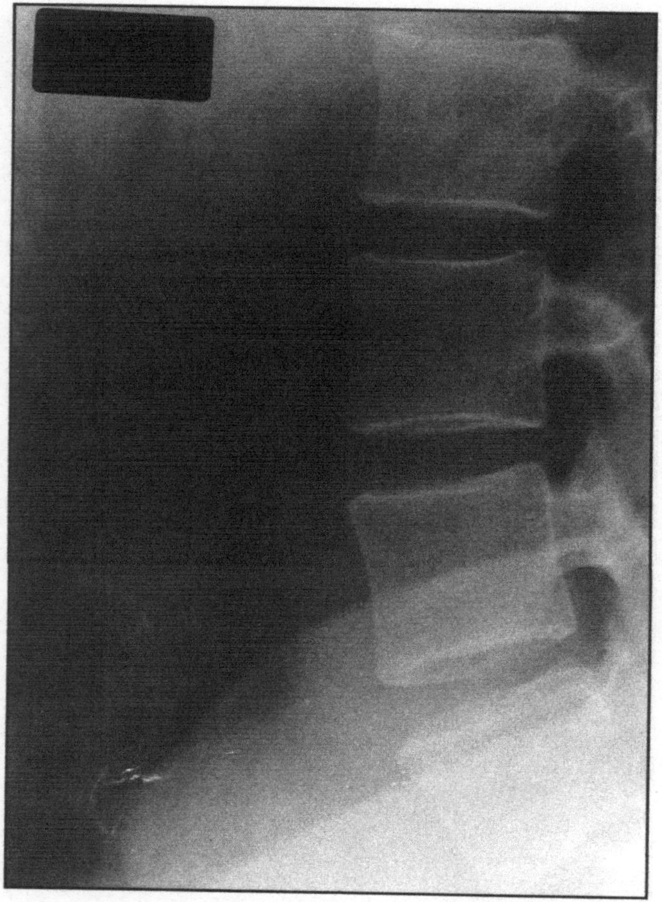

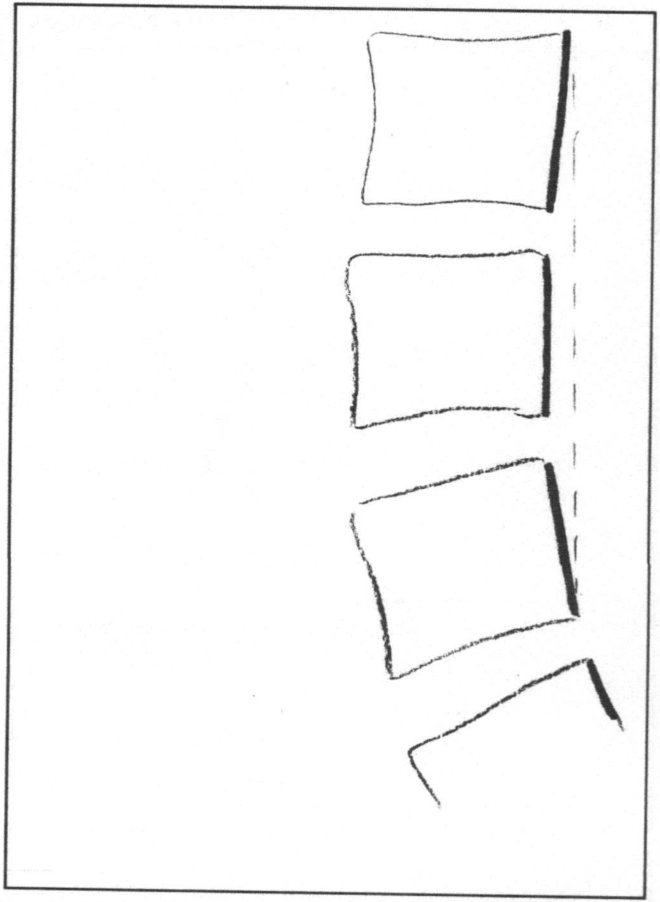

Abb. 32: Röntgenaufnahme der Lendenwirbelsäule in seitlichem Strahlengang bei einem 28jährigen Mann mit „Cervicalsyndrom" vor Behandlung der Halswirbelsäule-Veränderungen

Abb. 32

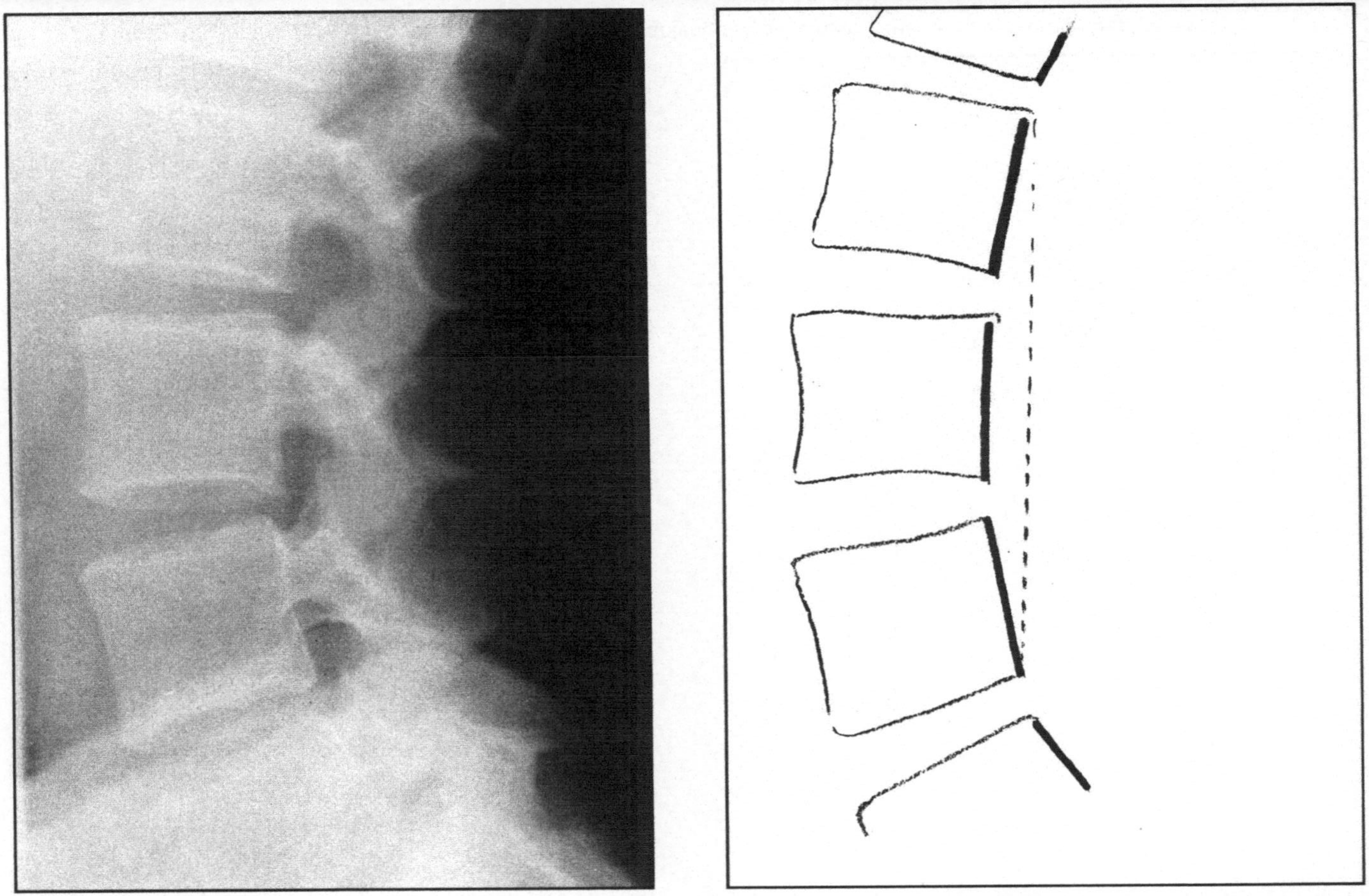

Abb. 33: Wie Abb. 32, jedoch nach einer einmaligen Manipulation der Halswirbelsäule (wie später beschrieben). Beachte: Normalisierung der Lordose der Lendenwirbelsäule wurde durch Behandlung der Halswirbelsäule erreicht

Abb. 33

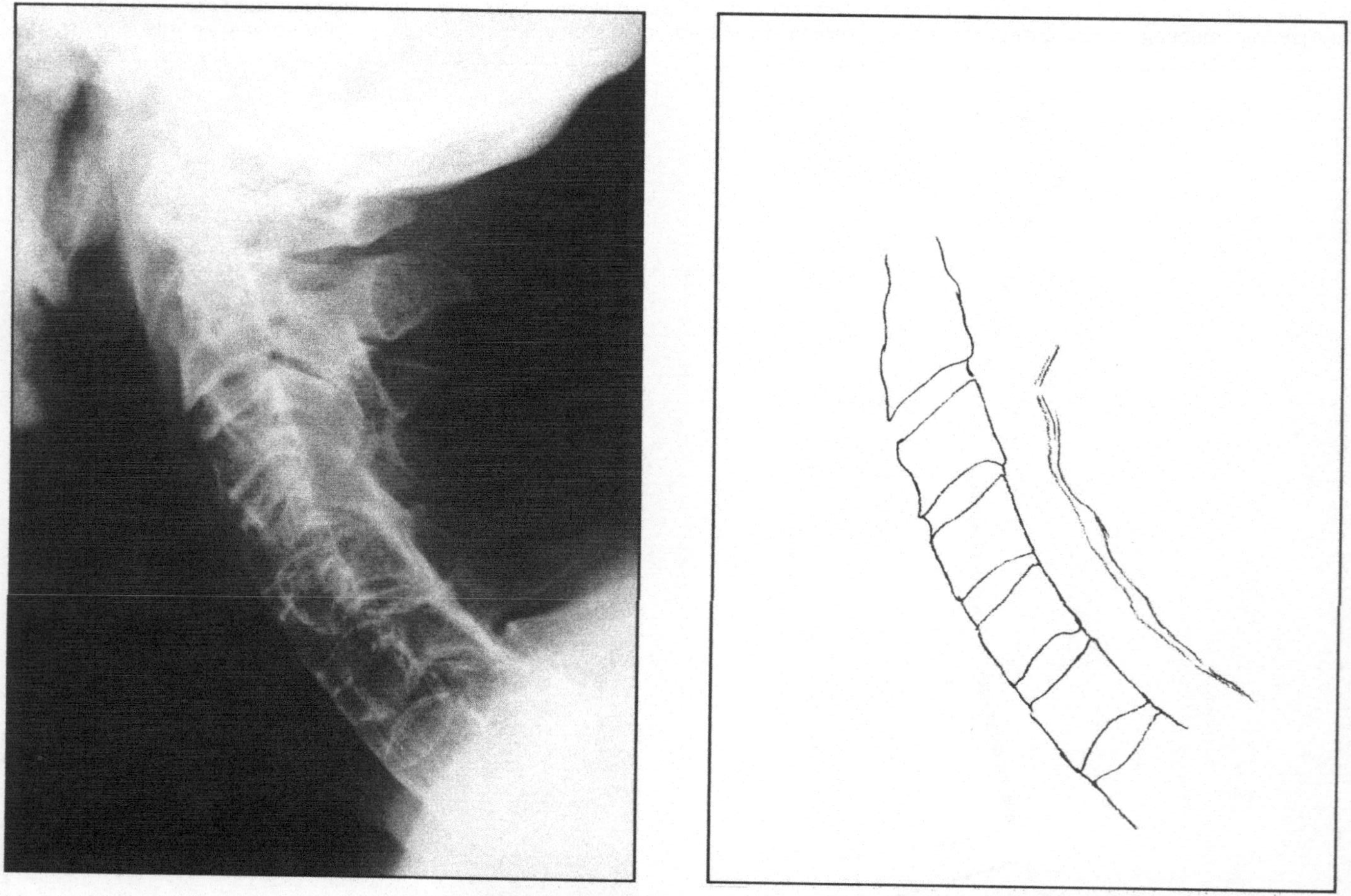

Abb. 34: Röntgenaufnahme der Halswirbelsäule in seitlichem Strahlengang bei einem Patienten mit Morbus Bechterew

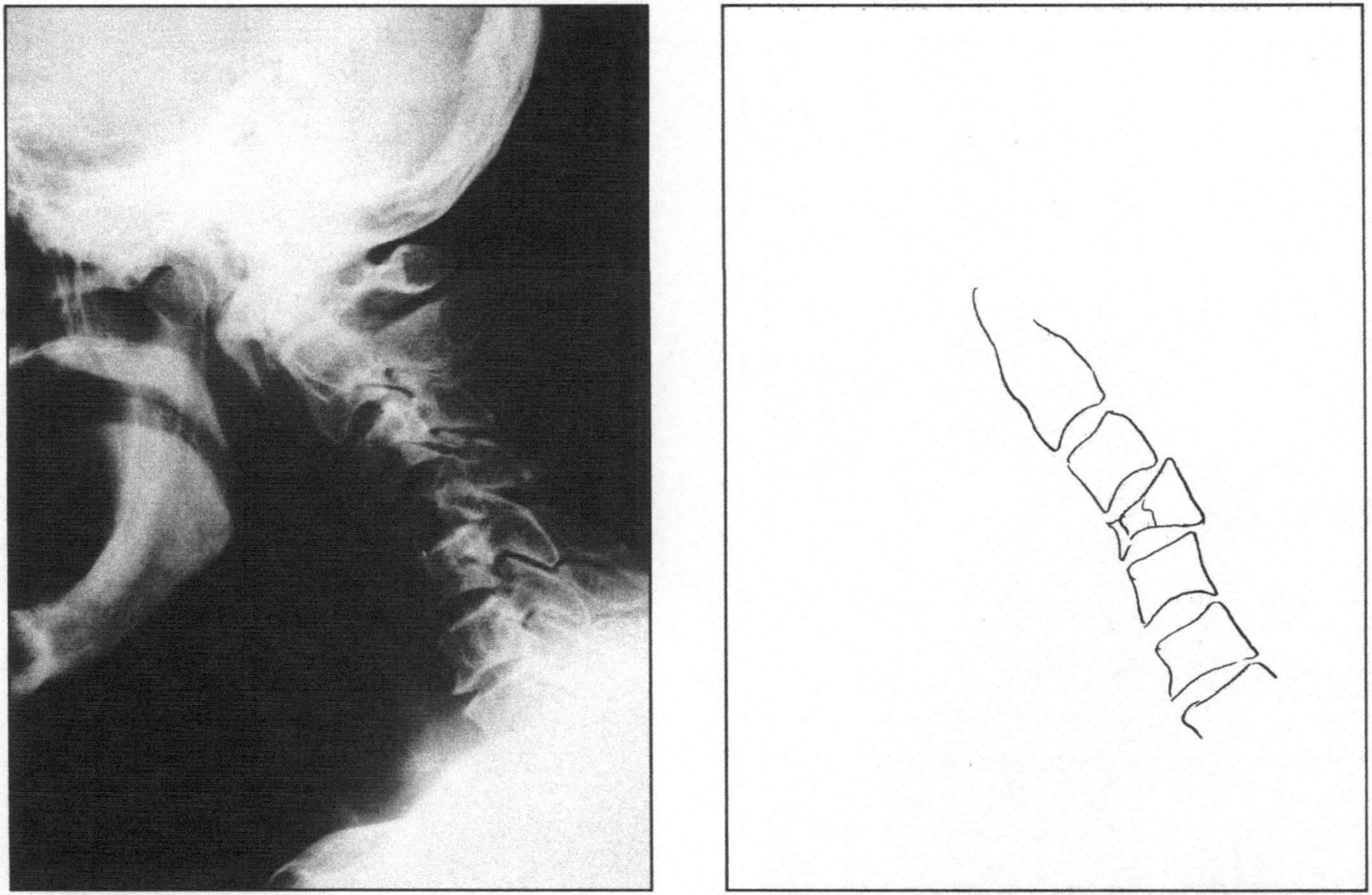

Abb. 35: Halswirbelsäulen-Röntgenaufnahme (seitlicher Strahlengang) eines Patienten mit sekundärer Absiedelung in der Halswirbelsäule. Primärtumor siehe Abb. 36. Strenge Kontraindikation zur Manualtherapie!

Abb. 35

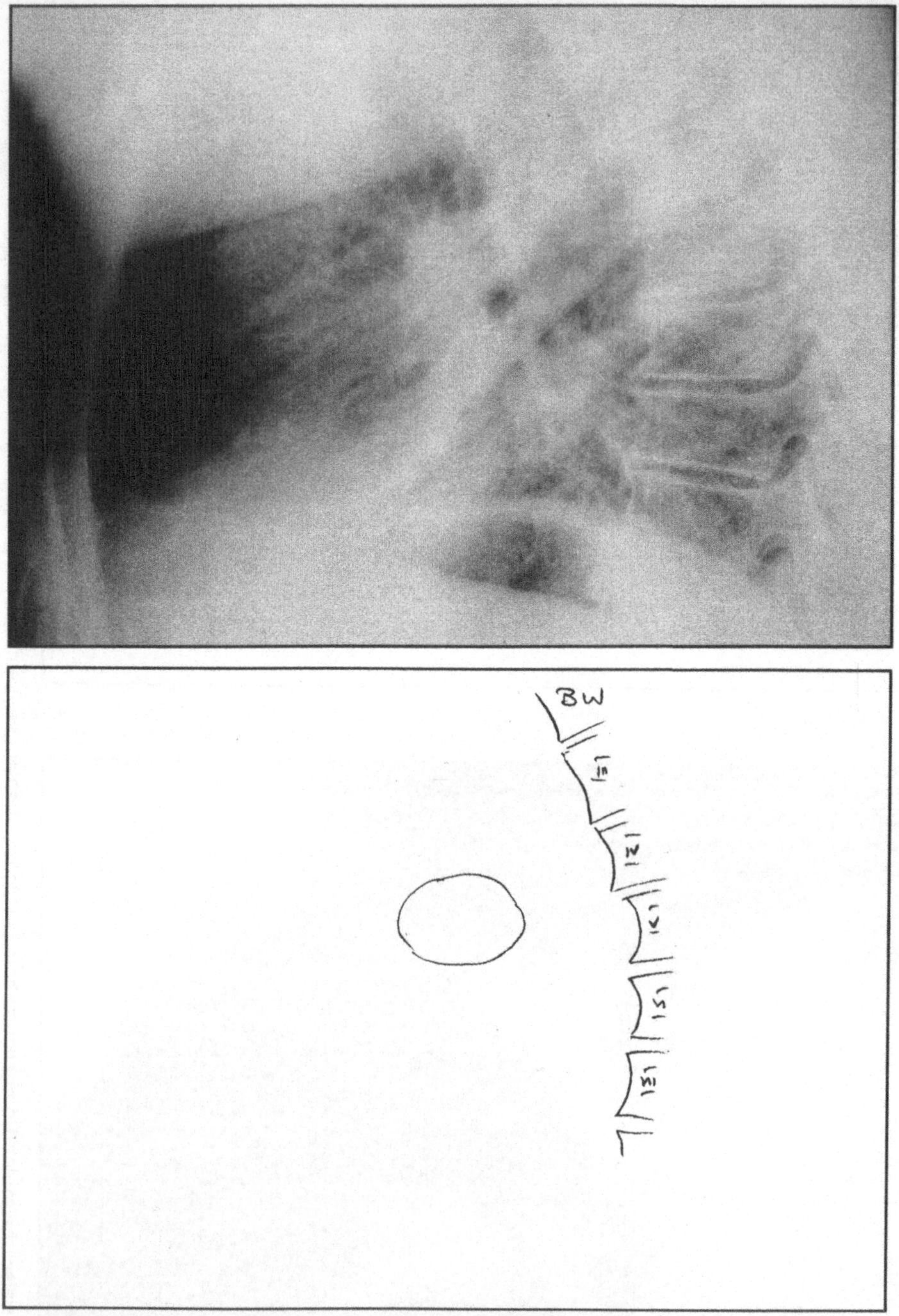

Abb. 36: Darstellung des Primärtumors in der Lunge des Patienten, von welchem die osteolytische Läsion in Abb. 35 gezeigt wurde. Bestätigung des Primärtumors durch Autopsie. Diese Primärtumorsuche ist aber nicht immer so erfolgreich wie in diesem Falle

Abb. 36

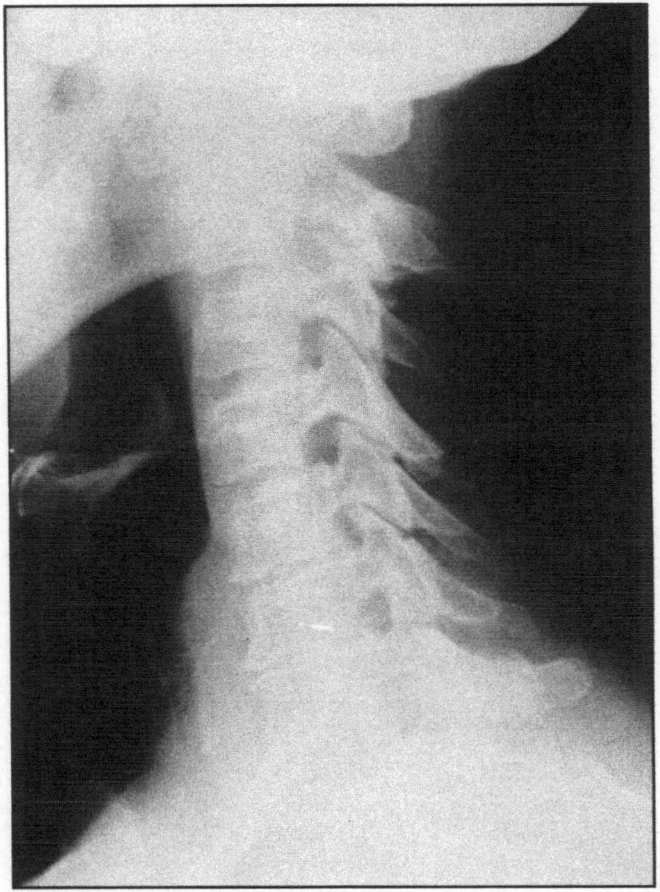

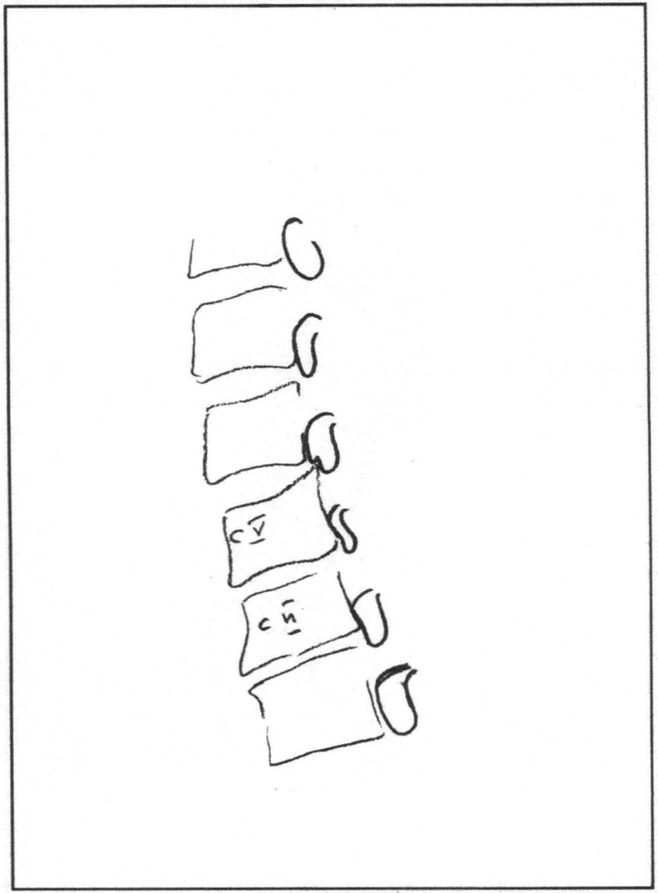

Abb. 37

Abb. 37: Aufnahme der Halswirbelsäule eines 55jährigen Mannes im schrägen Durchmesser zur Darstellung der rechten Foramina intervertebralia

Abb. 37 bis 41: Deutliche Einengungen der Foramina intervertebralia, wie sie in diesen Bildern gezeigt werden, sind ebenfalls als Kontraindikationen der Manualtherapie aufzufassen

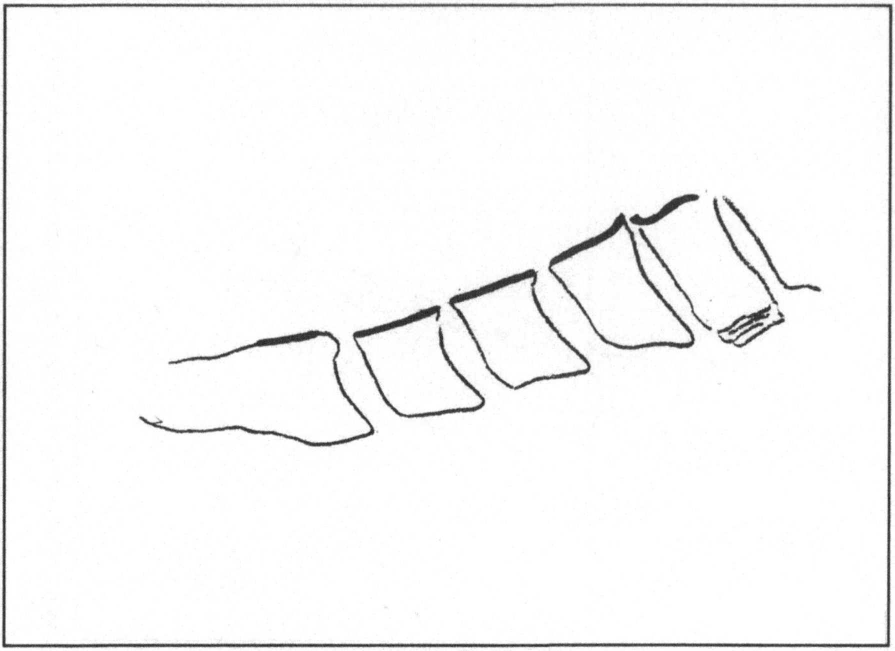

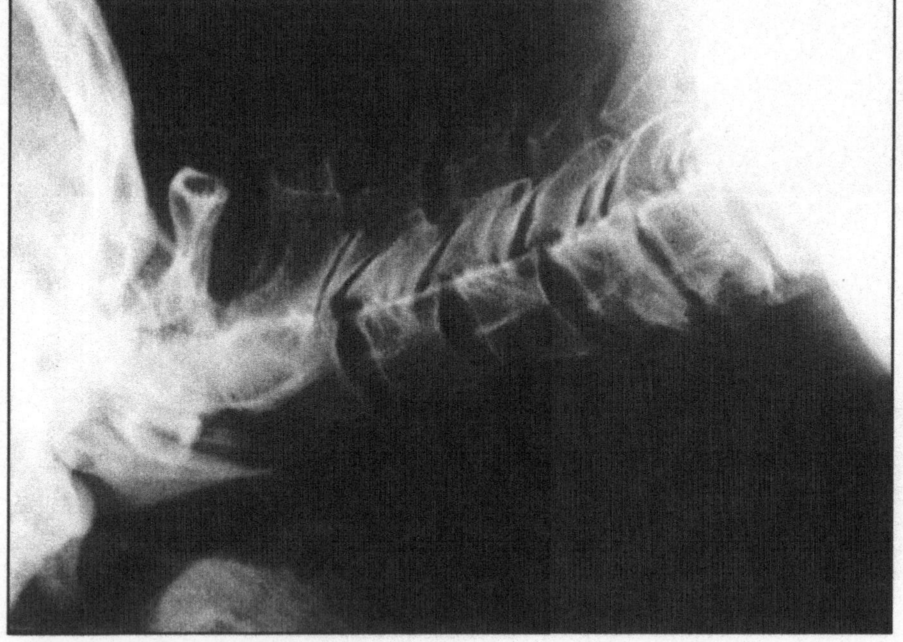

Abb. 38

Abb. 38: Röntgenbild der Halswirbelsäule eines 63jährigen Mannes in seitlichem Strahlengang

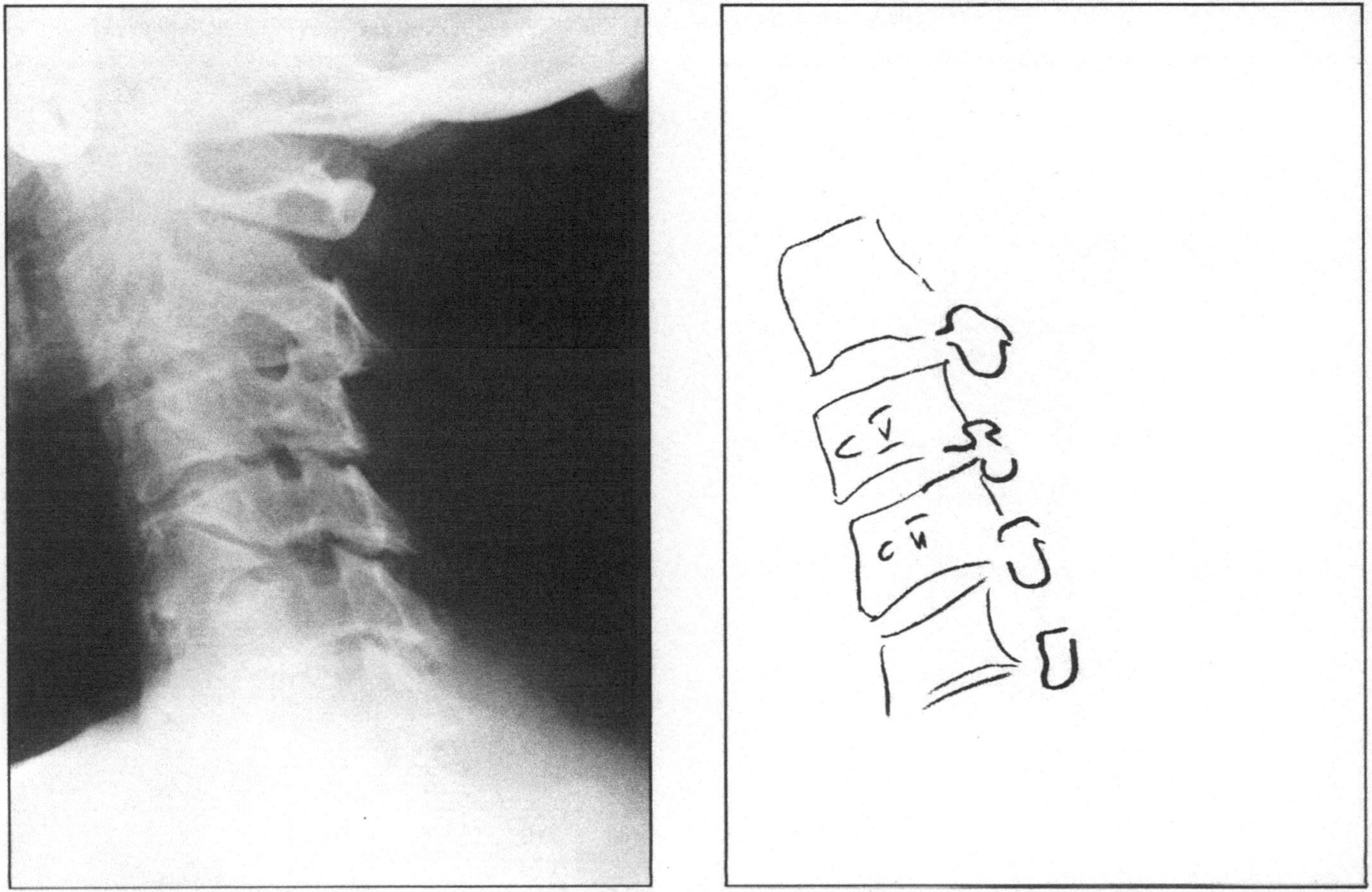

Abb. 39: Röntgenbild der Halswirbelsäule des Patienten aus Abb. 38, in einem schrägen Durchmesser zur Darstellung der linksseitigen Forámina intervertebralia

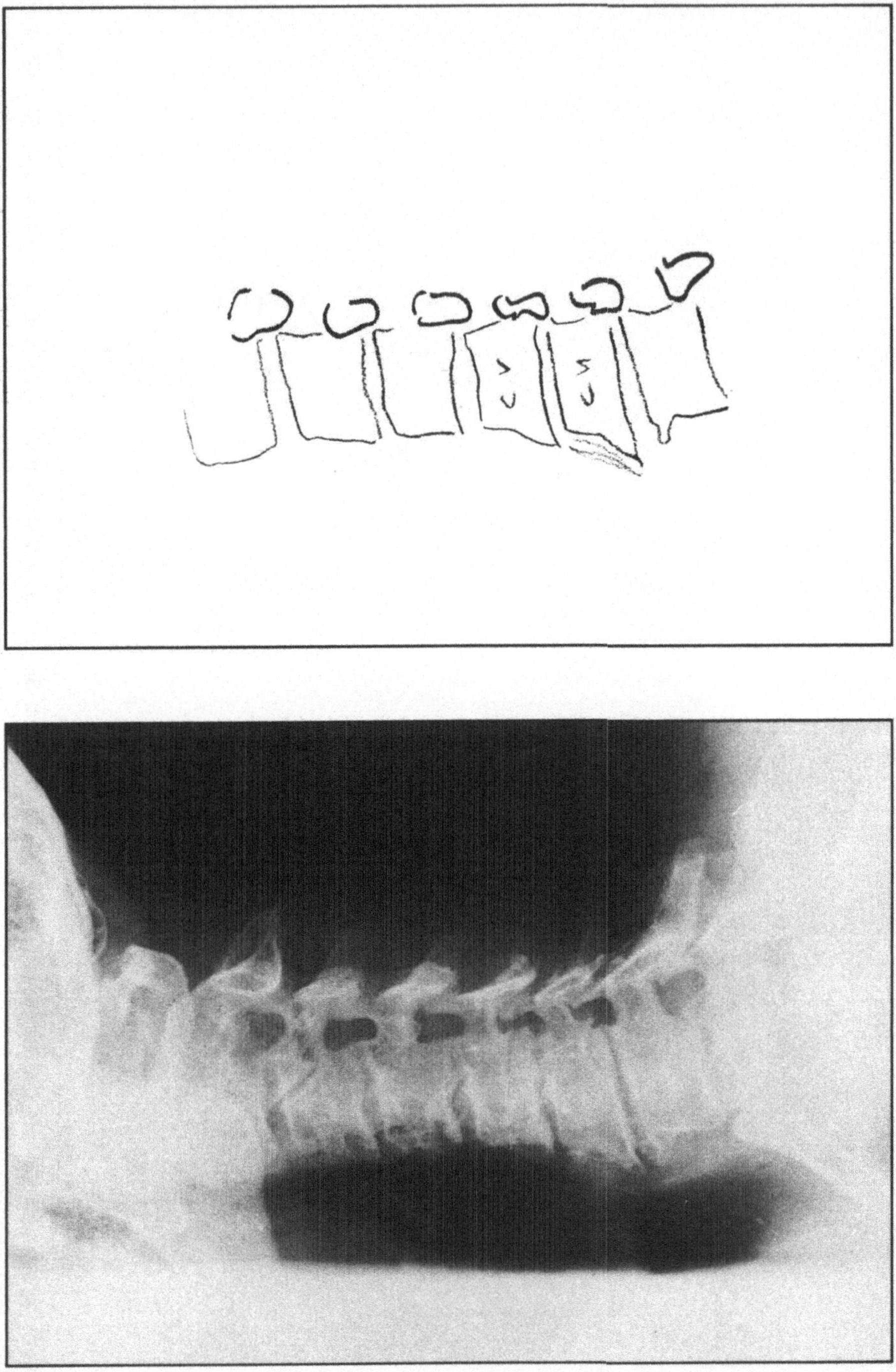

Abb. 40

Abb. 40: Darstellung der linksseitigen Foramina intervertebralia bei einem 34jährigen Mann

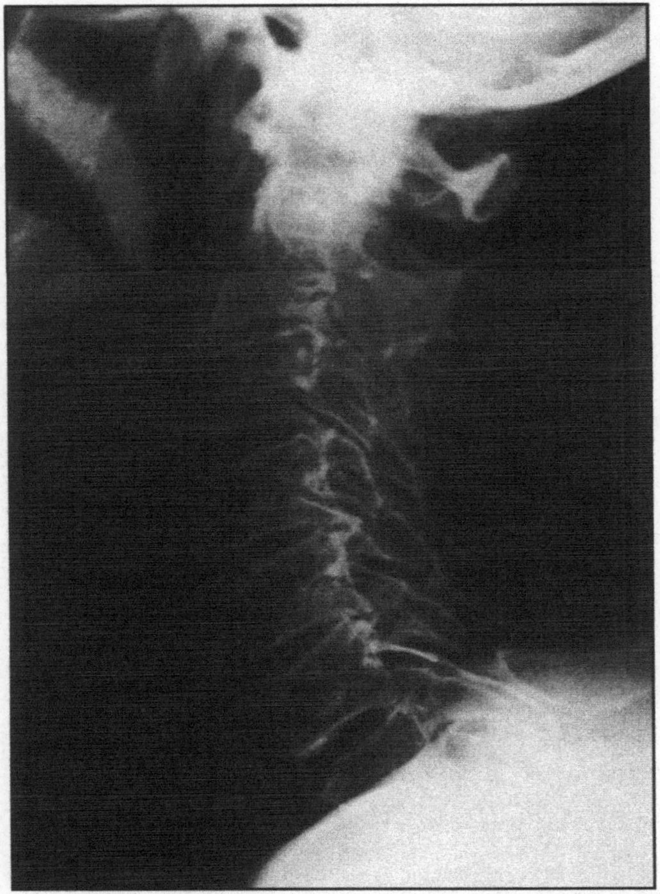

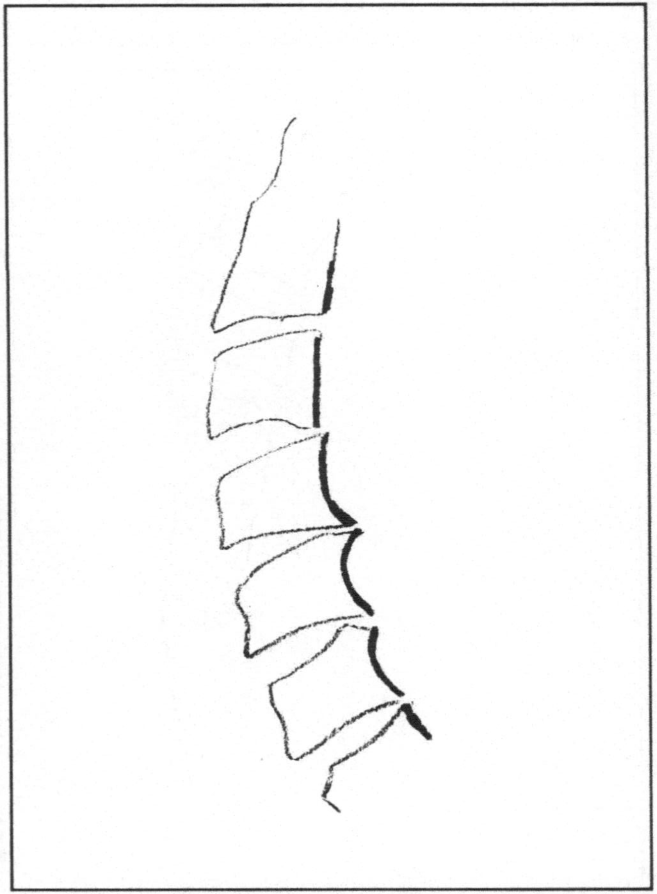

Abb. 41: Mitunter lassen sich schon an einer Aufnahme in seitlichem Strahlengang schnabelförmige dorsale Osteophyten erkennen. In solchen Fällen kann man auf Bilder in schrägen Durchmessern verzichten, wie z. B. bei diesem 48jährigen Mann

Abb. 41

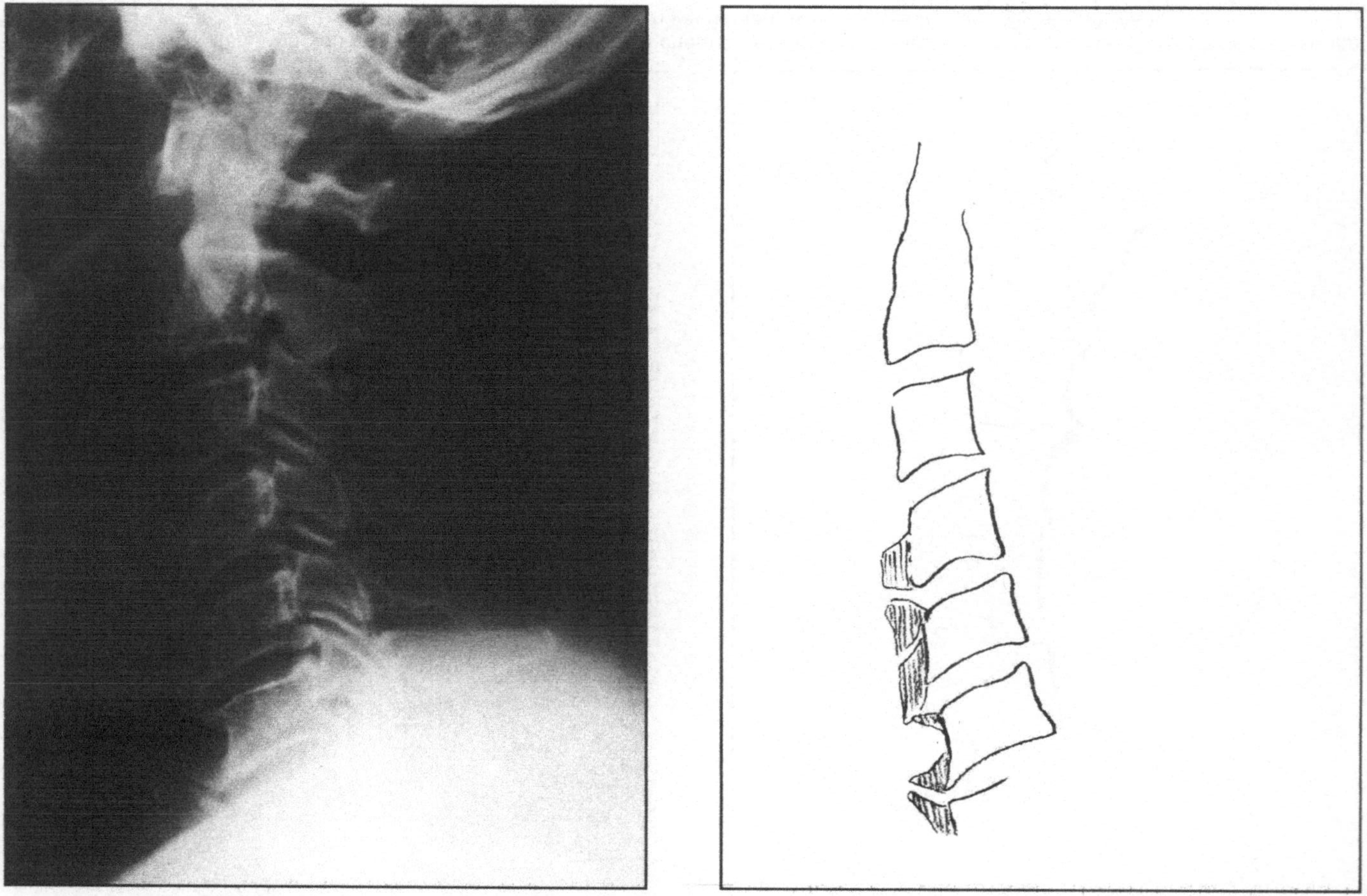

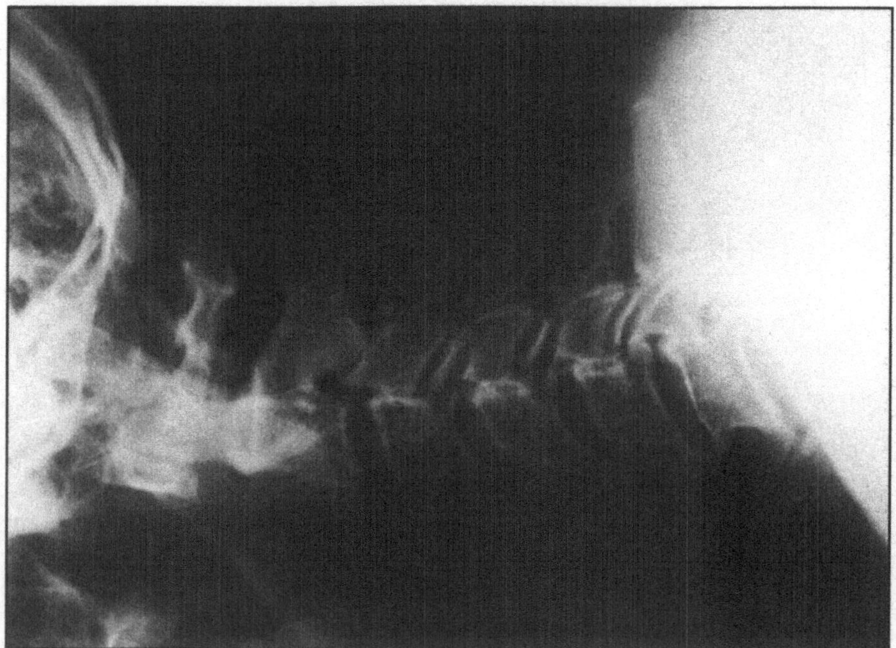

Abb. 42: Röntgenaufnahme der Halswirbelsäule (seitlicher Strahlengang) eines Patienten mit Hyperuricaemie. Harnsäurewert im Serum 8,9 mg% (530 μ mol/l in SI-Einheiten)

Abb. 42

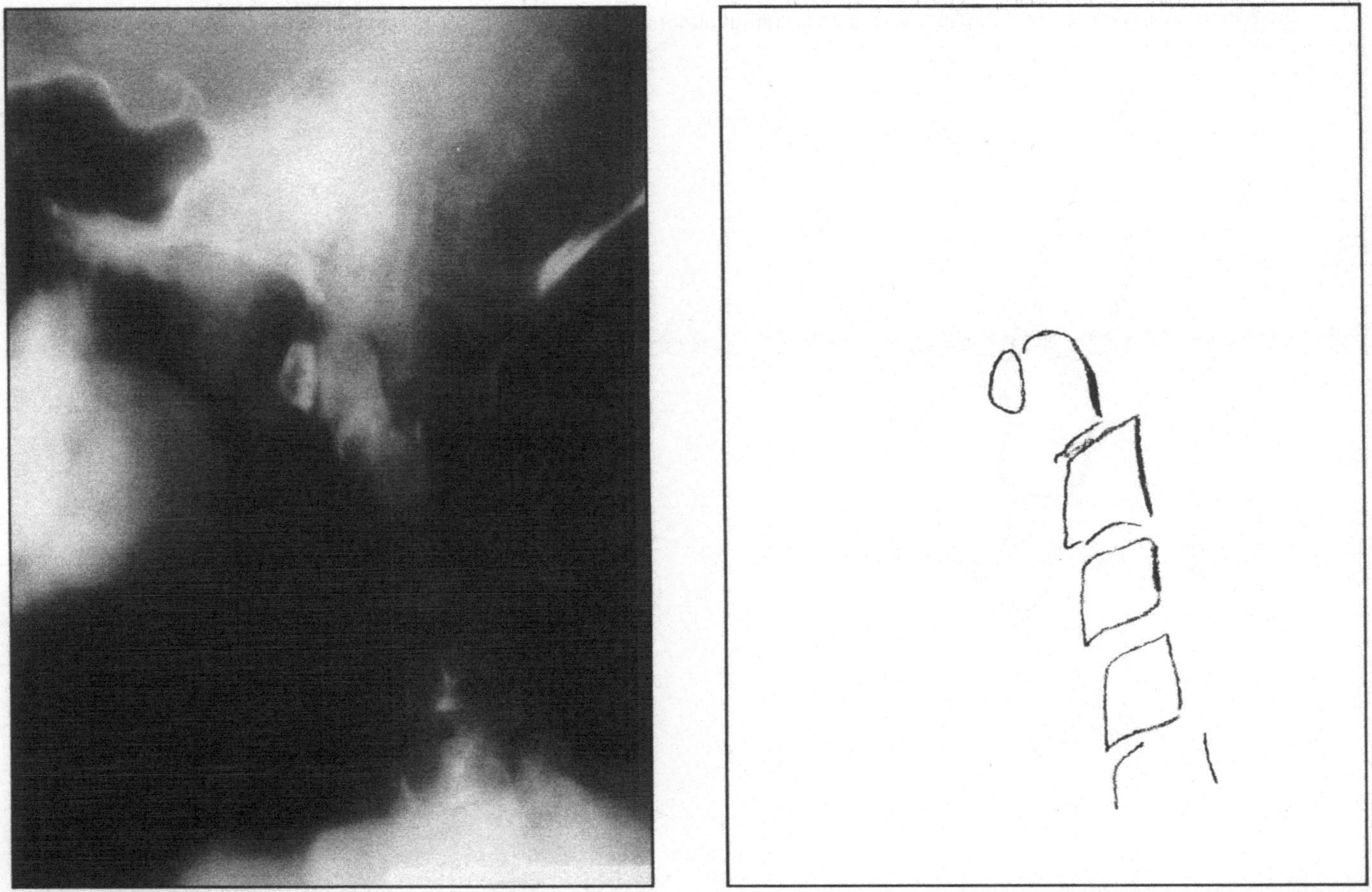

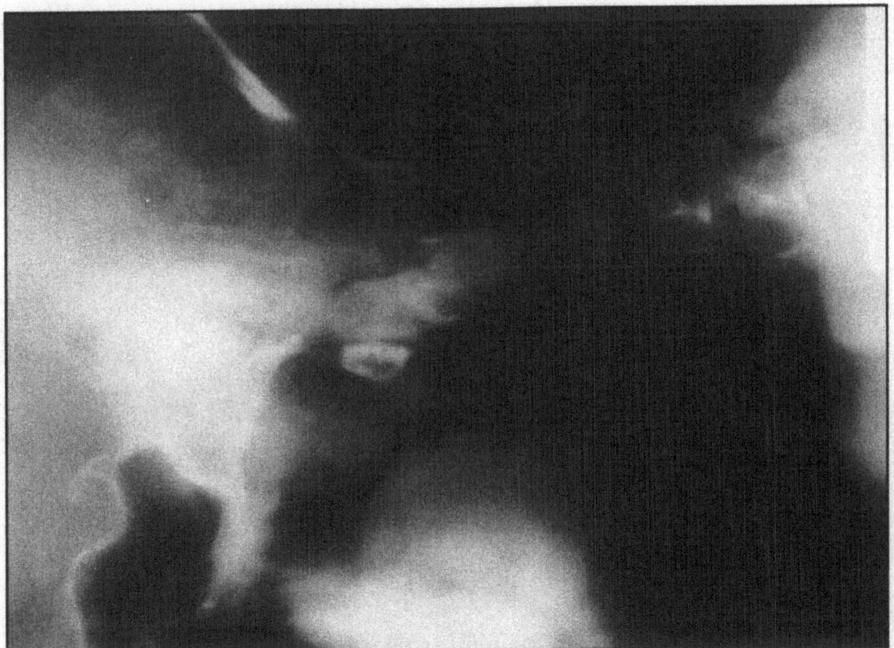

Abb. 43: Röntgenaufnahme eines Patienten mit einer 2½ Monate vor der Aufnahme erlittenen Fraktur des Dens epistrophei und Dislokation des Frakturstückes

Abb. 43

Abb. 44

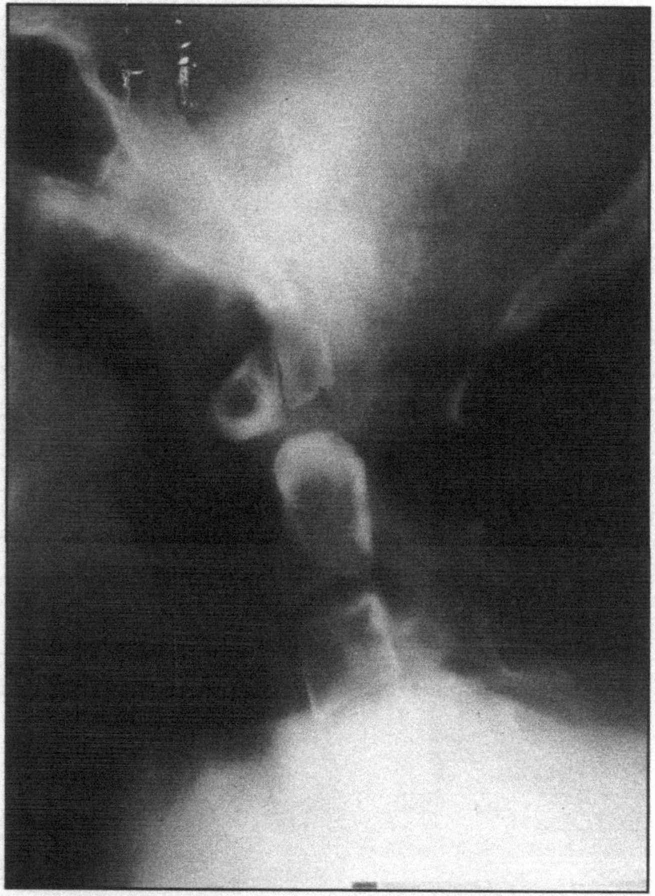

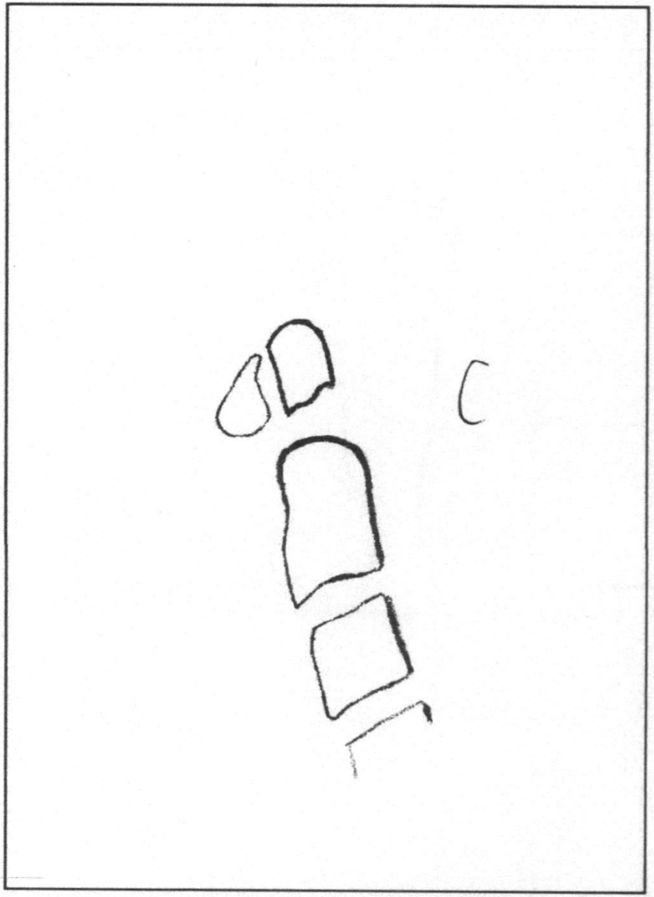

Abb. 44: Röntgenaufnahme eines Patienten mit Os odontoideum (congenital) und Atlasverschiebung in seitlichem Strahlengang

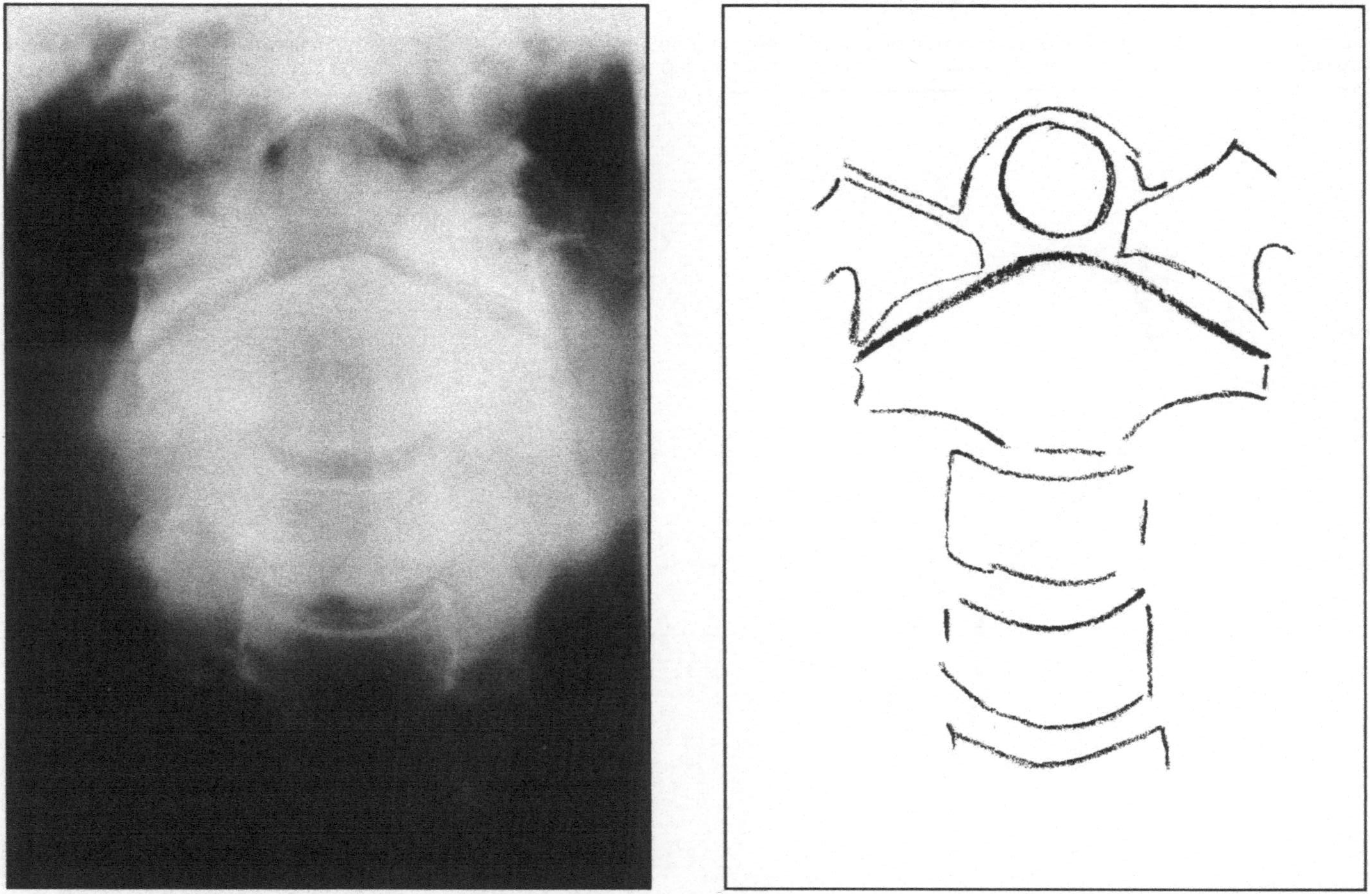

Abb. 45: Os odontoideum (Patient aus Abb. 44) in a.-p. Strahlengang und Schichtaufnahme

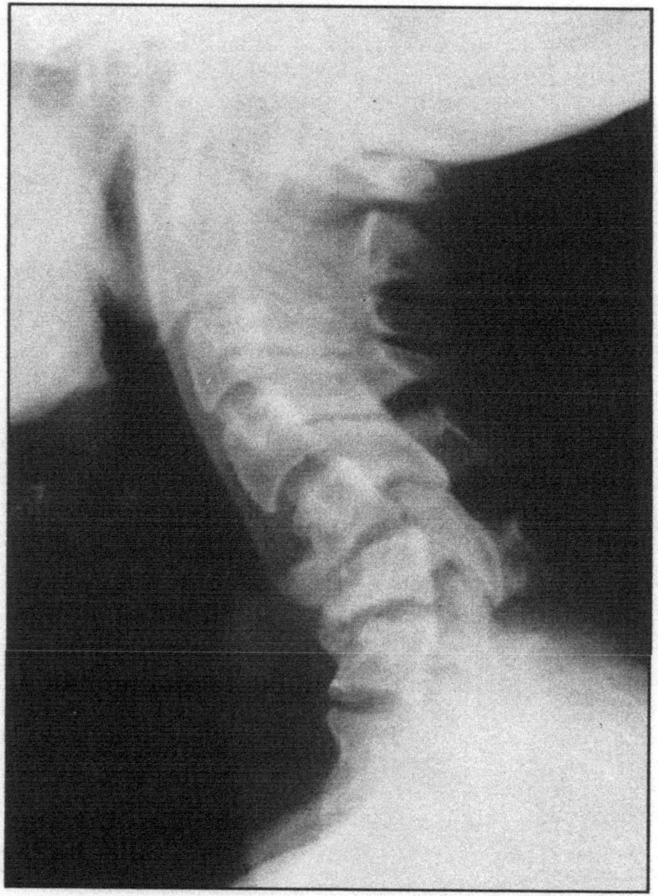

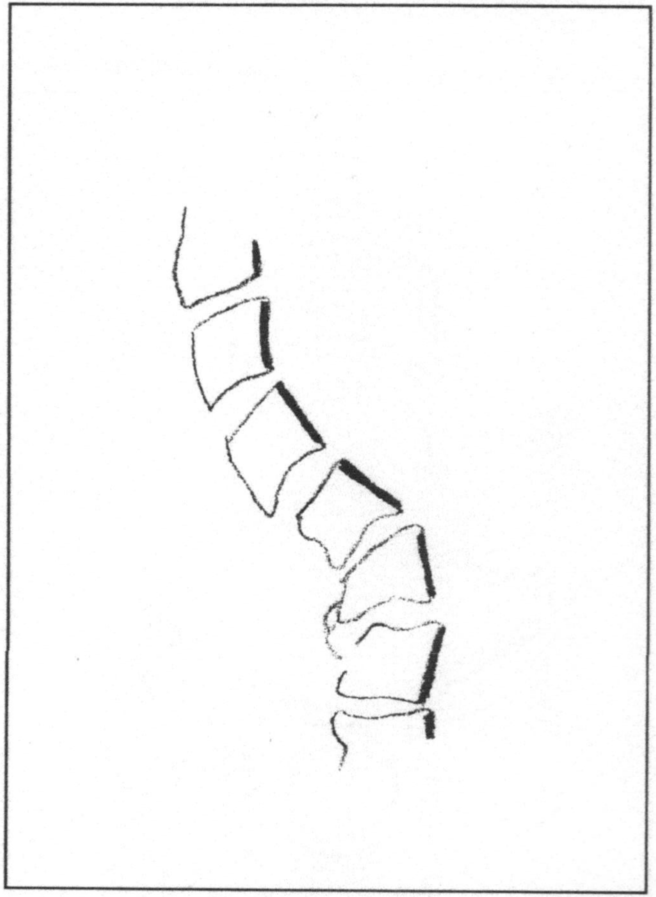

Abb. 46: Vielfach kombinierte Fehlstellung bei einer Patientin, die heute 36 Jahre alt ist: Hyperlordose der oberen und arkäre Kyphose der unteren Halswirbelsäule mit ausgedehnten Osteophyten und über Jahre hindurch unverändertem Zustandsbild: Aufnahme vor 6 Jahren

Abb. 46 bei 56· R unverändertemeh bei Pteophytenientin Zteophytenperlordos hre ielfach ebenfalls eine Manualtherapie streng kon-

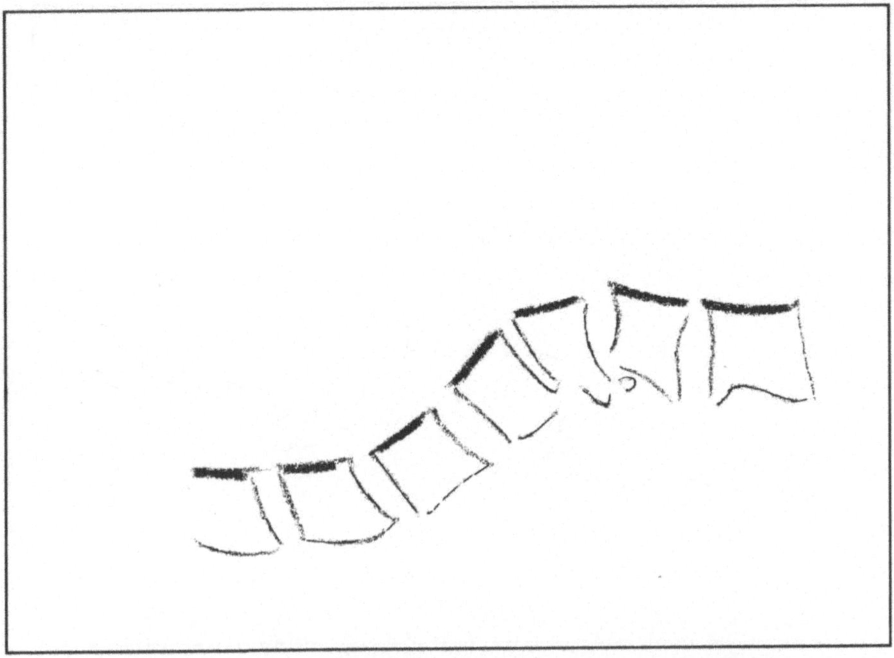

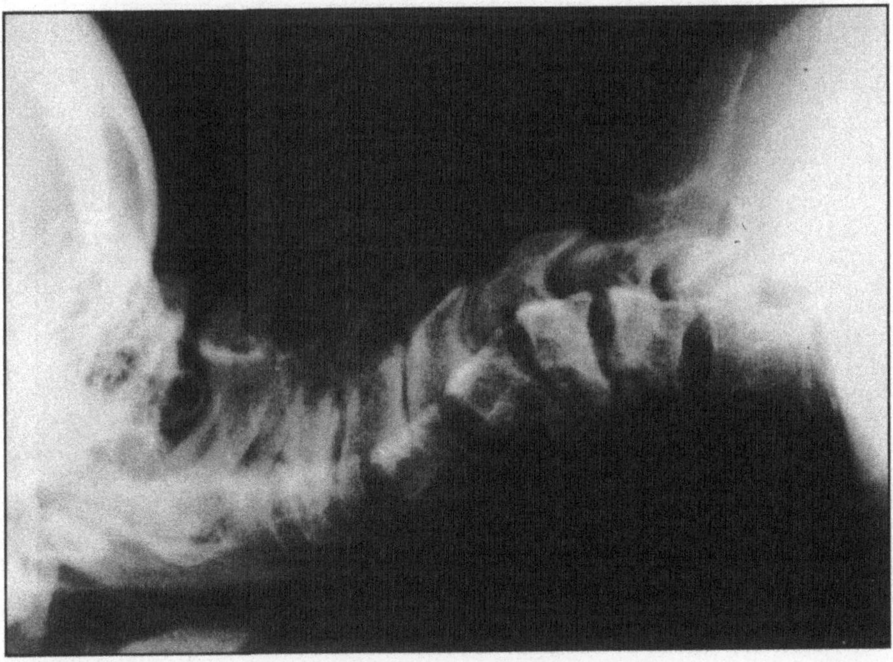

Abb. 47: Rezente Aufnahme der Patientin aus Abb. 45

Abb. 47

Abb. 48

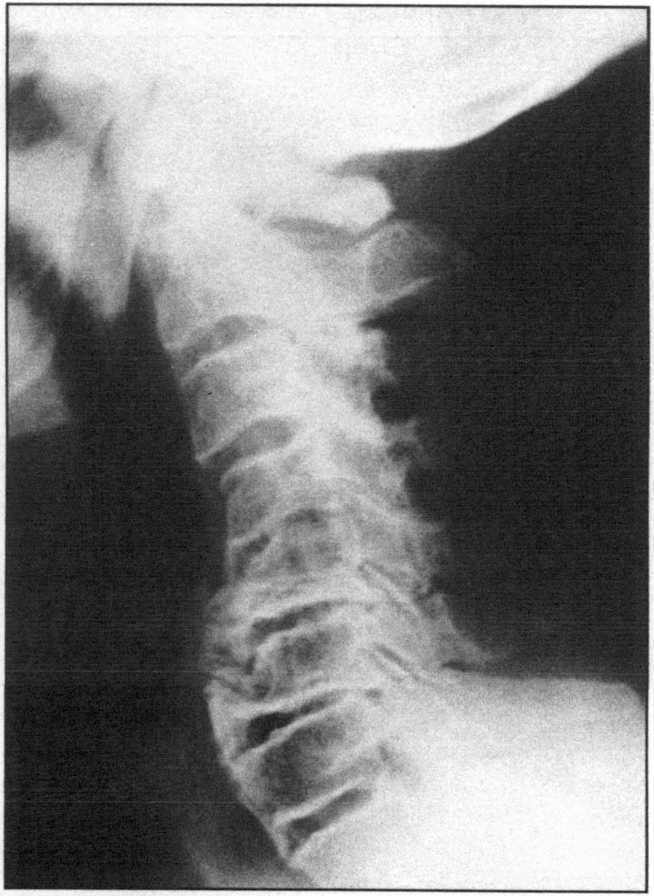

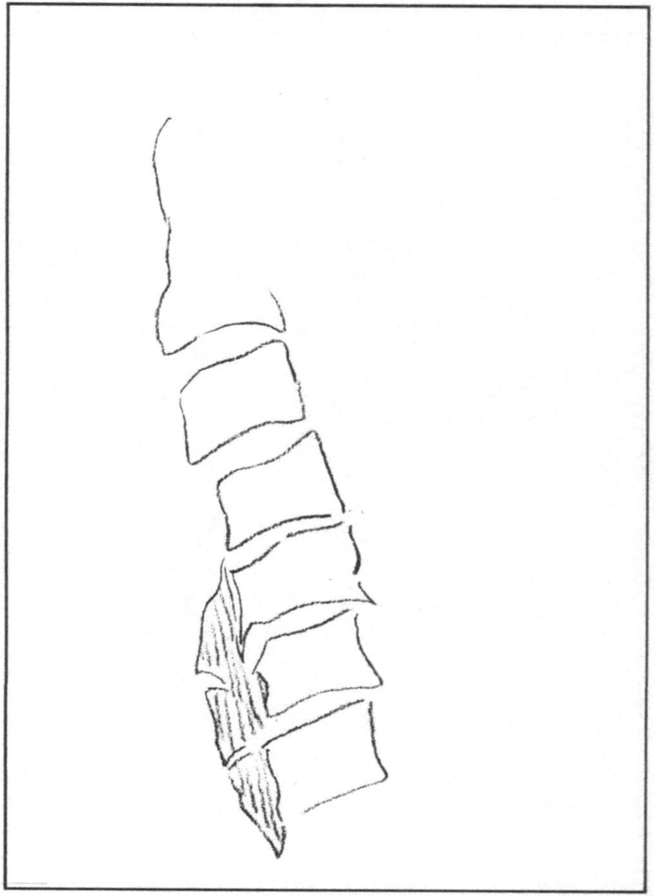

Abb. 48: Vielfach kombinierte Fehlstellung bei einem anderen Patienten mit brückenbildenden Osteophyten

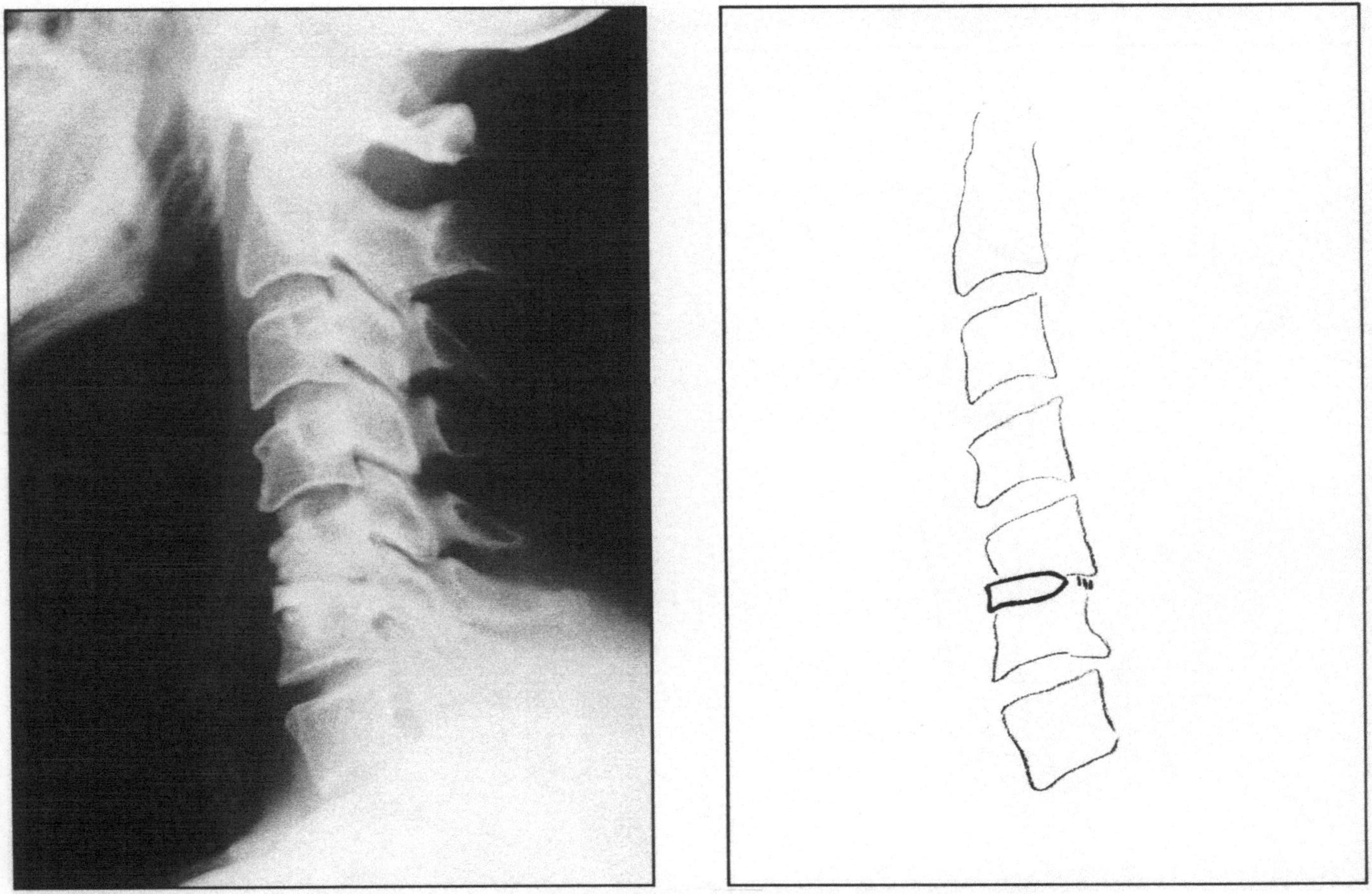

Abb. 49: Zustand nach "anterior body fusion" nach Cloward mit Palacos im Segment C 5/6, gut verheilt

Abb. 49

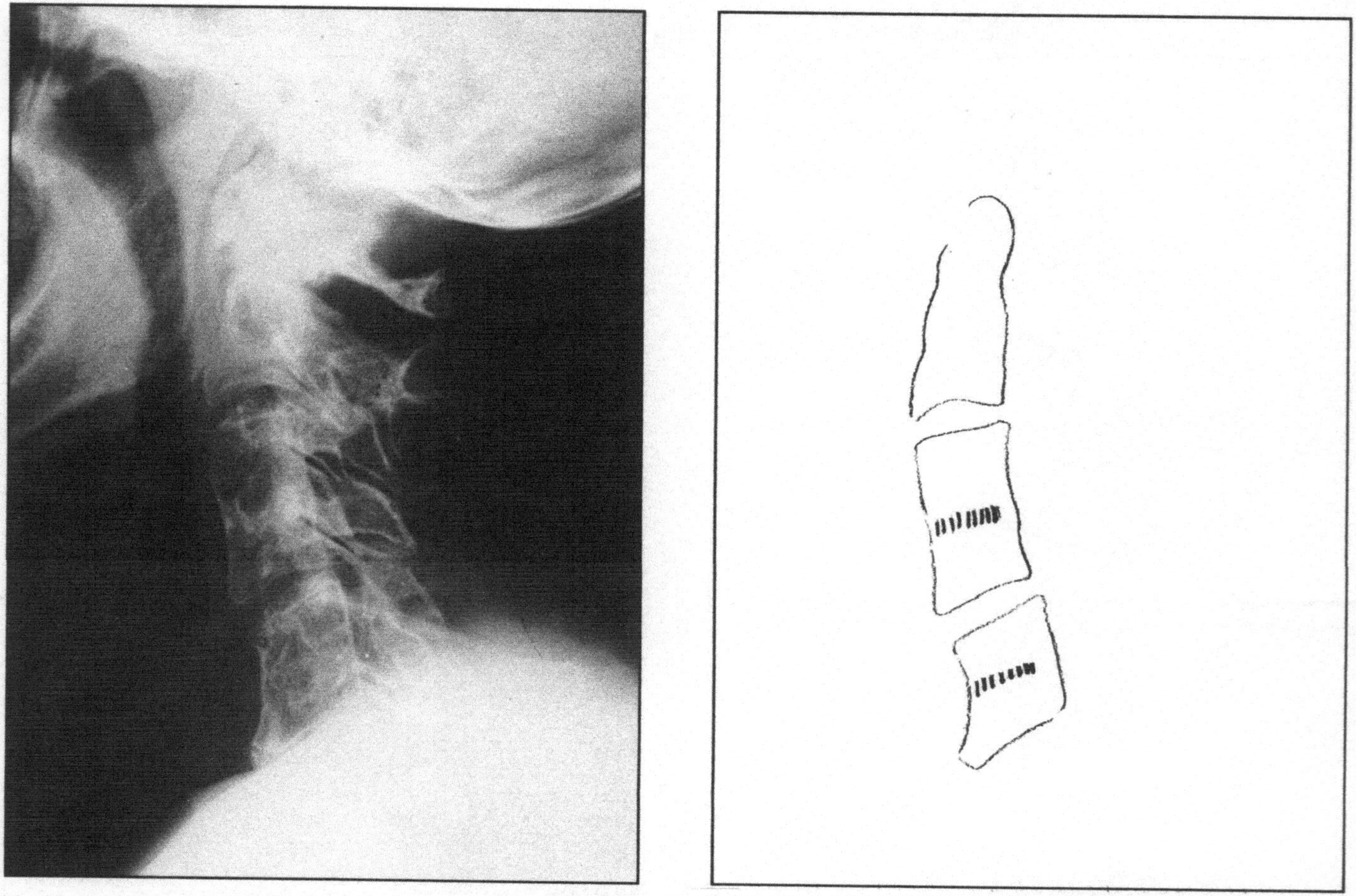

Abb. 50: Zustand nach anterior body fusion nach Cloward mit Knochen in zwei Segmenten (C 3/4 und C 5/6) und gut verheilt

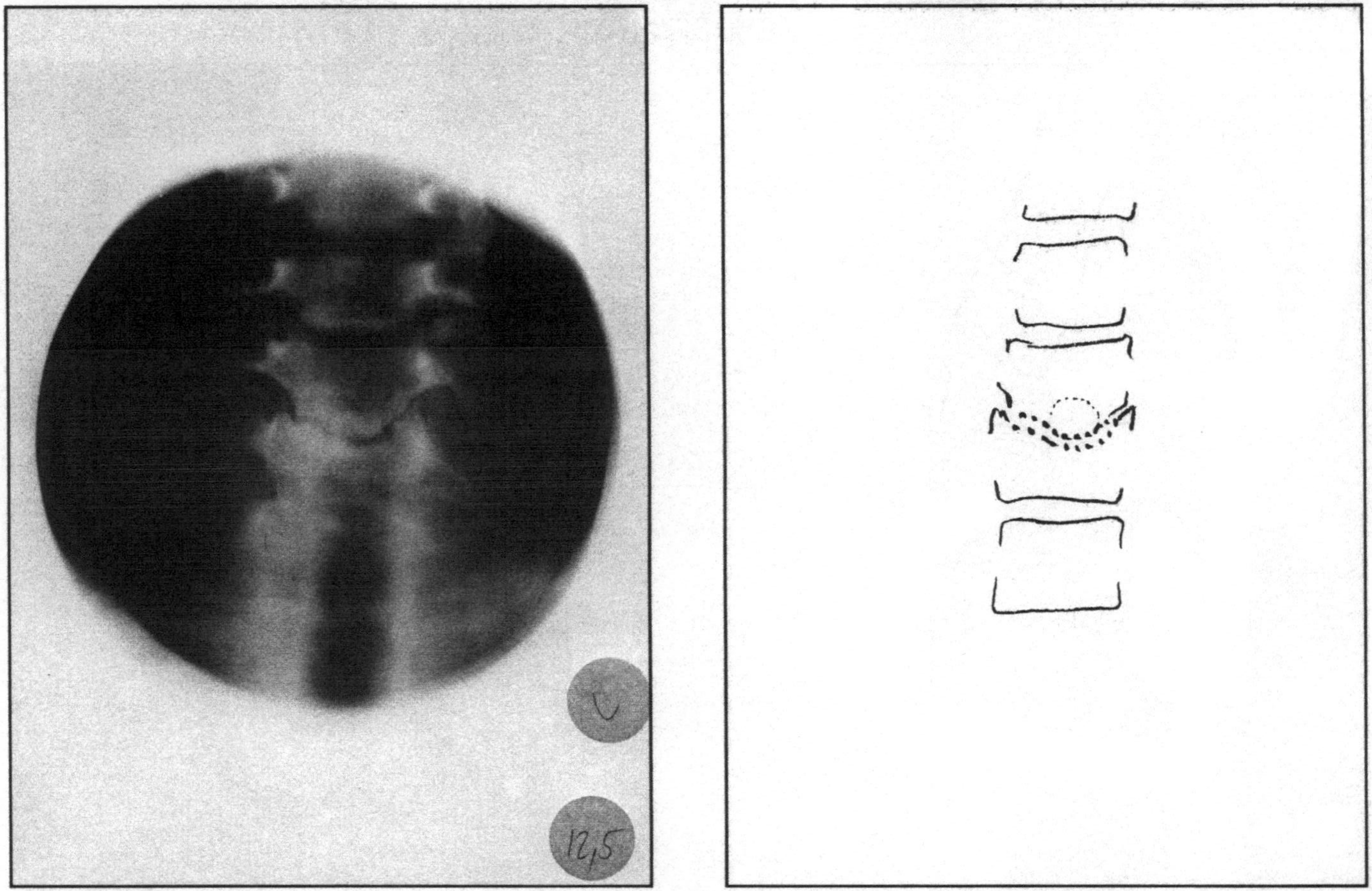

Abb. 51: Zustand nach anterior body fusion nach Cloward in einem Segment (C 4/5) mit Knochen; schlecht verheilt: im unteren Teil des Implantates mit Pseudarthrosebildung. A.-p. Strahlengang und Schichtung

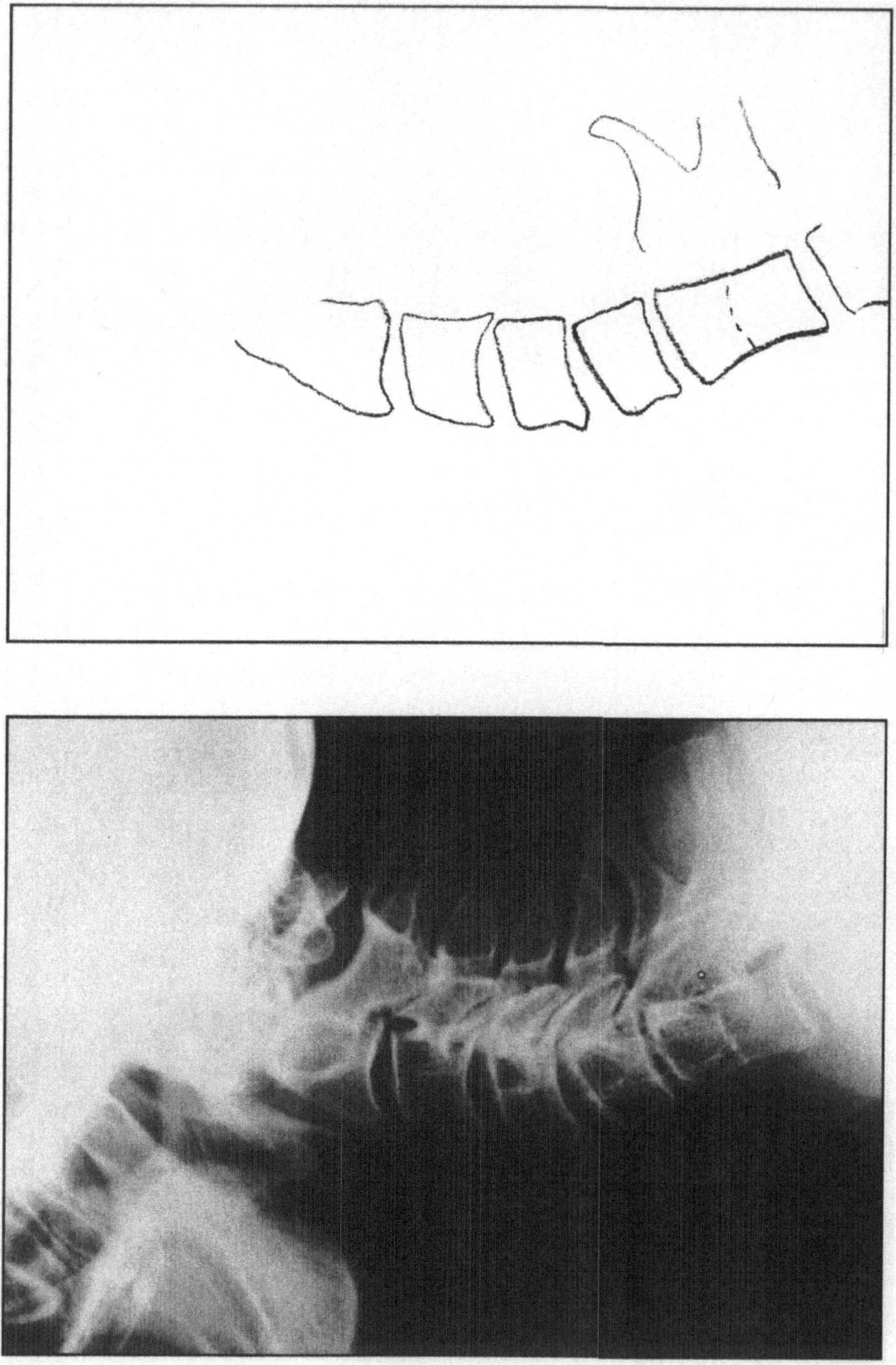

Abb. 52: Patient mit Klippel-Feilscher Mißbildung; Blockwirbel bei C 6 und C 7

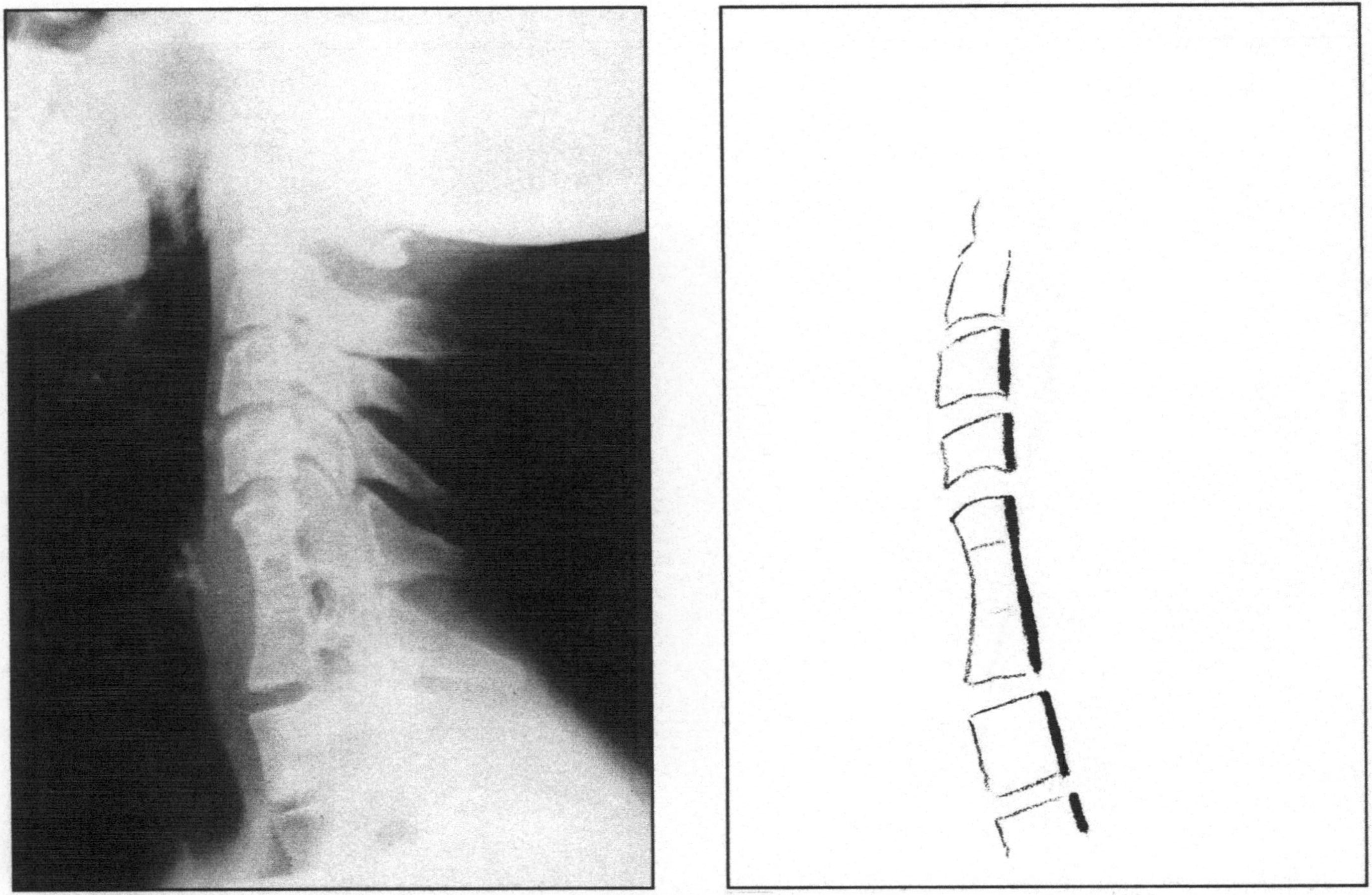

Abb. 53: Patient mit Klippel-Feilscher Mißbildung; Blockwirbelbildung bei C 5, 6 und 7

Abb. 53

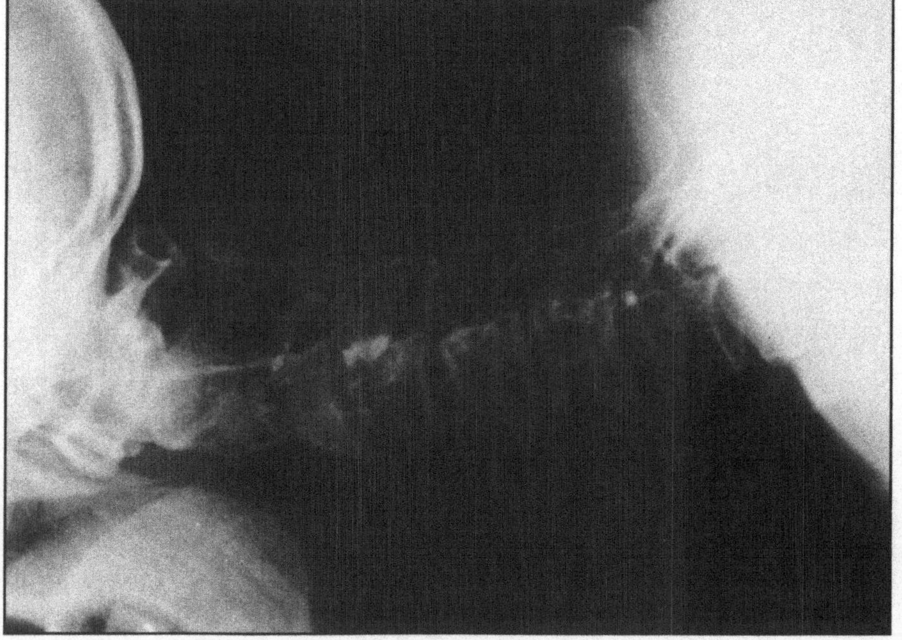

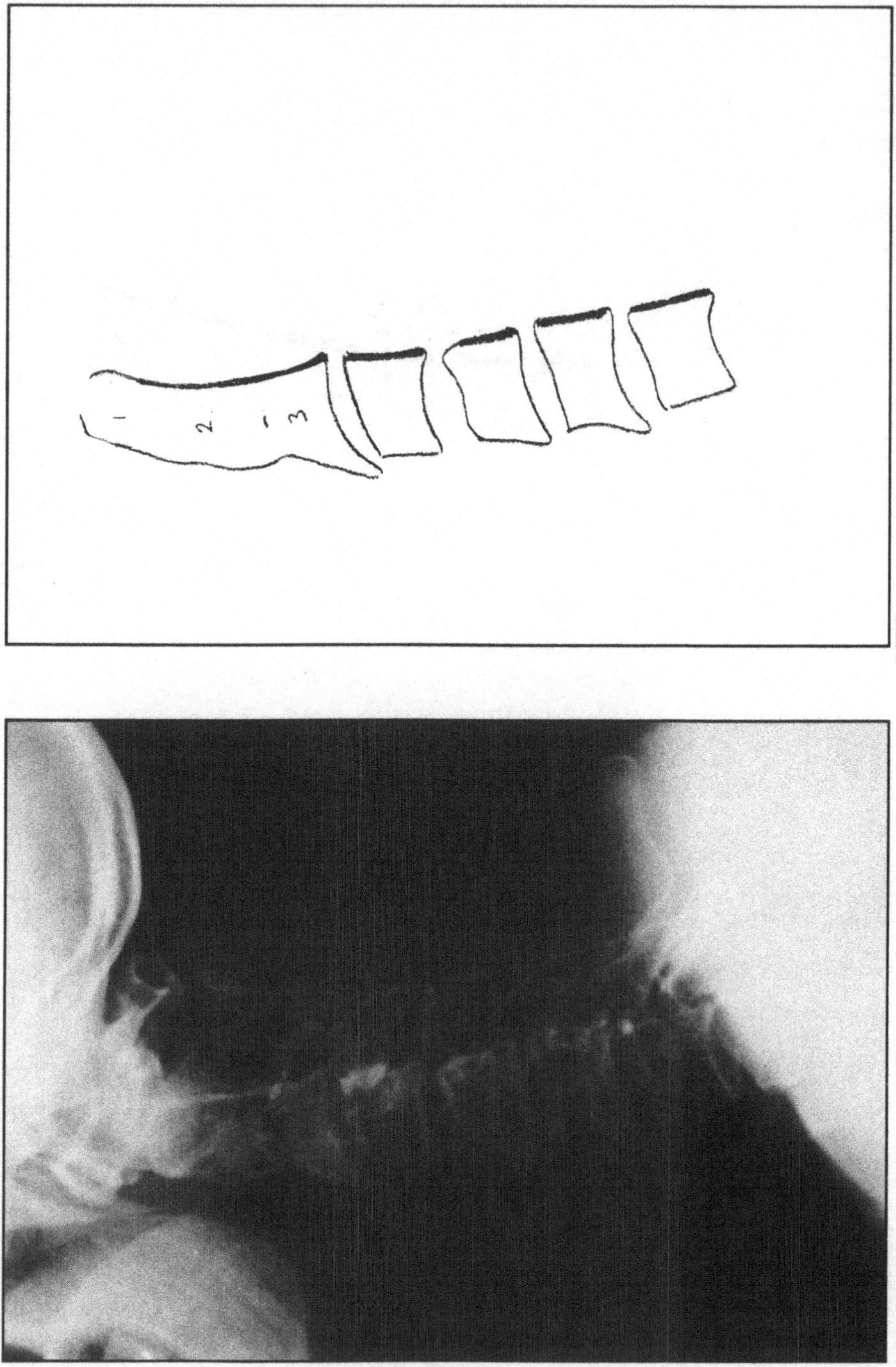

Abb. 54: Patient mit einfacher Blockwirbelbildung bei C 2 und 3

Abb. 54

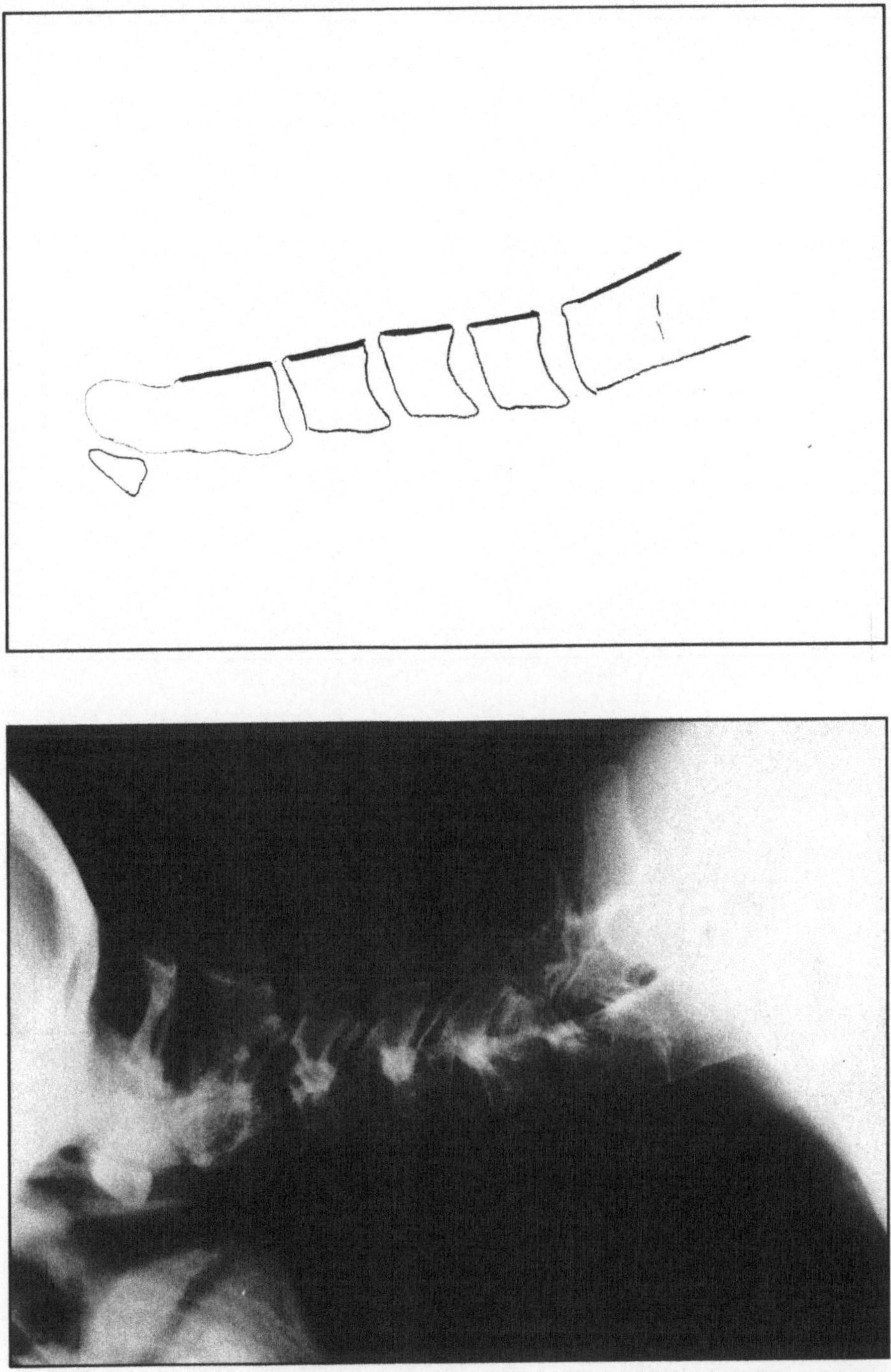

Abb. 55: Patient mit Blockwirbelbildung bei C 6 und 7

Abb. 55

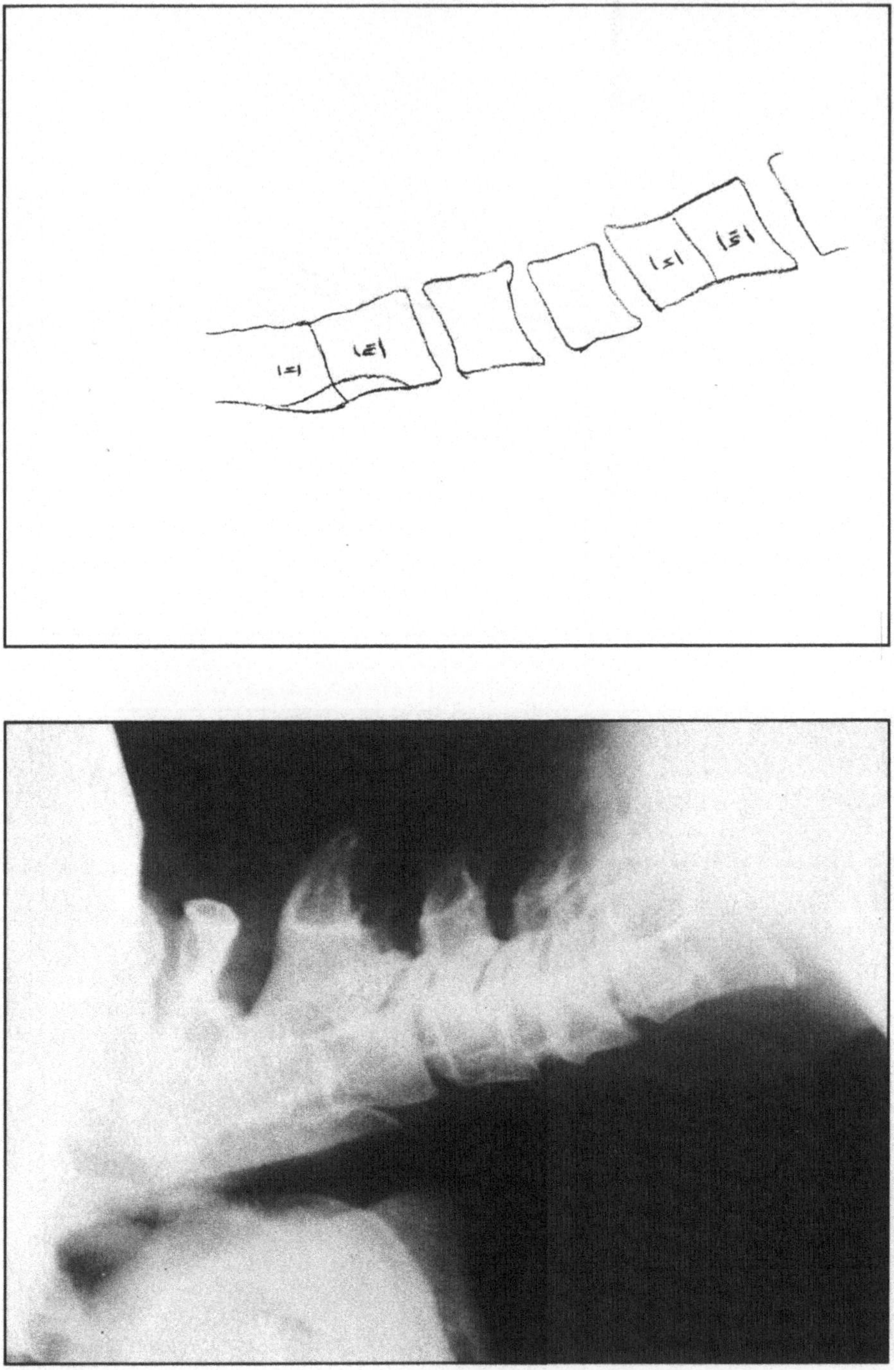

Abb. 56: Patient mit mehrfacher Blockwirbelbildung bei C 2 und 3, wie auch C 6 und 7

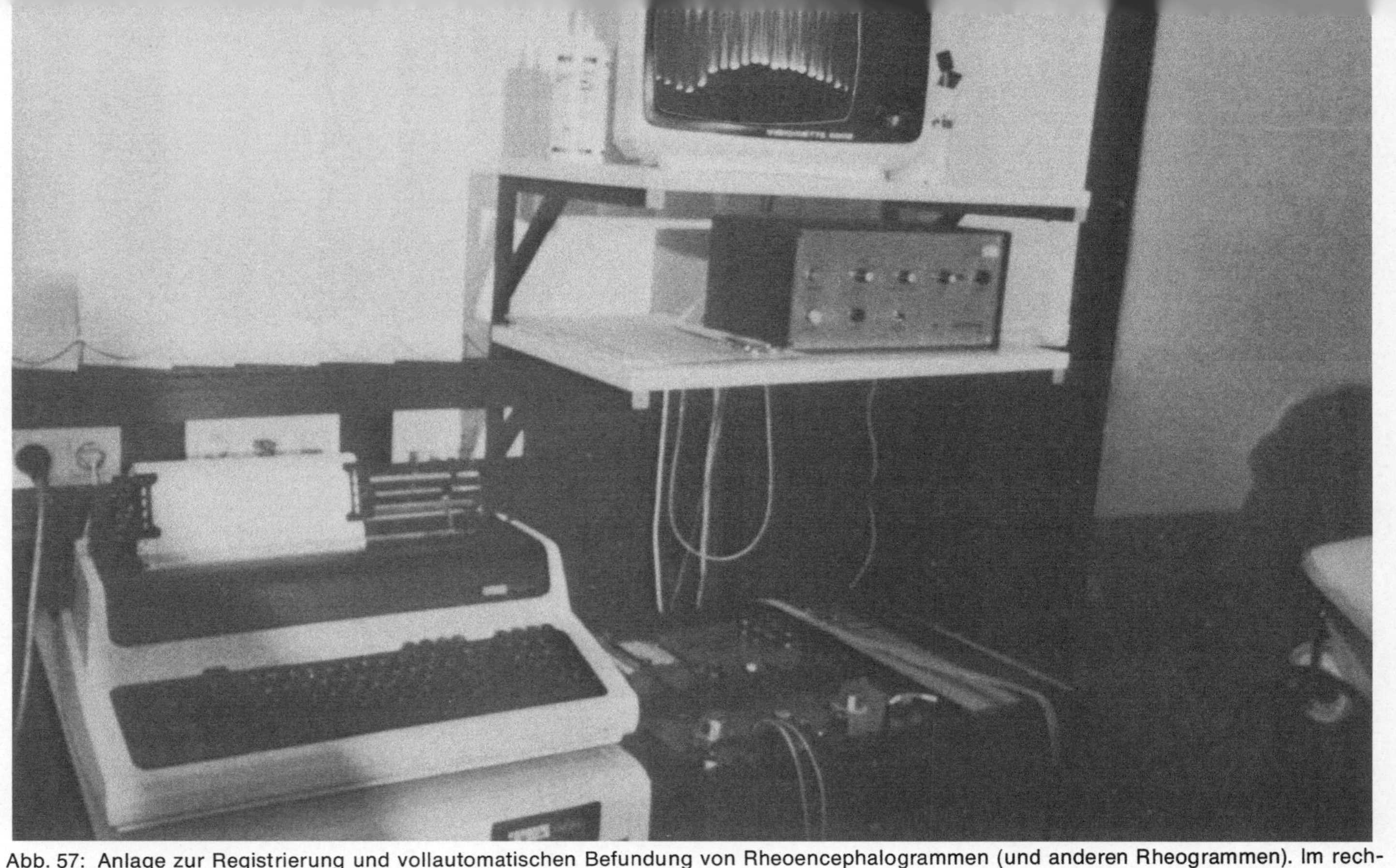

Abb. 57: Anlage zur Registrierung und vollautomatischen Befundung von Rheoencephalogrammen (und anderen Rheogrammen). Im rechten Bildteil sind zu sehen: Eine Ecke des Untersuchungstischs, auf dem der Patient liegt. Doppelrheograph (REG) und Registriergerät zur graphischen Aufzeichnung (Elektrokardiograph, EKG); Speicheroszilloskop (SO), hier bestehend aus zwei Teilen, dem Minicomputer und dem Sichtgerät. Diese beiden Teile stellen die im Text genannte halbautomatische Anlage dar. In der linken Bildhälfte sieht man den Tischcomputer und das Terminal, sowie in der Bildmitte die Schnittstelle, das ist die Verbindung des Doppelrheographen mit dem Computer

```
NEUROCHIRURGISCHE AMBULANZ
AMBULATORIUM SUED DER
WIENER GEBIETSKRANKENKASSE
AUFNAHMENUMMER,ALTER:        ?119648
GESCHLECHT,RHEOART,EXTNR.:    ?ME1

BETR.:                       26-NOV-81




                         HERRN/FRAU DR.



   SEHR GEEHRTER HERR/FRAU DOKTOR


   WIR DANKEN FUER DIE FREUNDLICHE ZUWEISUNG IHRES OBGENANNTEN
   PATIENTEN ZUR RHEOENCEPHALOGRAPHIE, WELCHE HEUTE DURCHGEFUEHRT WURDE.
   DIE IN RUHE ABGELEITETE KURVE ERGAB FOLGENDE WERTE
                 a     b     c     d     e     A     B     C     K     Pi    N
     Rechts      13    31    13    3     63    36    30    31    27    22    15
     Links       18    22    11    6     60    29    24    24    27    21    10

   AUSSER DER RUHEKURVE WURDE EINE SERIE  VON FUNKTIONSTEST
   DURCHGEFUEHRT,DIE AUS KOMPRESSION DER RE./LI. ART. CAROTIS BESTEHT

   DABEI FANDEN SICH FOLGENDE KURVENWERTE:

   KOMPRESSION RECHTS
                 a     b     c     d     e     A     B     C     K     Pi    N
     Rechts      12    23    14    3     50    23    17    17    22    16    7
     Links       14    21    9     7     58    28    23    25    27    21    9

   KOMPRESSION LINKS
                 a     b     c     d     e     A     B     C     K     Pi    N
     Rechts      14    21    13    6     65    27    21    23    25    18    10
     Links       15    24    15    9     57    19    13    15    22    12    7

   KONTROLLE NACH KOMPRESSION
                 a     b     c     d     e     A     B     C     K     Pi    N
     Rechts      14    18    21    6     54    35    21    22    29    22    14
     Links       17    15    9     5     71    32    29    30    28    20    8


   IM VERGLEICH ZUR RUHEKURVE ZEIGT DIE KONTROLLE NACH KOMPRESSION
   EINEN REBOUND FUER DAS
              REL.PULSVOLUMEN      PULSFLAECHENINTEGRAL (PI)       N
     rechts   -3  %                    1  %                       -8  %
     links    10  %                   -4  %                       -21  %
                         (NORM JEWEILS BIS 25%)

   DIE AUTOMATISCHE BEURTEILUNG DER KURVENAENDERUNGEN STELLT DIE
   GRUNDLAGE VON BERECHNUNGEN DAR,AUS WELCHEN SICH FUER DIE
   CEREBRALE HAEMODYNAMIK FOLGENDE AUSSAGEN MACHEN LASSEN:
   DAS VERHAELTNIS DER ANTEILE DER VERSORGUNG EINER HIRNHEMISPHAERE
   AUS DER ART.CAROTIS ZUR ART.VERTEBRALIS IST

   FUER DIE RECHTE HEMISPAERE              NORM 60 ZU 40
                       42 ZU 58 PROZENT

        LINKE HEMISPHAERE
                       44 ZU 56 PROZENT


   DAS VERHAELTNIS DER PULSWELLENVERTEILUNG DES CAROTISGEBIETES
   ZWISCHEN RECHTER UND LINKER HEMISPHAERE IST   NORM 50 ZU 50
                       50 ZU 50 PROZENT
   DAS VERHAELTNIS DER PULSWELLENVERTEILUNG DES VERTEBRALISGEBIETES
        RECHTS ZU LINKS IST
                       51 ZU 49 PROZENT

   ES FAND SICH
               EIN CROSSFLOW VON LINKS NACH RECHTS




   BEMERKUNG
   PATHOLOGISCHE KURVE, OHNE KNICK IM ANSTIEG, ABERMIT PLATEAU-
   ARTIGEM VIELLEICHT LEICHT GESPALTENEM ERSTEN GIPFEL,EHER NIEDRIG
   AMPLITUDE, SONST O.B. RELAT.PUILSVOLUMEN UM ETWA 70% HERAB-
   GESETZT.

                    MIT FREUNDLICHEN GRUESSEN


                    UNIV.PROF.DR.F.JENKNER
```

Abb. 58: Befund eines Rheoencephalogrammes, wie ihn der Computer ausdruckt

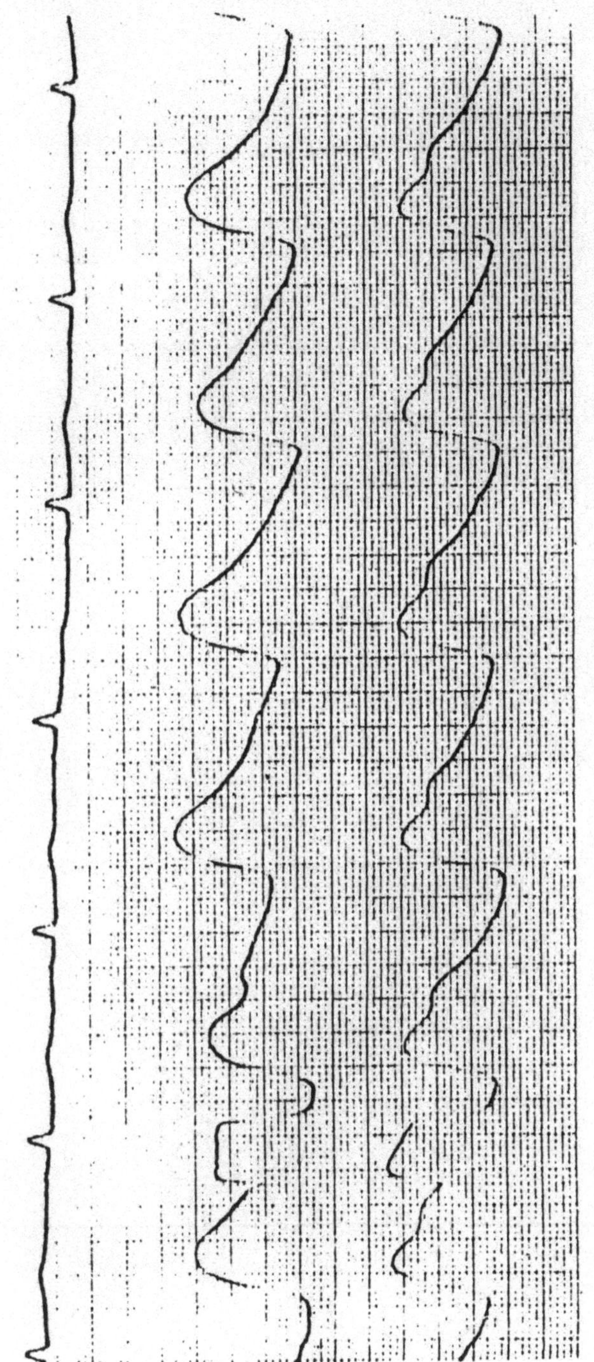

Abb. 59: Rheoencephalographische Kurve, wie sie auf dem EKG-Gerät registriert wird. Beachte: Details korrespondieren mit Abb. 60

113

Abb. 59

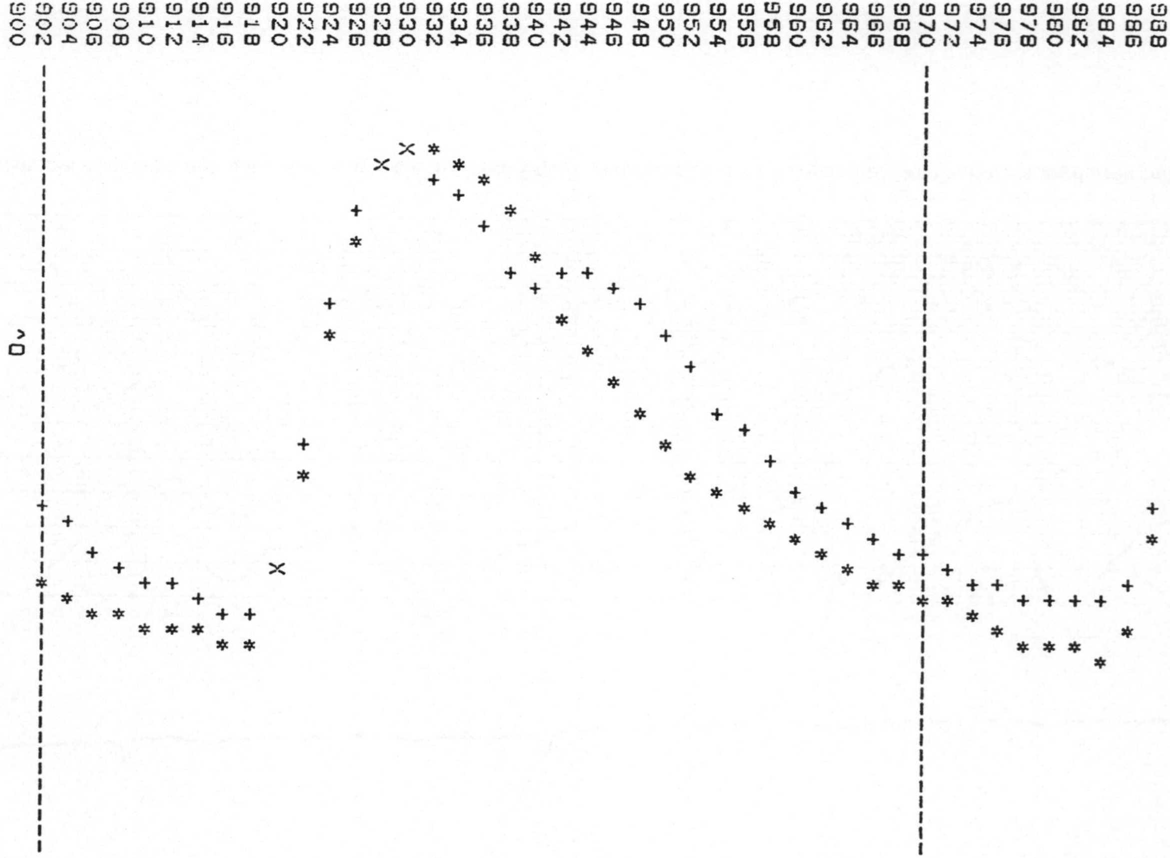

Abb. 60

Abb. 60: Rheoencephalographische Kurve, wie sie vom Computer nach analog-digitaler Umwandlung und Verstärkung ausgedruckt wird

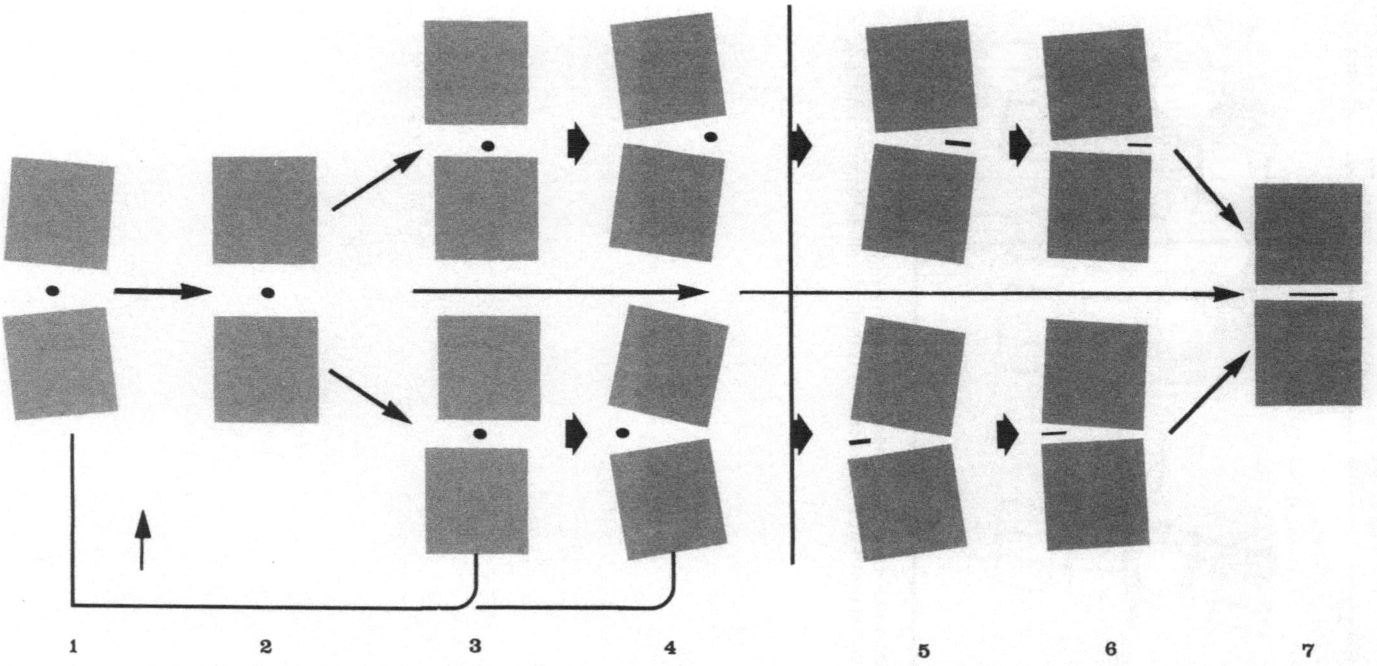

Abb. 61: Schematische graphische Darstellung des Geschehens zur natürlichen Entwicklung eines sogenannten „Cervicalsyndroms". (1) Normstellung zweier Wirbelkörper zueinander mit Andeutung des Nucleus pulposus. (2) Bandscheibenödem. (3) Verschiebung der Wirbelkörper gegeneinander zur Entstehung einer „Subluxation" (oben dargestellt im Sinne einer Anterolisthese, unten als Retrolisthese. (4) Aus der Anterolisthese entwickelt sich bei Flüssigkeitsverlust (= Bandscheibenschrumpfung) ein kyphotischer Knick, der unserer Erfahrung nach die Regel darstellt. Aus der Retrolisthese entsteht der überaus seltene lordotische Knick. (5) Bei weiterem Flüssigkeitsverlust nähern sich die Wirbelkörper und es kommt (6) zu einer Abschwächung des Knickes und zu einer funktionellen Bewegungseinschränkung, sozusagen als Ausheilungsstadium. Die Stellung bleibt völlig gestreckt. Der Intervertebralraum ist eng (7)

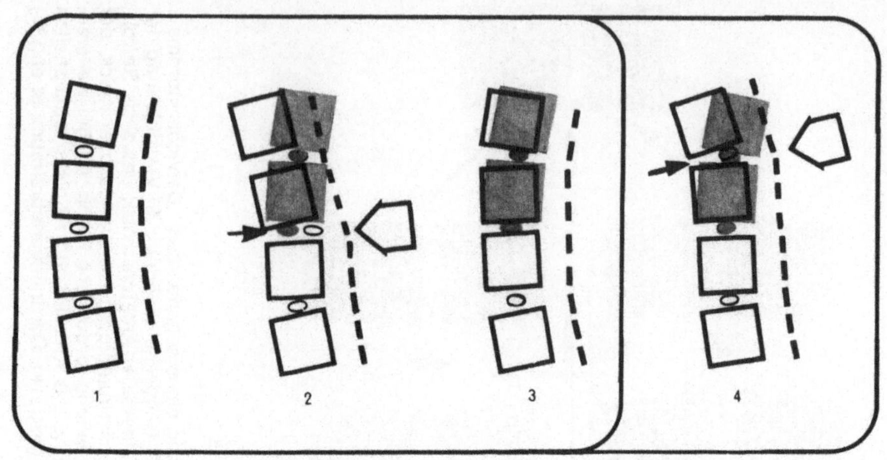

Abb. 62: Schematische Kurzdarstellung des Entstehens mehrerer Knickbildungen bzw. Engstellungen von benachbarten Intervertebralräumen. Detailliertere Darstellung siehe Abb. 63

Abb. 62

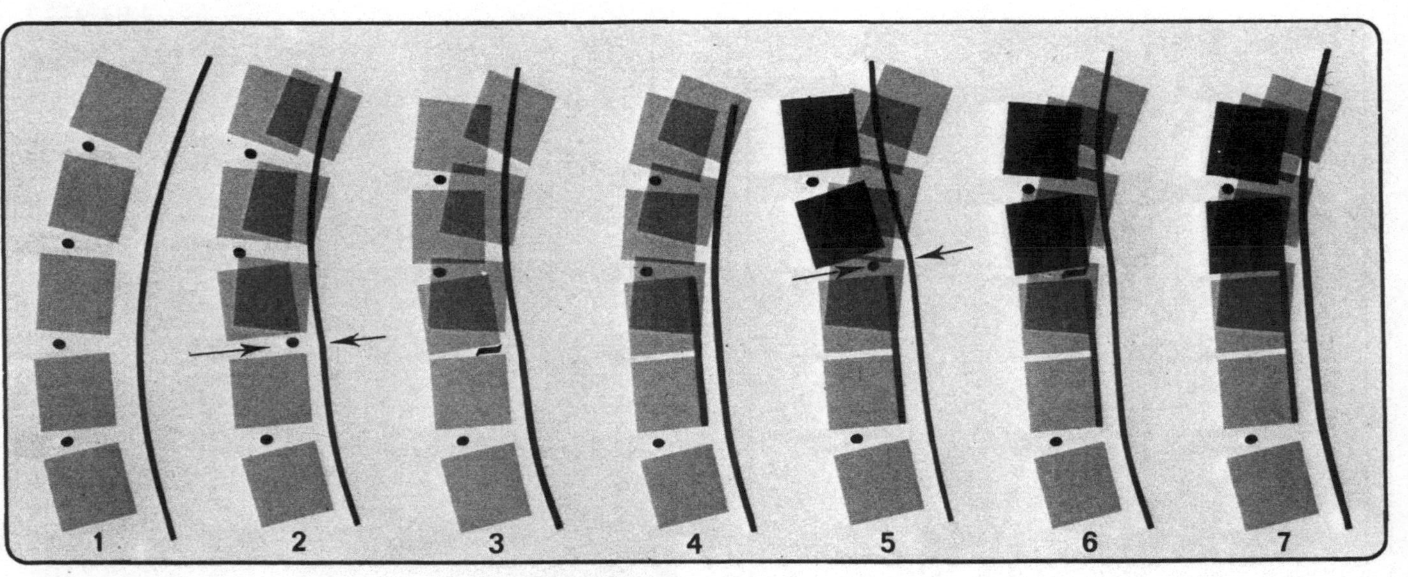

Abb. 63: Schematische Darstellung der schrittweisen Entstehung mehrerer Knickbildungen in benachbarten Bewegungssegmenten. Der Beginn in einem Segment (Ziffern **1** bis **4**) entspricht der Darstellung der Abb. 60, nur etwas verkürzt. Nunmehr trifft die Schädigung das direkt über dem enggestellten Intervertebralraum liegende Segment (**5**). Flüssigkeitsverlust führt über (**6**), d. i. die verkürzte Darstellung der Stufen 2–6 ex Abb. 60 zur Engstellung (**7**) und somit Ausheilung. Schädigende Ereignisse jeweils zwischen (**1**) und (**2**), bzw. (**4**) und (**5**). Weitere Abläufe sinngemäß.

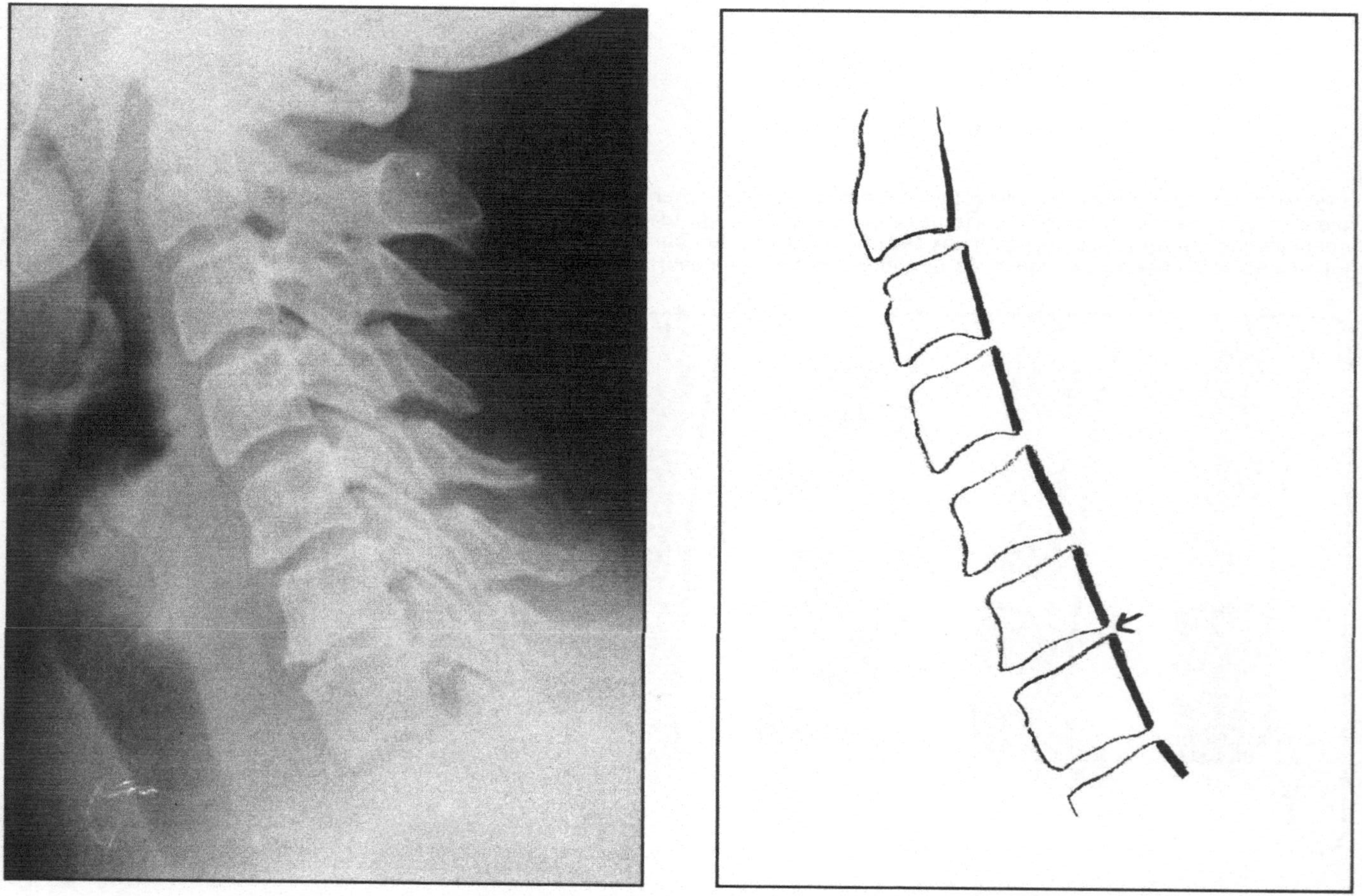

Abb. 64: Aufnahme einer 1925 geborenen Patientin aus dem Jahre 1969. Ein Intervertebralraum enggestellt.

Abb. 64 bis 67: Röntgenaufnahmen in seitlichem Strahlengang der Halswirbelsäulen von Patienten zur Erläuterung der in Abb. 60–62 dargestellten Vorgänge

Abb. 64

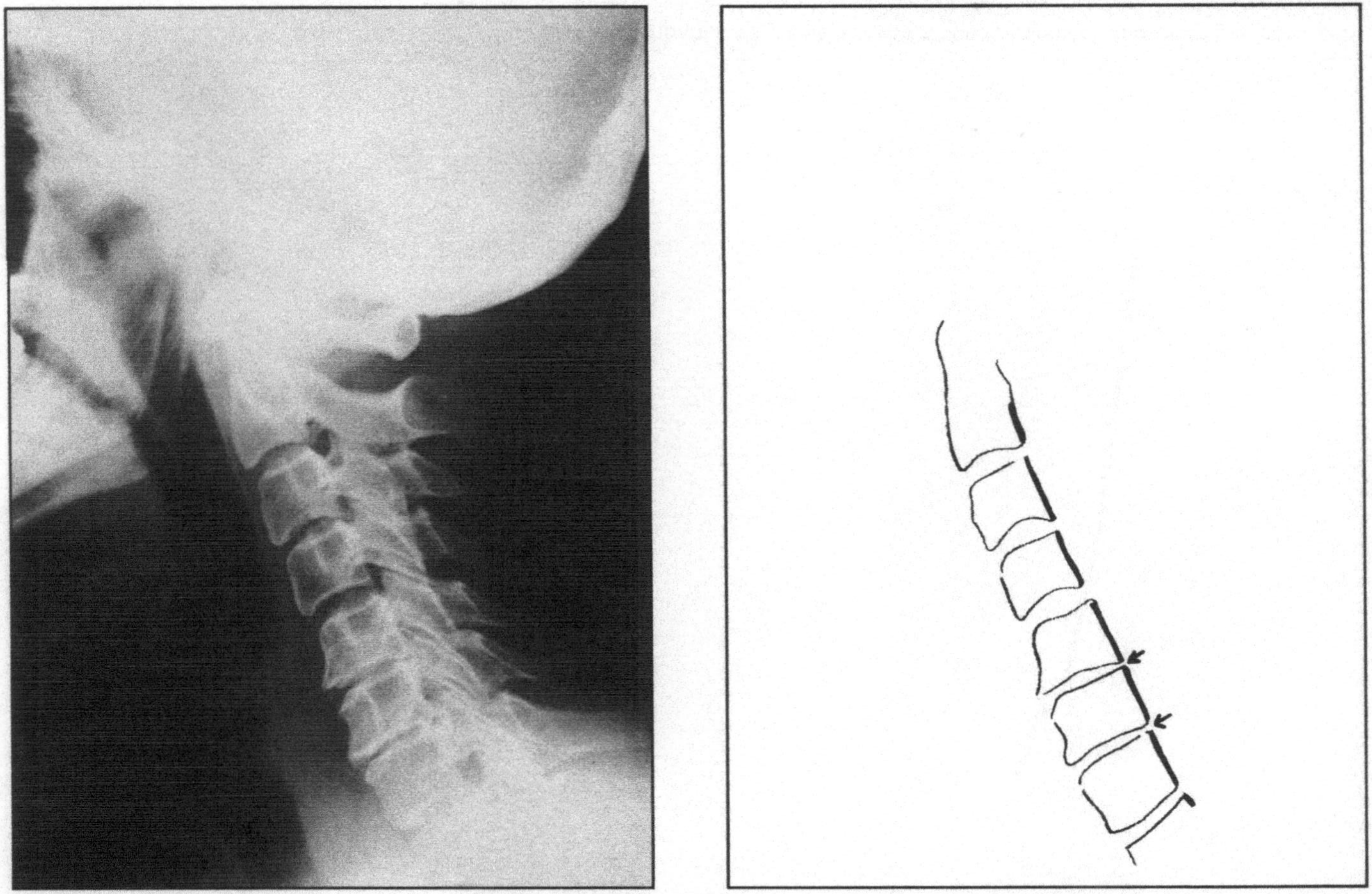

Abb. 65: Aufnahme der 1925 geborenen Patientin aus dem Jahre 1975. Zwei benachbarte Intervertebralräume eng

Abb. 65

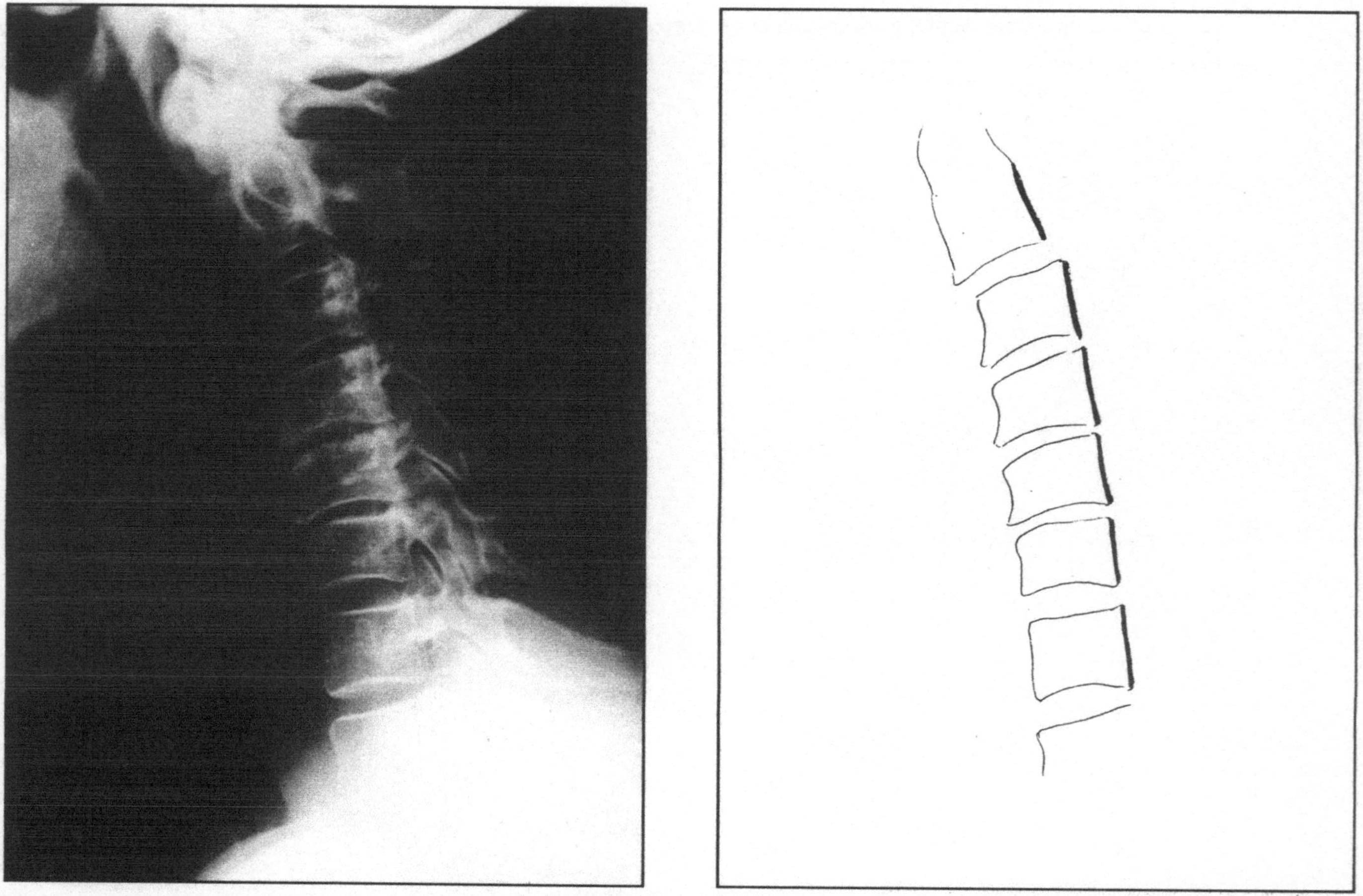

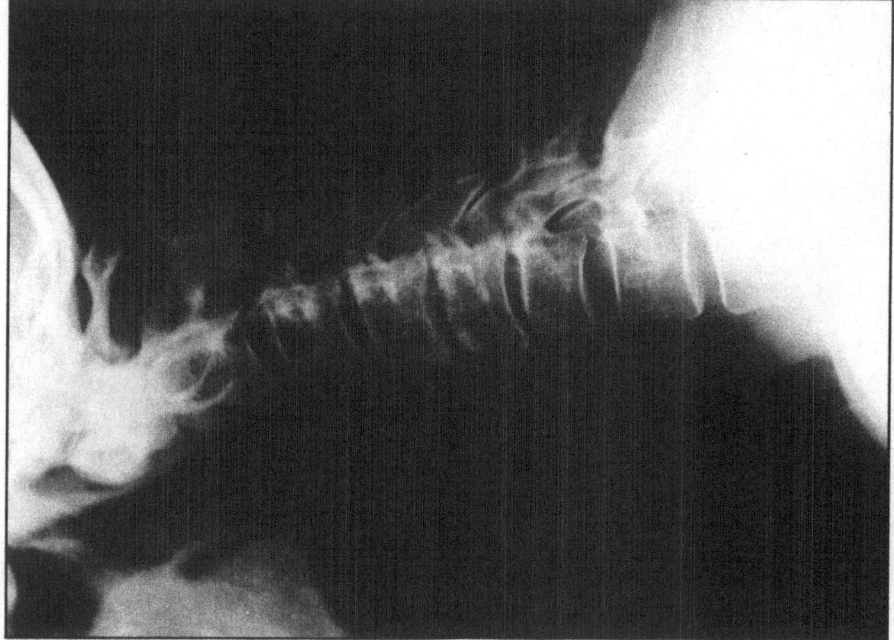

Abb. 66: Aufnahme einer 1946 geborenen Patientin mit 3 benachbarten enggestellten Intervertebralräumen (und einer gewissen Subluxationsstellung bei C 2/3)

Abb. 66

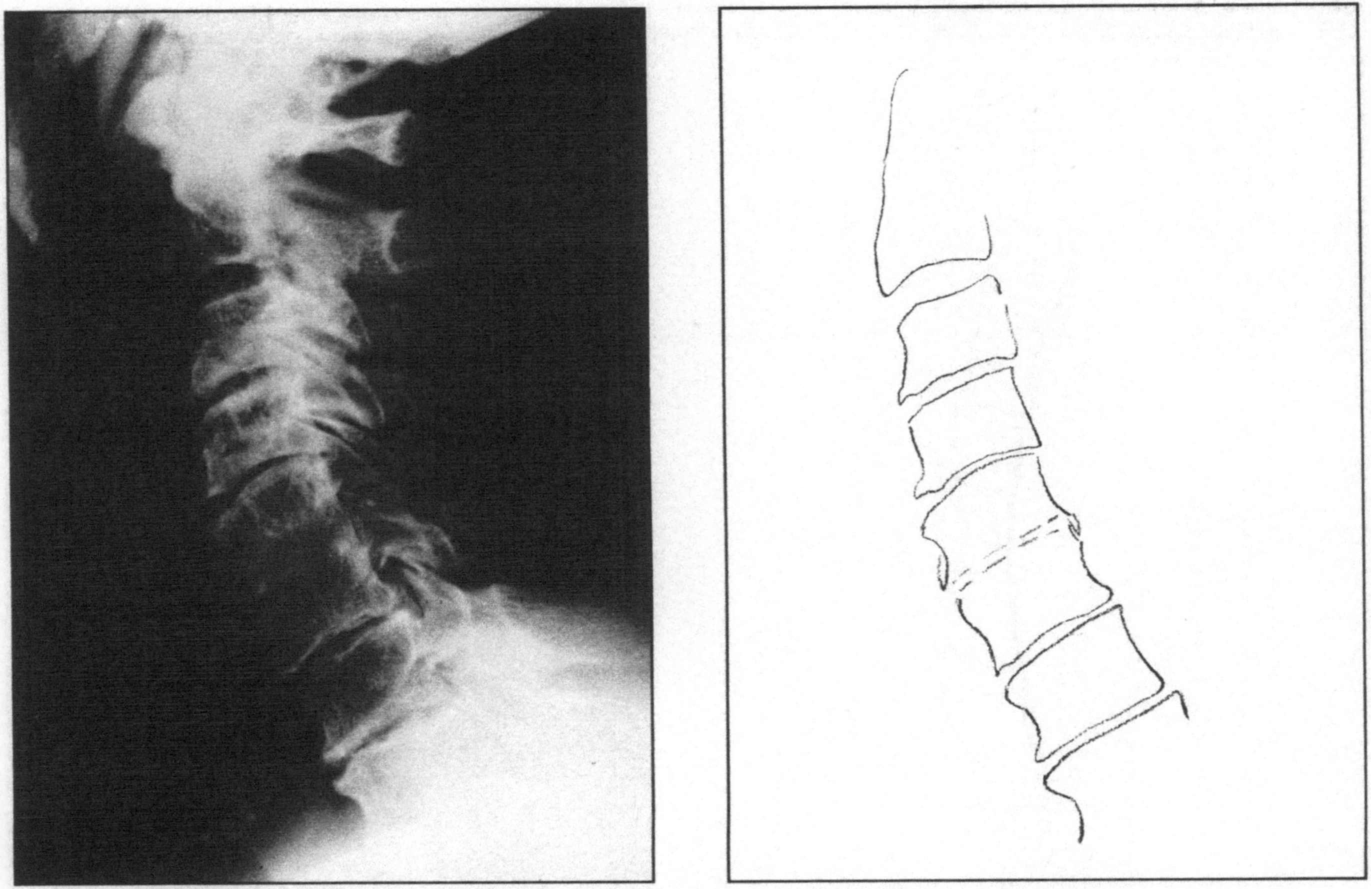

Abb. 67: Aufnahme eines 1903 geborenen Patienten zur Illustration von vier benachbarten enggestellten Bewegungssegmenten

Abb. 67

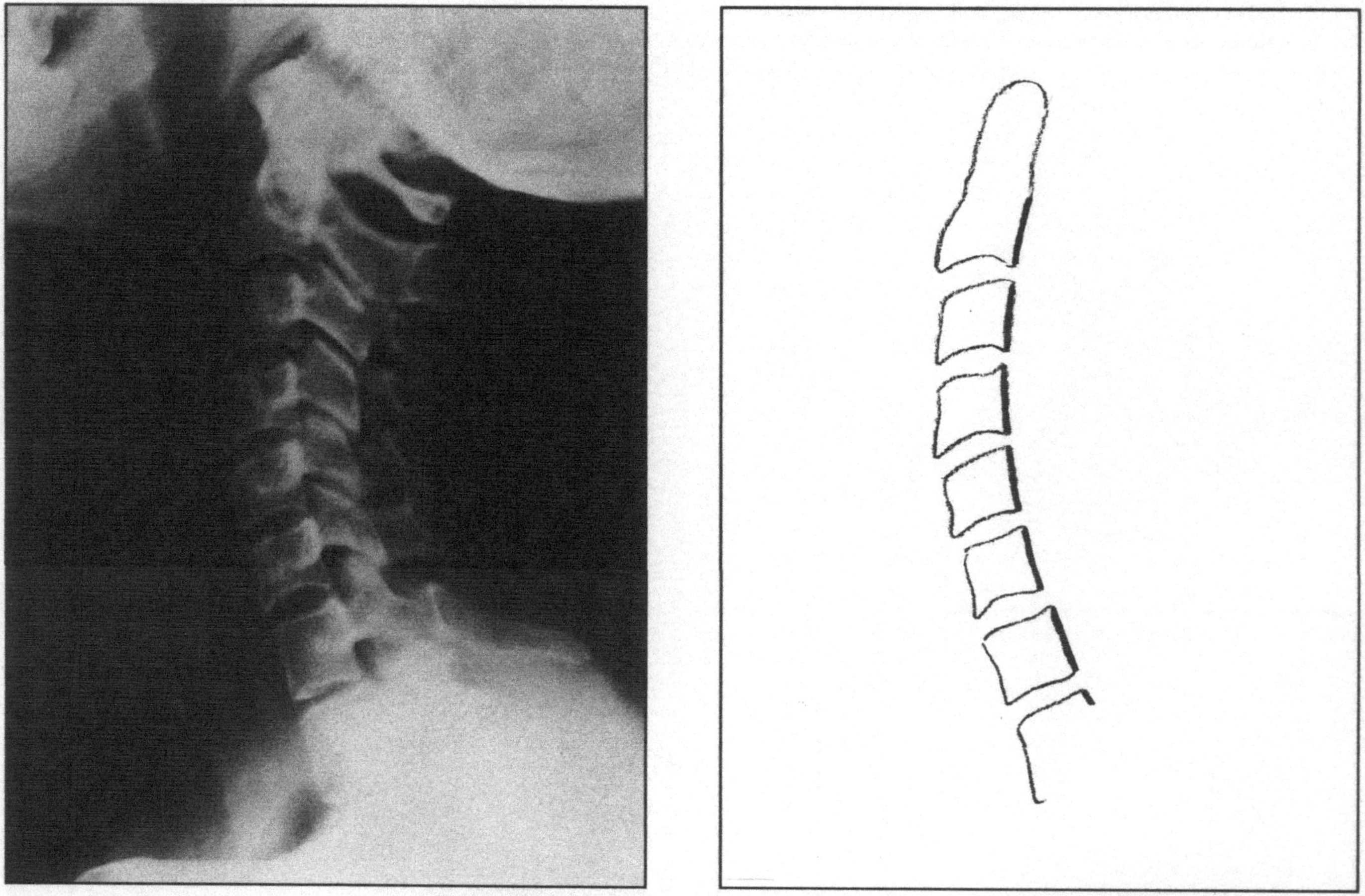

Abb. 68: Zur Demonstration von Knickbildungen als direkte Unfallsfolge: Röntgenaufnahme einer Halswirbelsäule in seitlichem Strahlengang bei einer 45jährigen Frau direkt vor einem Auffahrunfall mit einem PKW (von Autobus gerammt, nachdem die Patientin ein Röntgenbild angefertigt bekam)

Abb. 68

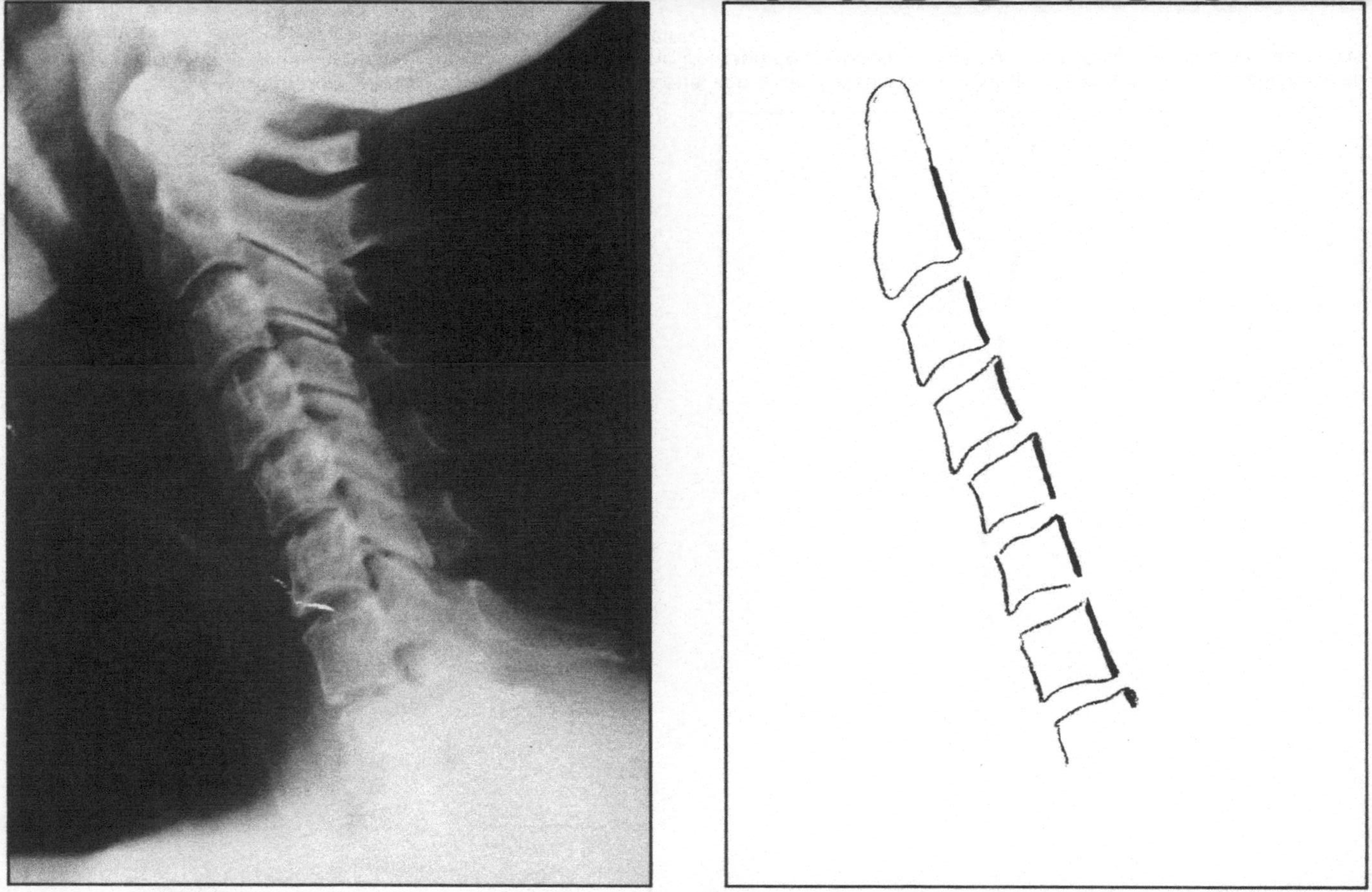

Abb. 69: Zur Demonstration von Knickbildungen als direkte Unfallsfolge: Die Patientin aus Abb. 68 kam sofort nach dem Unfall wieder in das Röntgeninstitut, welches die „Erstaufnahme" vor dem Unfall angefertigt hatte. Wiederholung der Aufnahme unter gleichen Bedingungen: Es bleibt dem Leser überlassen, sich ein Urteil zu bilden

Abb. 69

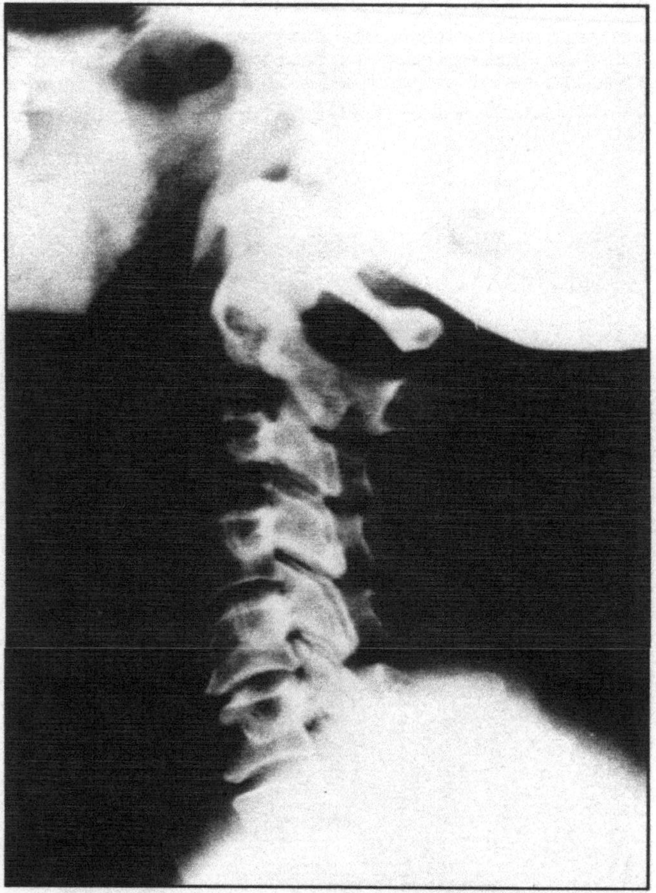

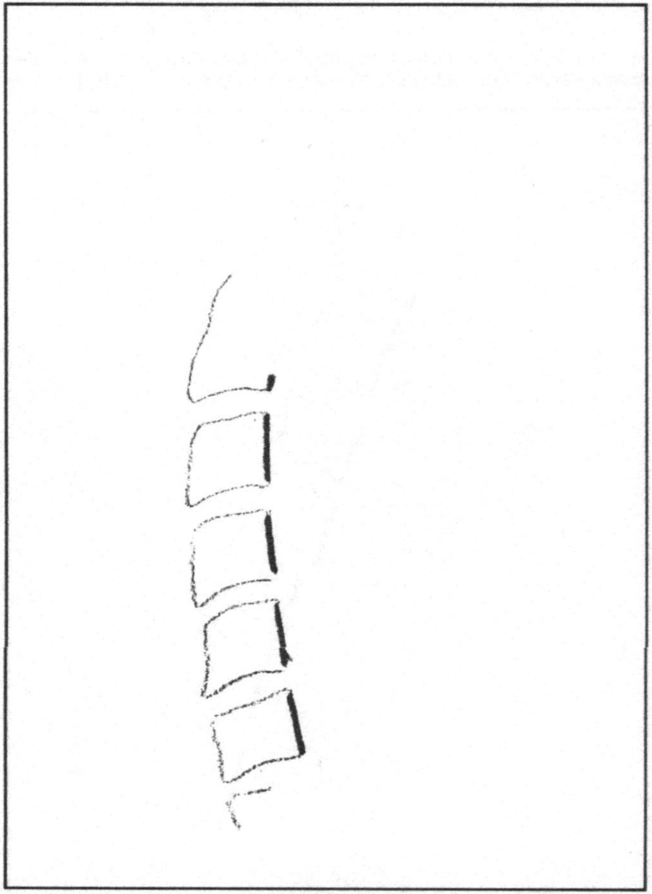

Abb. 70: Röntgenaufnahme eines Patienten vor Beginn einer Serie von zehn Extensionen mittels Glissonschlinge. Zufälligerweise vorhandene Kontrollaufnahme, die uns vorgelegt wurde. Es sei die Bemerkung gestattet, daß wir der Auffassung sind, eine gestreckte Fehlhaltung dieser Art könne nie eine Indikation zur Streckung sein

Abb. 70 bis 74: Röntgenaufnahmen zur

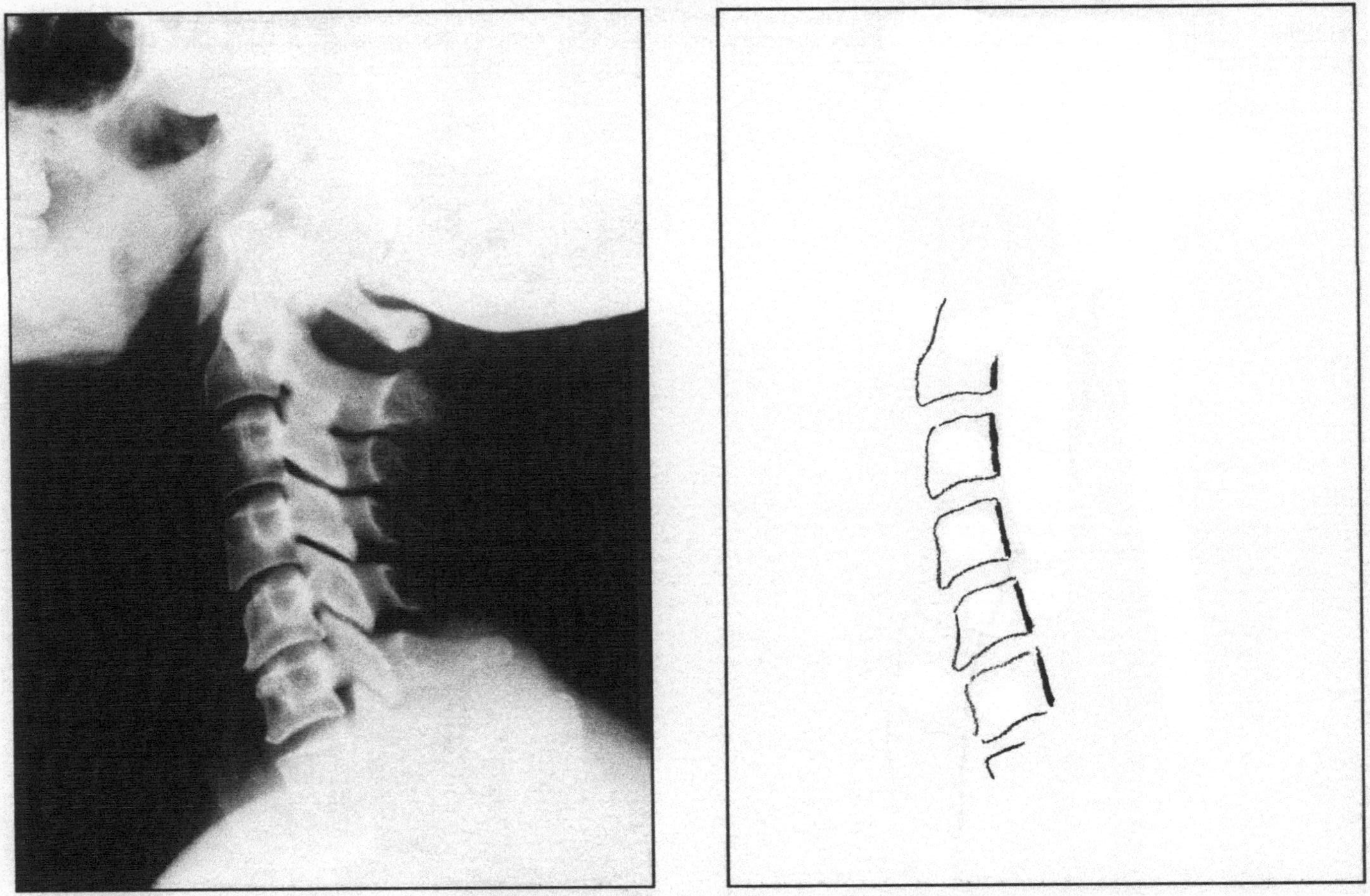

Abb. 71: Kontrollaufnahme der Halswirbelsäule des Patienten aus Abb. 70 nach Beendigung der Serie von Streckbehandlungen. Leider etwas geänderte Aufnahmetechnik, daher die leichte Inkongruenz der Bilder der Aufnahmen aus Abb. 70 und 71

Abb. 71

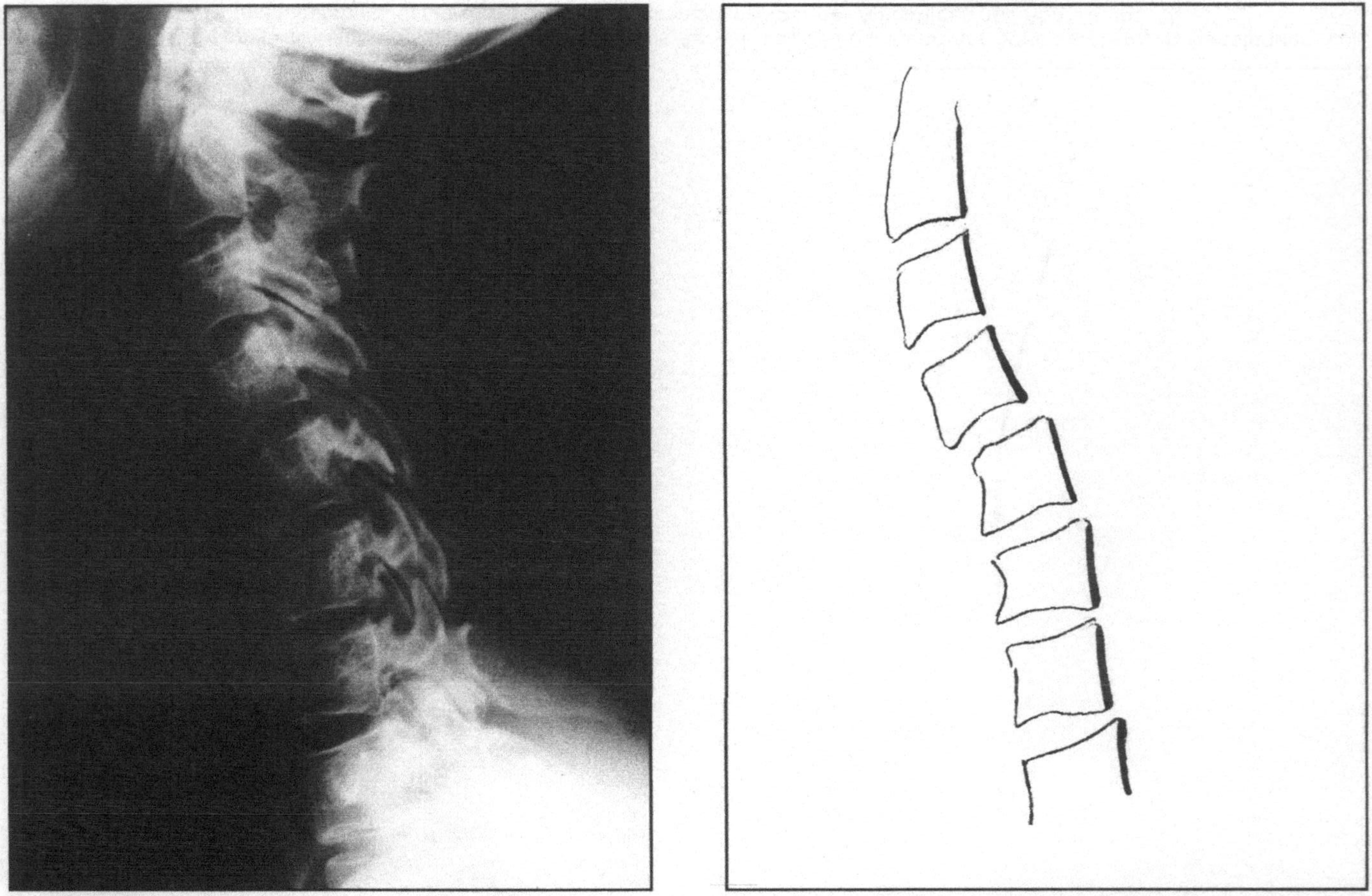

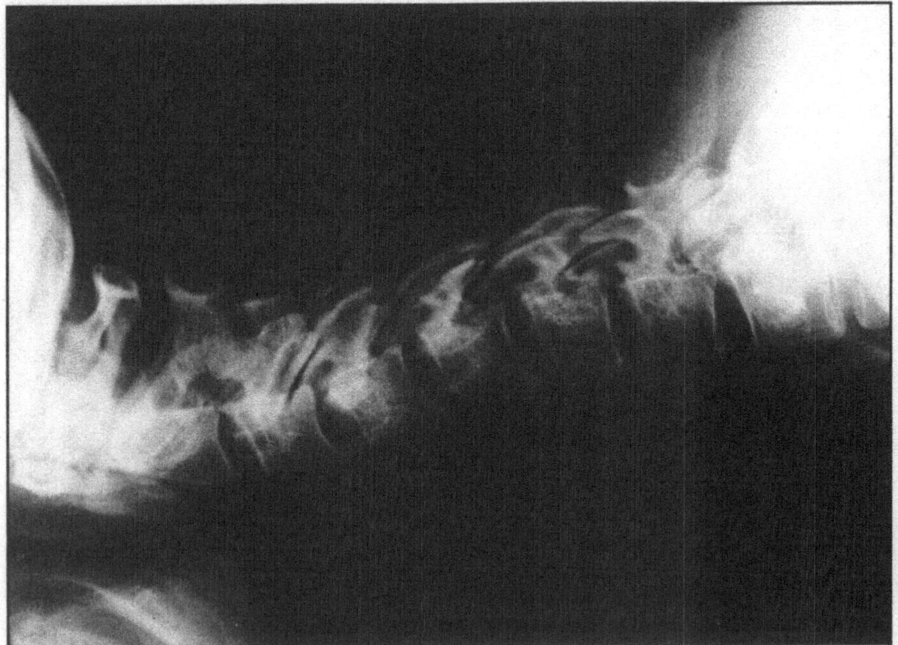

Abb. 72: Röntgenaufnahme der Halswirbelsäule eines 1938 geborenen Patienten, der sich anderenorts einer neunmaligen „Chiropraxis" unterzogen hatte. Nach Ende dieser Behandlungsserie wurde diese Aufnahme in seitlichem Strahlengang angefertigt.

Abb. 72

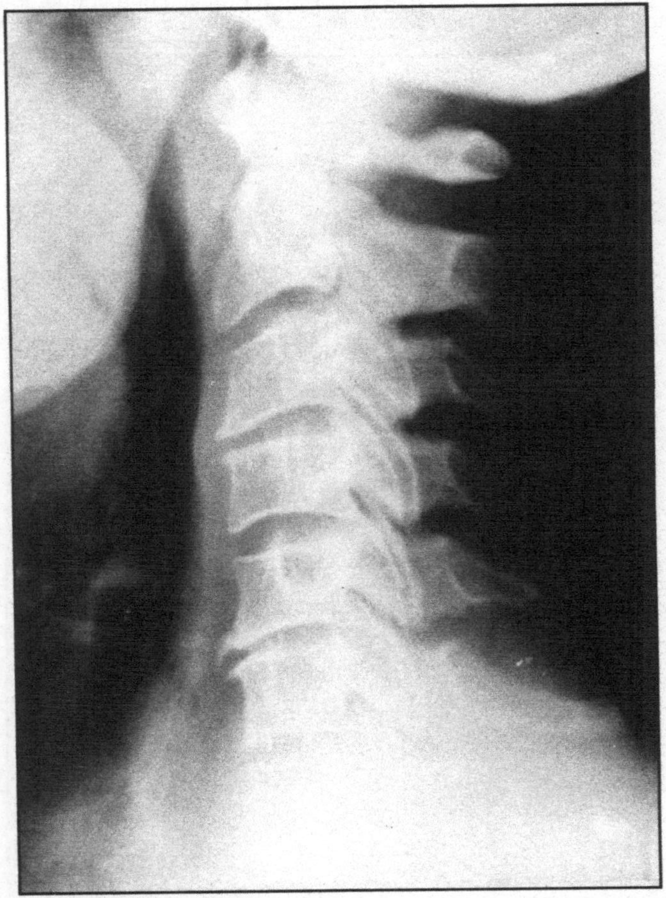

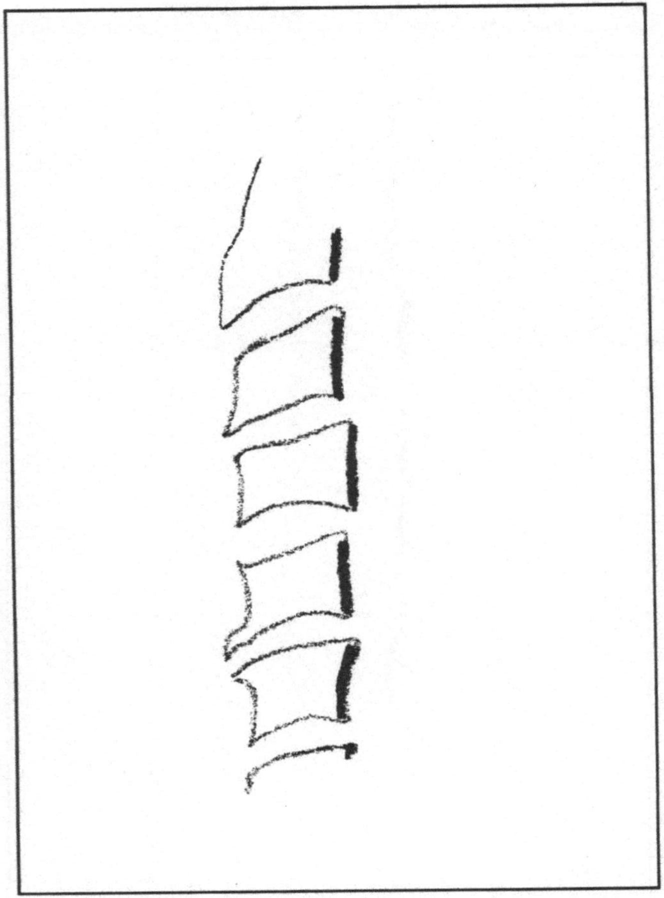

Abb. 73: Röntgenaufnahme der Halswirbelsäule eines Patienten vor Beginn einer Behandlungsserie

Abb. 73

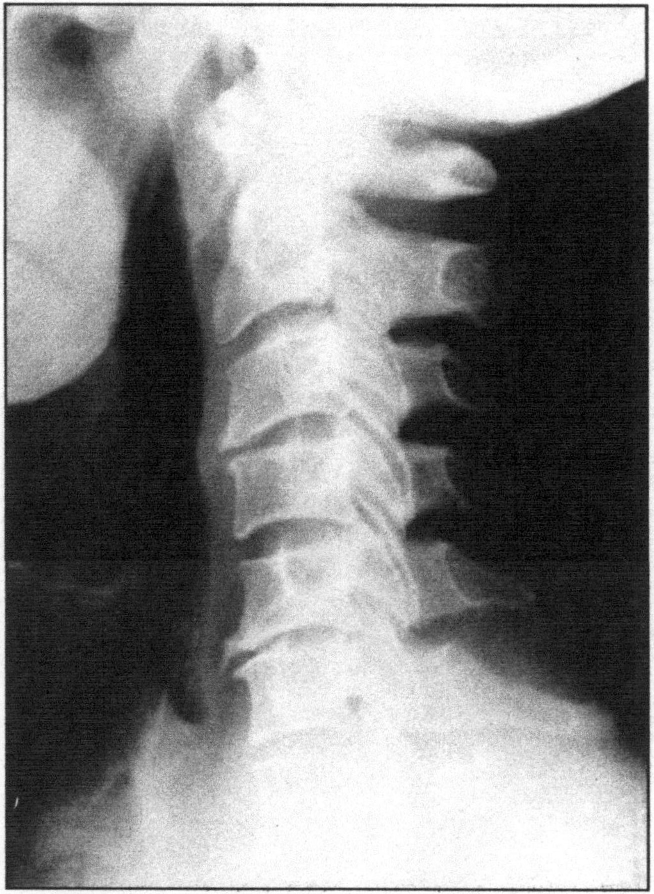

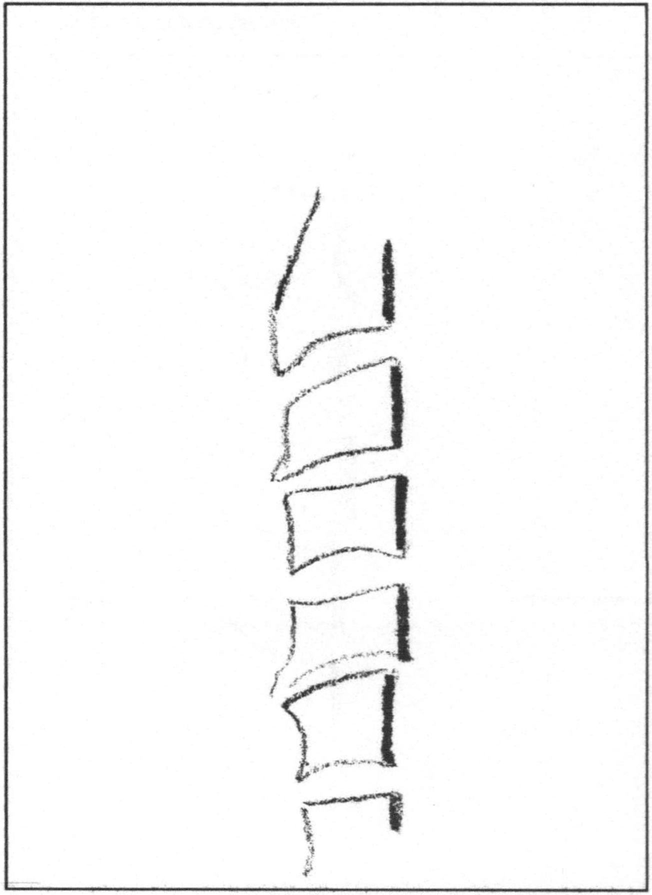

Abb 74: Röntgenaufnahme der Halswirbelsäule des in Abb. 73 mit Kontrollbild gezeigten Patienten, aber diesmal nach zehnmaliger anderenorts durchgeführter „Manualtherapie"

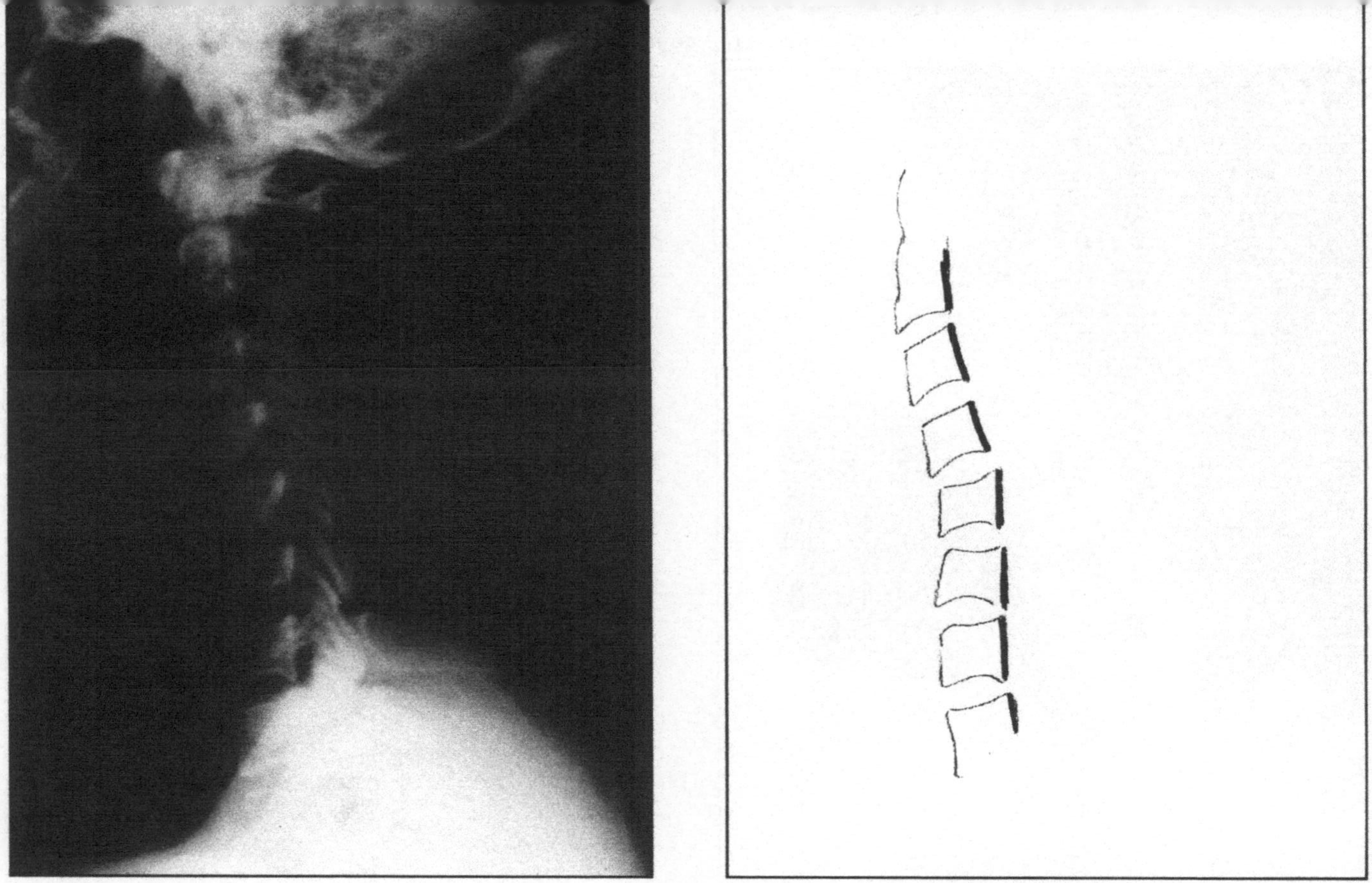

Abb. 75: Aufnahme einer Halswirbelsäule mit kyphotischem Knick in neutraler Mittelstellung (seitlicher Strahlengang)

Abb. 75 bis 79: Röntgenaufnahmen der Halswirbelsäule in seitlichem Strahlengang bei Funktionsaufnahmen (Teil der Sandberg-Serie) zur Demonstration der Veränderung einer Fehlstellung während der Bewegung

Abb. 75

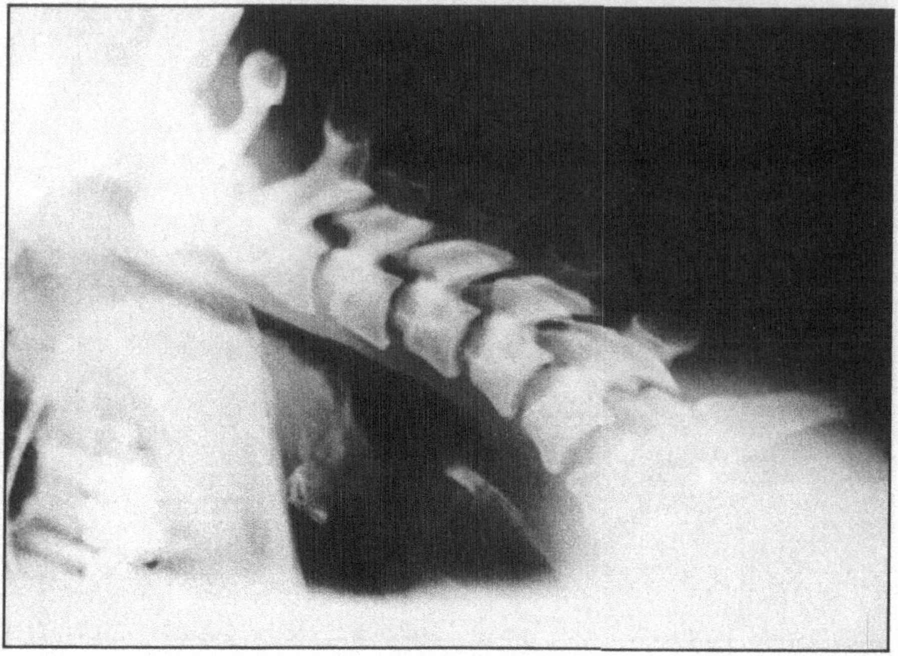

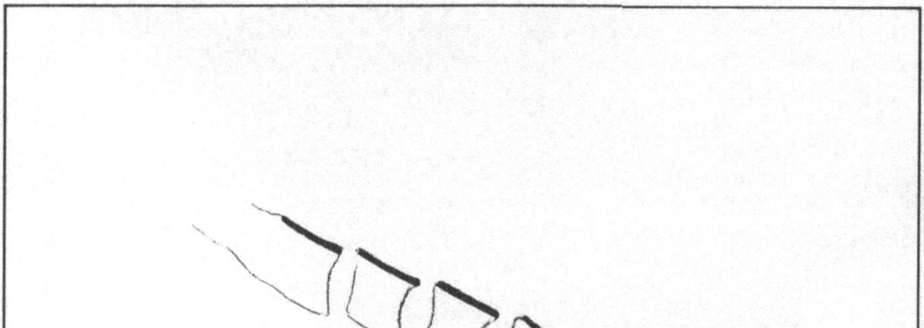

Abb. 76

Abb. 76: Bei Anteflexion verstärkt sich der in der Mittelstellung (Abb. 74) sichtbare Knick (wenn er kyphotisch war)

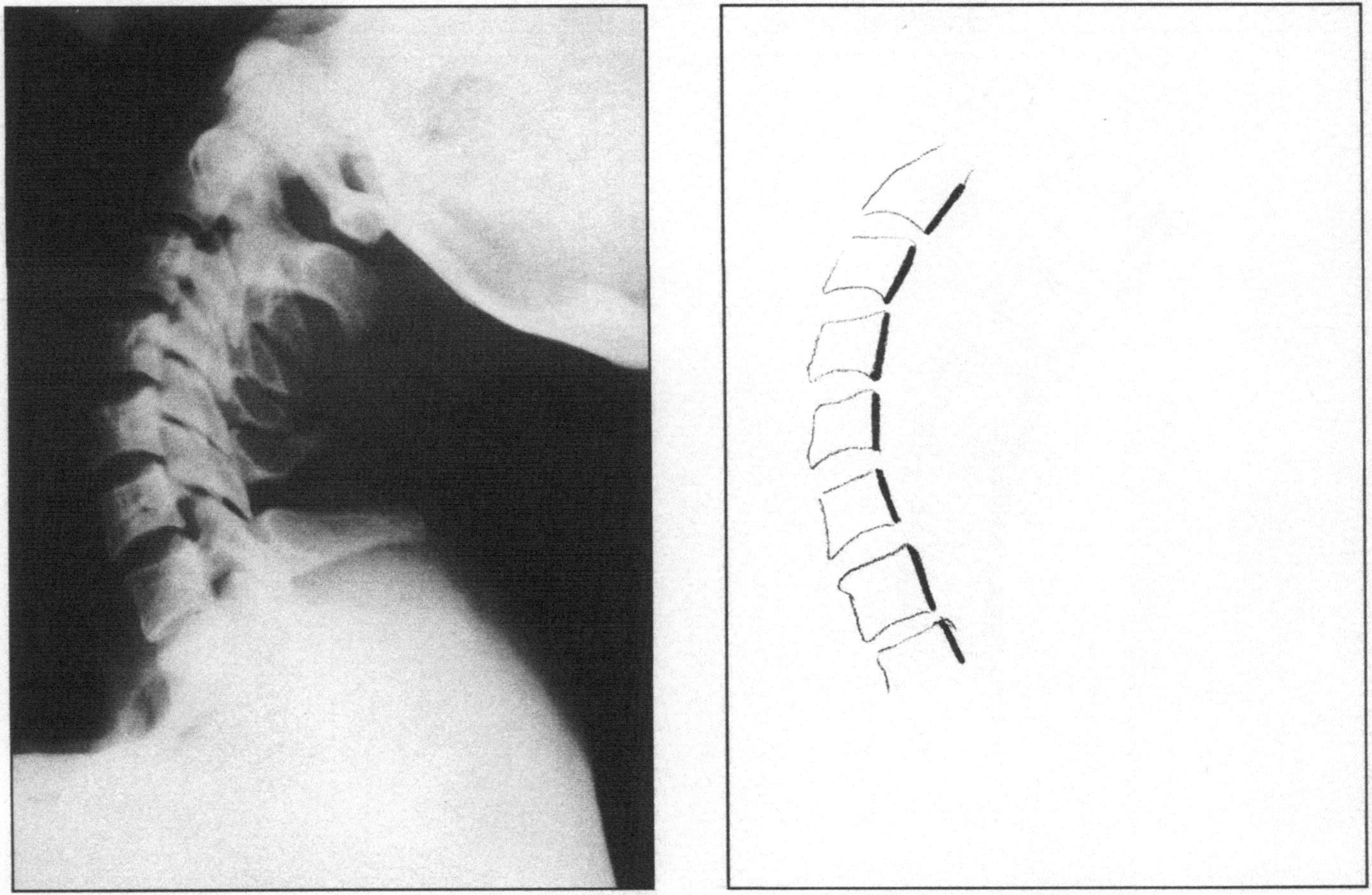

Abb. 77: Der kyphotische Knick, der in Mittelstellung sichtbar war (Abb. 75), verschwindet in Retroflexion

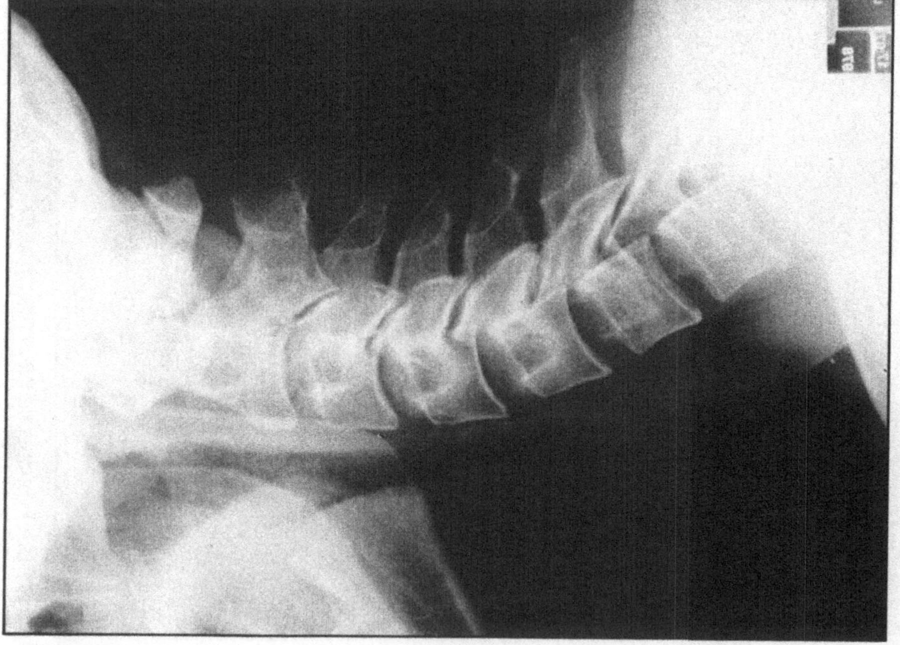

Abb. 78

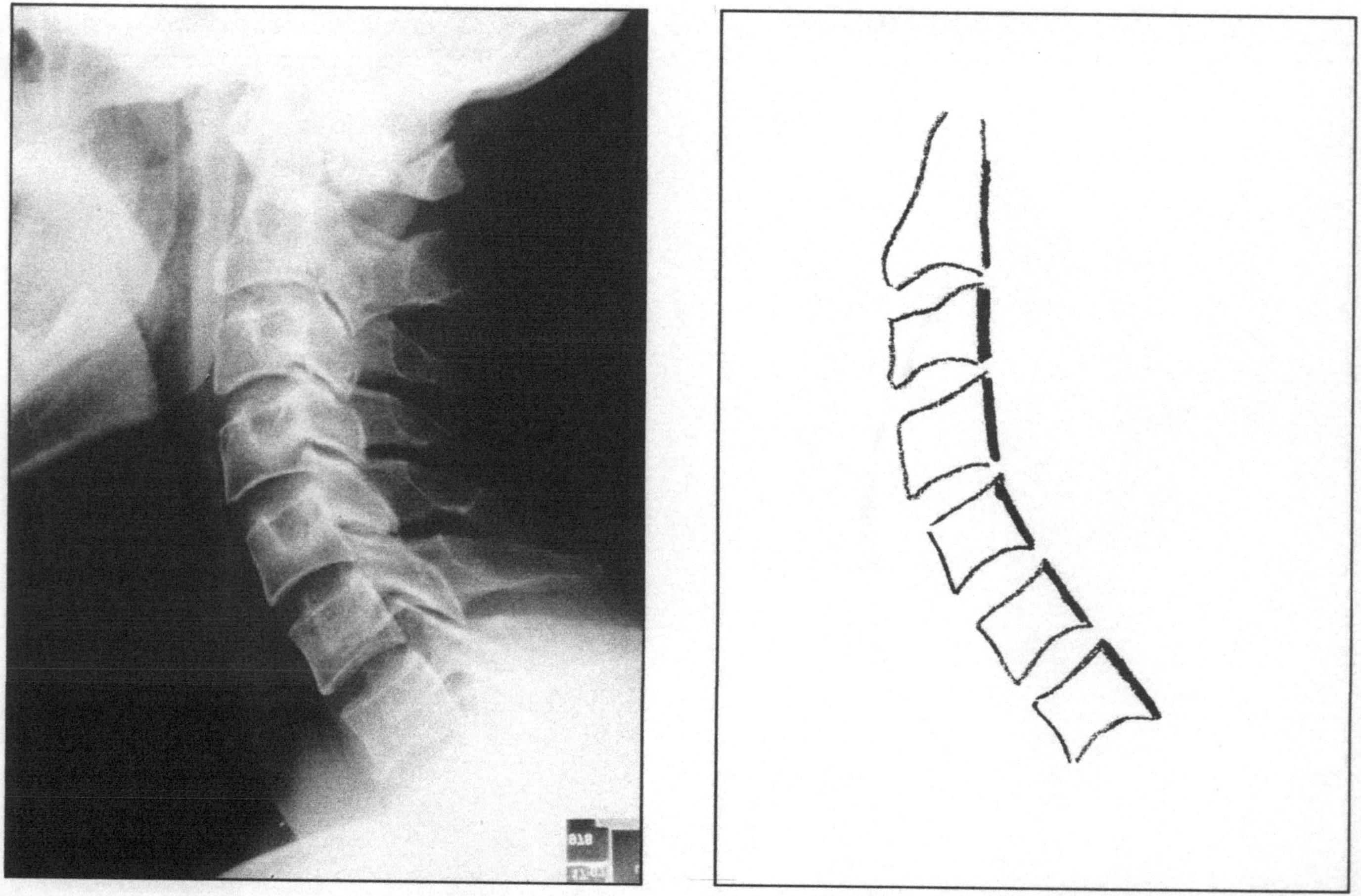

Abb. 78: Ein lordotischer Knick (Mittelstellung nicht gezeigt) verstärkt sich bei Retroflexionsstellung

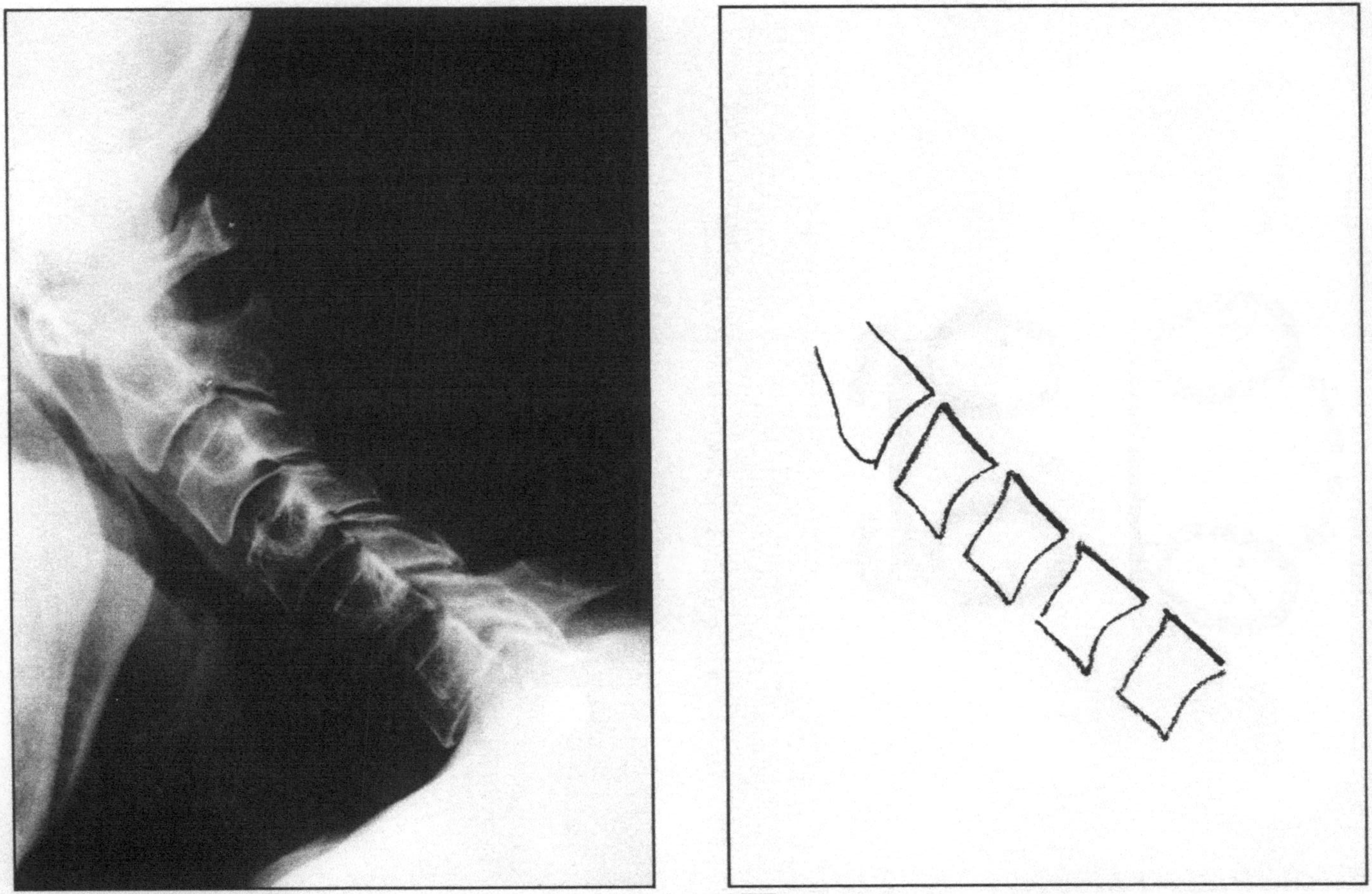

Abb. 79: Ein lordotischer Knick verschwindet in Anteflexion. Hier wurde der Patient aus Abb. 78 in Anteflexion aufgenommen.

Abb. 79

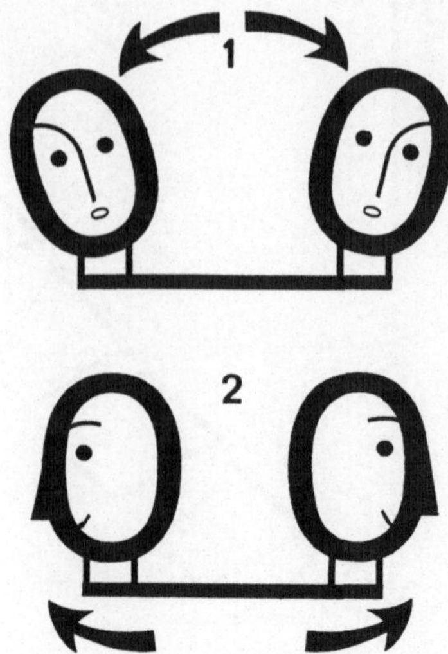

Abb. 80: Grundtypus der aktiven Bewegungsübungen, welche wir den Patienten empfehlen. (1) Kopf seitwärts neigen und (2) Kopf seitlich drehen. Beide aus neutraler
Grundstellung heraus je 5 × morgens und abends auszuführen. Zusätzlich Modifikation (aus anteflektierter oder retroflektierter Ausgangsstellung heraus) je nach vorliegender Röntgenveränderung (lordotischer oder kyphotischer Knick)

Abb. 80

Wiederbestellt für: ....
(Bei Verhinderung Anruf erbeten: ....)

ÜBUNGEN FÜR DIE HALSWIRBELSÄULE

I. Kopf in Mittelstellung

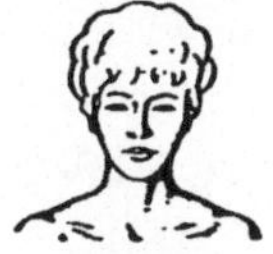 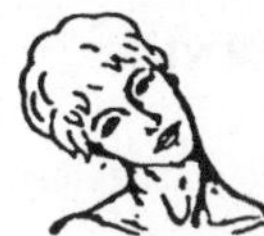 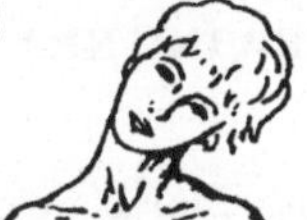 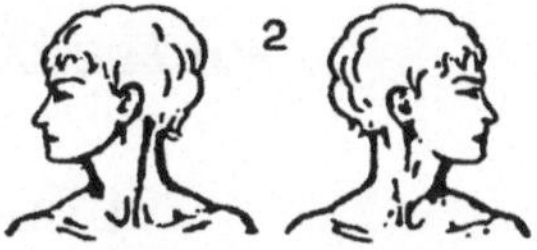

Ausgangs- stellung	Kopf seitlich neigen		Kopf drehen	
	rechts	links	rechts	links

II. Kopf stark nach hinten gestreckt

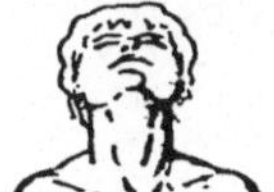 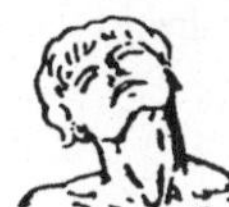 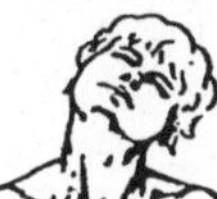 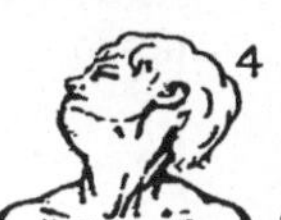

Ausgangs- stellung	Kopf seitlich neigen		Kopf drehen	
	rechts	links	rechts	links

III. Kopfnicken

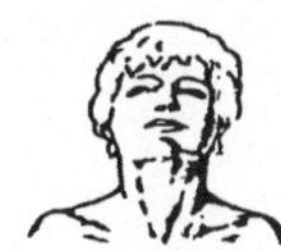 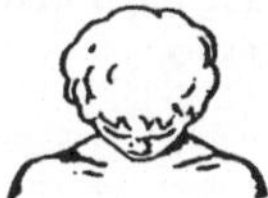

BITTE BEACHTEN SIE:

1. Jede Übung 5× morgens und 5× abends möglichst locker durchführen. Die Bewegungen sollen nicht energisch und nicht so weit als überhaupt durchführbar erfolgen.
2. Während der Dauer der Behandlung sind alle Bewegungen, bei denen der Hals gleichzeitig gebeugt und gedreht wird, ausdrücklich verboten. Vor allem sind auch Sportarten, die solche Bewegungen erforderlich machen, wie z. B. Tennis, Tischtennis, Golf, Skifahren, Kegeln und ähnliches, unbedingt zu unterlassen. Sollten im Rahmen Ihrer Arbeitstätigkeit derartige Bewegungen notwendig sein, beraten Sie sich bitte mit dem Arzt der Ambulanz darüber, welche Maßnahmen zu treffen sind. Wichtig ist es ferner, sich auch beim Autofahren nicht umzudrehen, um nach hinten zu sehen, sondern nur den Rückspiegel zu benützen. Schließlich ist noch bei Tätigkeiten im Haushalt, wie Bettenmachen, Küchenarbeiten und Kinderpflege, auf die Vermeidung der obengenannten Bewegungen zu achten.
3. Auch nach Beendigung der Behandlung und bei Beschwerdefreiheit ist für alle weitere Zukunft zu vermeiden: Kopfkreisen, z. B. in einer Gymnastikstunde, und Liegen oder Schlafen in Bauchlage.

Abb. 81: Grundtypus und Modifikation der Bewegungsübungen bei Vorliegen von kyphotischem Knick: dieses Blatt enthält auch Verhaltensmaßregeln (Verbote) für die Dauer der Behandlung und darnach und wird jedem Patienten mitgegeben. Mit genauer Angabe des Wiederbestelltermines. Unter Benutzung von Teilen eines Schemas von H. P. Jensen. (Abgeändert nach Jenkner, F. L.: Eine Systematik der Diagnose und Therapie beim sogenannten Zervikalsyndrom. Der prakt. Arzt **35**: Nr. 426, 5–18, 1981.)

Abb. 81

Naručen za: ....
Ako nemožete doći, molimo nazovite tel. .....

VJEŽBE ZA VRATNU KRALJEŽNICU

I. Glava u srednjem položaju

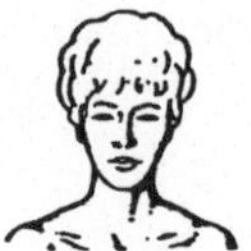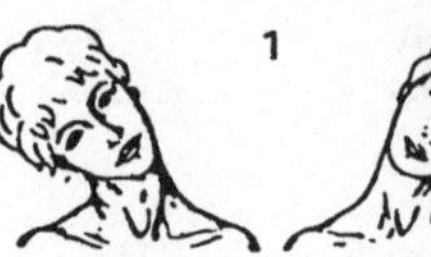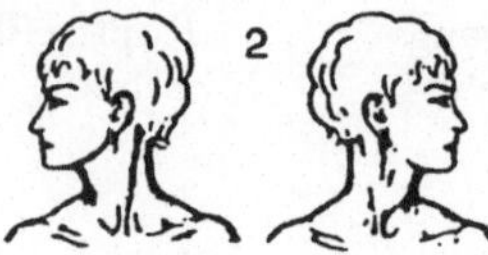

Početni-položaj

glavu nagnuti na stranu
desno   lijevo

glavu okretati
desno   lijevo

II. glava jako ispružena natrag

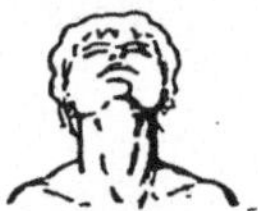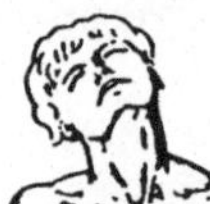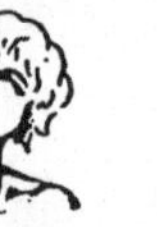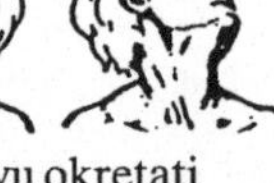

Početni-položaj

glavu nagnuti na stranu
desno   lijevo

glavu okretati
desno   lijevo

III. Klimanje glavom

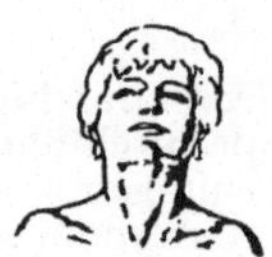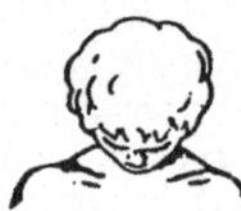

MOLIMO UZMITE U OBZIR:

1. Svaku vježbu pravite 5× u jutro i 5× u večer i to labavo koliko je to moguće, ne tako daleko ili energično koliko je to moguće!
2. Za vrijeme trajanja lječenja zabranjeni su svi kombinirani pokreti gibanja i okretanja. Ako to nije moguće kod Vašeg posla, mora Vas se upisati u bolesničko stanje. Zabranjene su sve vrste športa, za koje su potrebne ove kretnje, kao na pr.: tenis, stolni tenis, golf, skijanje, kuglanje i t. d. Nemojte se okretati kod vožnje autom, da bi gledali natrag, nego samo upotrebljavajte retrovizer (ogledalo). Pažnja u kućanstvu, kod pravljenja postelje, kućnih poslova i njege djece!
3. Nemojte više nikada: kružiti glavom (takodjer ne u satu gimnastike) i ležati (ili spavati) potrbuške.

Abb. 82: Wiederholung des Formblattes aus Abb. 81 in serbokroatischer Sprache

Abb. 82

Tekrar geleceğiniz gün: ....

Gelemiyecekseniz şu telefon numarasına haber veriniz:

....

BOYUN OMURILIĞI İÇIN ALIŞTIRMALAR

I. Başın ortada olması

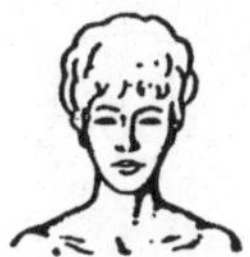 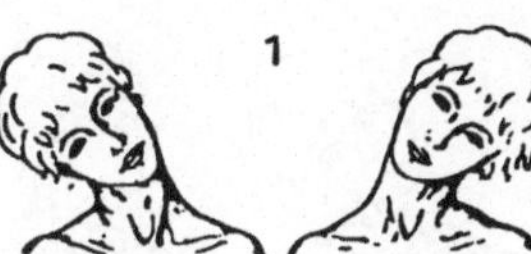 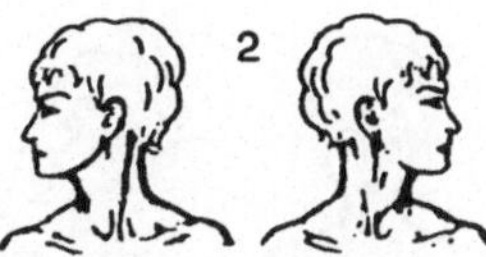

Başlangıç vaziyeti	Baş yana eğilecek		Baş çevrilecek	
	sağa	sola	sağa	sola

II. Baş iyice arkaya kıvrılacak

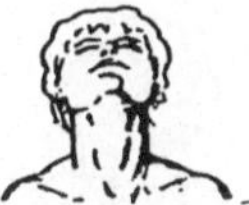 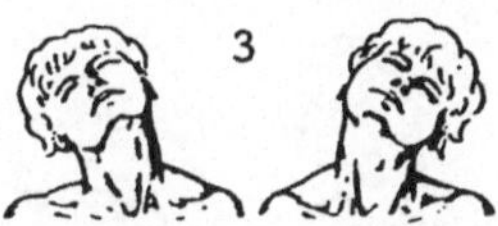 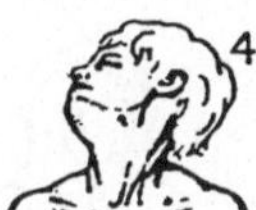 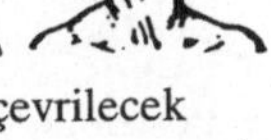

Başlangıç vaziyeti	Baş yana eğilecek		Baş çevrilecek	
	sağa	sola	sağa	sola

III. Baş sallanacak

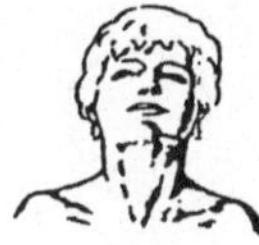 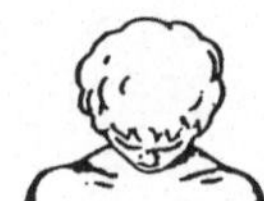

LÜTFEN ŞUNLARA DIKKAT EDINIZ:

1. Her alıştırmayı sabah ve akşam beşer kere gevşek olarak yapınız. Hareketler enerjik olmıyacak ve mümkün değilse baş zorlanmıyacak.
2. Tedavi sırasında boynun aynı zamanda çevrilip ve eğildiği bütün hareketler yasaktır. Bilhassa bu hereketlerin yapıldığı spor türleri yasaktır, mesela Tenis, pinpon, kayak kayma, golf ve benzerilerinden kaçınılmalıdır. Eğer çalışırken böyle hareketler yapmak zorunda iseniz sizi tedavi eden doktorla görüşüp be hususda alınacak tedbiri tespit ettirmelisiniz. Araba kullanırken de geriye bakmamanız, yalnız geri aynasını kullanmanız mühimdir. Evde de çalışırken bu hareketleri yapmamağa çalışmalısınız, mesela yatakları yaparken, mutfak işlerinde, çocuklara bakarken.
3. Tedavi bittikten, acılardan kurtulduktan sonra da ilerki hayatınız için de yapmamanız gerekli hareketler şunlardır: başın daire şeklinde hareket ettirilmesi, mesela bir jimlastik saatinde, veya yatarken ve yüzüstü uyurken.

Abb. 83: Wiederholung des Formblattes (Abb. 81) in türkischer Sprache

Abb. 83

Appuntamento per il: ....
In caso d'impedimento si prega d'avvertire:
....

ESERCIZI PER LE VERTEBRE CERVICALI

I. Testa in posizione mediana

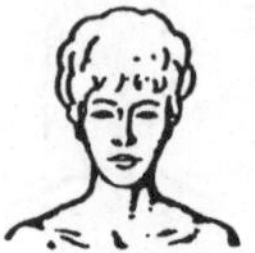
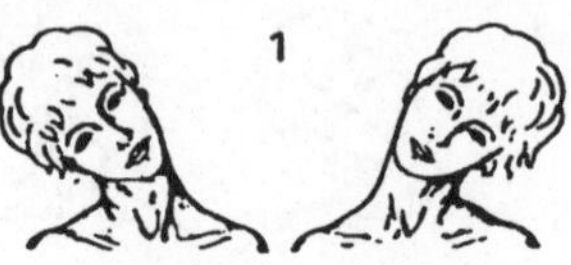
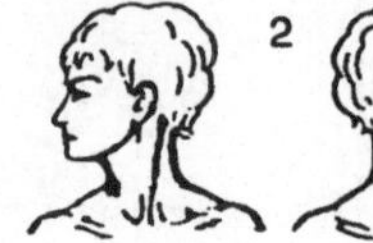

Posizione iniziale	Piegare la testa lateralmente		Deviare la testa	
	a destra	a sinistra	a destra	a sinistra

II. Testa piegata fortemente all'indietro

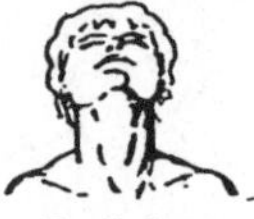
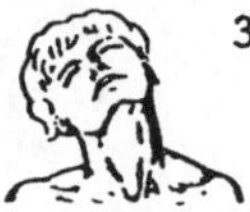
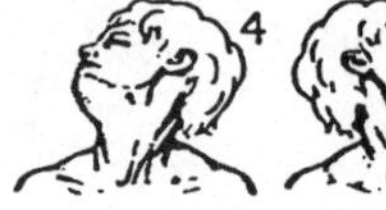

Posizione iniziale	Piegare la testa lateralmente		Deviare la testa	
	a destra	a sinistra	a destra	a sinistra

III. Abbassare al testa in avanti ed in dietro

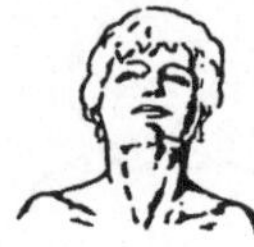
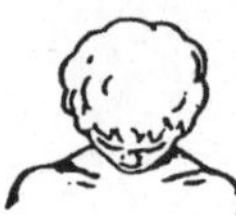

SI PREGA DI OSSERVARE:

1. Eseguire ogni essercizio 5 volte de mattina e 5 volte di sera possibilmente in modo rilassato. I movimenti non devono essere eseguiti energicamente e non oltre limiti possibili.

2. Durante il periodo d'esercizi sono assolutamente proibiti tutti i movimenti nei quali il collo venga contemporaneamente abbassato e girato. Specialmente sono proibiti tipi di sport che rendono tali movimenti necessari, per esempio Tennis, Ping Pong, Golf, sciare, il gioco dei birilli e simili e sono quindi assolutamente da evitare.
Se tali movimenti dovessero essere necessari nell'essercizio del proprio lavoro si consigli in proposito col medico dell'ambulanza su quali misure prendere.
Inoltre èimportante, durante la guida dell'automobile, di non voltarsi indietro ma di usare lo specchio retrospettivo. Infine nei lavori in casa, per esempio fare i letti, lavori di cucina, cura dei bambine, stare attenti ad evitare i movimenti sopradetti.

3. Anche alla fine della cura e quando si èprivi di disturbi sono da evitare in futuro: rotazioni della testa, per esempio durante la ginnastica e stare distesi o dormire in posizione prona.

Abb. 84: Wiederholung des Formblattes (Abb. 81) in italienischer Sprache

Abb. 84

Proximo nomramiento por: ....
en caso de cancelación
llamar por teléfono, por favor ....

EJERCICIOS PARA LAS VERTEBRAS CERVICALES

I. Cabeza en posición neutral

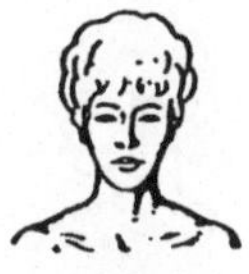 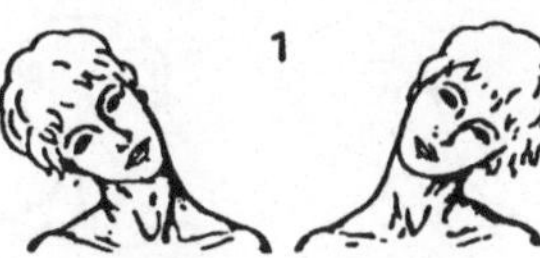 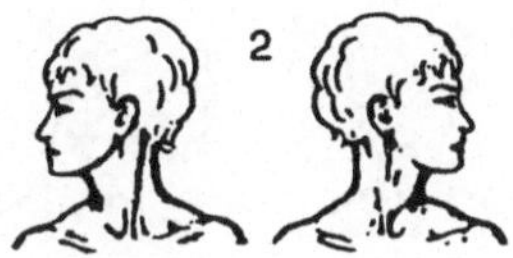

<table>
<tr><td>Posición de
partida</td><td colspan="2">Balanceo lateral
derecha   izquierda</td><td colspan="2">giro
derecha   izquierda</td></tr>
</table>

II. Cabeza situada totalmente hacia atrás

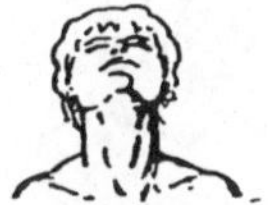 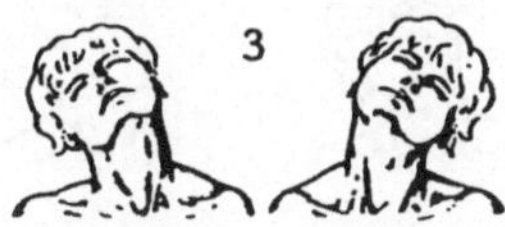 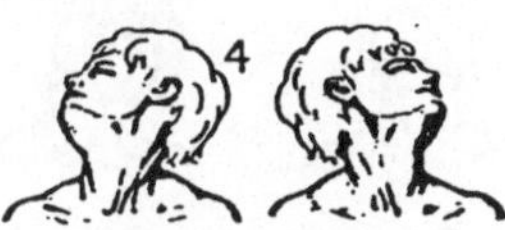

<table>
<tr><td>Posición de
partida</td><td colspan="2">Balanceo lateral
derecha   izquierda</td><td colspan="2">giro
derecha   izquierda</td></tr>
</table>

III. Balanceo de la cabeza de adelante hacia atrás

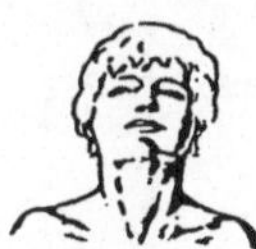 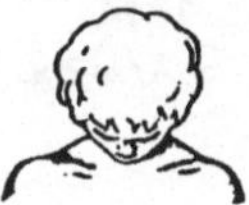

PRESTE ATENCIÓN A LO SIGUIENTE:

1. Efectuar cada ejercicio en la forma más relajada posible, 5 veces en la mañana y 5 veces en la tarde. Los movimientos no deben ser enérgicos ni exagerados.
2. Durante el tratamiento están estrictamente prohibidos todos los movimientos que hagan doblar y girar el cuello al mismo tiempo. − Prescindir de practicar deportes que tengan estos movimientos, como por ejemplo, tenis, ping-pong, golf, sky, bolos etc. − Si en el trabajo son necesarios estos movimientos, pida consejo al médico del ambulatorio sobre las medidas a tomar. − Es importante que al conducir el automóvil no se gire la cabeza para mirar hacia atrás, sinoque se use el espejo retrovisor. − Finalmente en las tareas hogareñastales como hacer camas, cocinar y cuidar niños, deben ser evitados los movimientos arriba citados.
3. Aún después de terminado el tratamiento y del desaparecimiento de las molestias, se debe evitar, en el futuro, girar la cabeza (ej. clase de gimnasia) y yacer o dormir boca abajo.

Abb. 85: Wiederholung des Formblattes (Abb. 81) in spanischer Sprache

Abb. 85

Ραντεβού διά:
Σέ περίπτωση πού θέλετε νά ἀκυρώσετε,
παρακαλῶ τηλεφωνήσατε στό . . . . ἀπό πρίν.

Ἀσκήσεις διά τήν σπονδυλική στύλη τοῦ αὐχένος

1. Τό κεφάλι στήν οὐδέτερη θέση

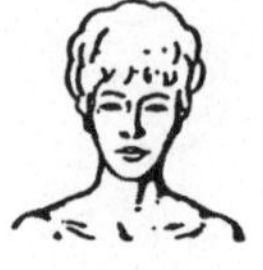 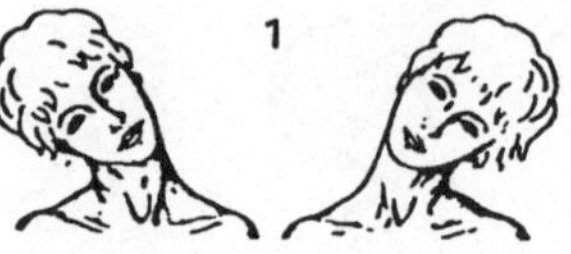 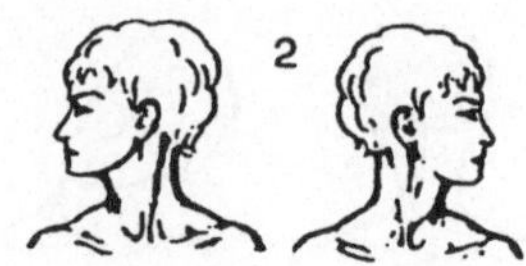

Θέση   γέρνω τό κεφάλι   γυρίζω τό κεφάλι
ἐκκινήσεως   δεξιά   ἀριστερά   δεξιά   ἀριστερά

2. τό κεφάλι σέ ὑπερέκταση

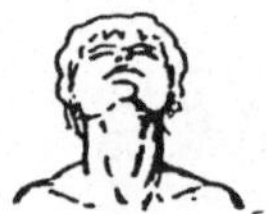 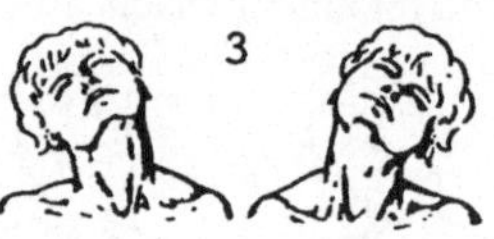 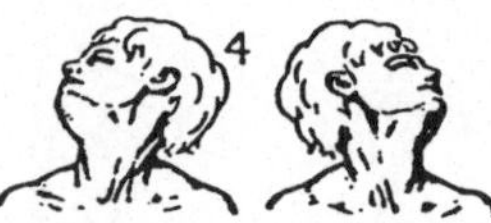

Θέση   γέρνω τό κεφάλι   γυρίζω τό κεφάλι
ἐκκινήσεως   δεξιά   ἀριστερά   δεξιά   ἀριστερά

3. κλίνω τό κεφάλι πρός τά κάτω

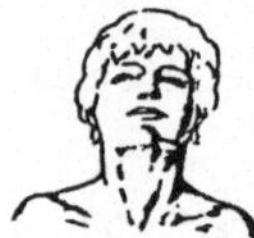 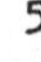 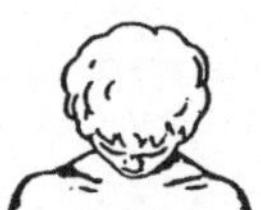

Παρακαλῶ προσέξετε:

1. κάθε ἄσκηση νά κάνετε 5 φορές τό πρωΐ καί τό βράδυ χωρίς νά ζορίζεσθε. Οἱ κινήσεις δέν πρέπει νά εἶναι ἐνεργητικές καί μάλιστα νά γίνονται μέ εὐκολία.
2. κατά τή διάρκεια τῆς θεραπείας εἶναι ὅλες οἱ κινήσεις κατά τίς ὁποίες θά στρίβη ἤ θά σκύβη ὁ λαιμός ἀπαγορεύσημες. Τά διάφορα σπόρ πού περιέχουν ὅμοιες κινήσεις ὅπως π. χ. τένις, πίνκ-πόνκ, Γκόλφ, Σκί καί διάφορα ἄλλα πρέπει νά τά σταματήσετε. Ἐάν στήν ἐργασία σας εἶσθε ὑποχρεωμένος νά κάνετε αὐτές τίς κινήσεις, συζητῆστε μέ τόν γιατρό τοῦ Ἀμπολάνς νά σᾶς συμβουλεύση τί νά κάνετε. Εἶναι πολύ σοβαρό νά προσέ-ξετε κατά τή διάρκεια πού ὁδηγεῖτε νά μήν γυρίζετε τό κεφάλι σας πίσω, ἀλλά νά χρησιμοποιεῖτε τόν καθρέφτη. Τελικῶς πρέπει ἀκόμη νά προσέξετε καί στίς ἐργασίες τοῦ σπιτιοῦ νά μήν κάνετε αὐτές τίς κινήσεις ὅπως π. χ. φτιάχνοντας τό κρεββάτι, τήν κουζίνα ἤ τά παιδιά.
3. Ἐπίσης μετά πού θά σταματήσετε τήν θεραπεία καί αἰσθάνεσθε ἐνοχλήσεις πρέπει στό μέλλον νά ἔχετε ὑπ'ὄψη σας ὅτι δέν πρέπει νά κάνετε κύκλους μέ τό κεφάλι π. χ. ἐάν κάνετε γυμναστική. Ἐπίσης δέν πρέπει νά κοιμᾶσθε μέ τήν κοιλιά.

Abb. 86: Wiederholung des Formblattes (Abb. 81) in griechischer Sprache

Abb. 86

140

Appointment for: ....
(In case of cancellation please call ....
in advance)

EXERCISES FOR CERVICAL SPINE

I. Head in Neutral Position

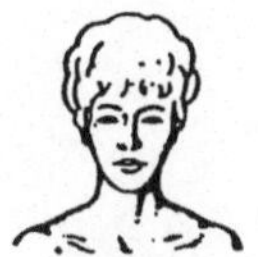 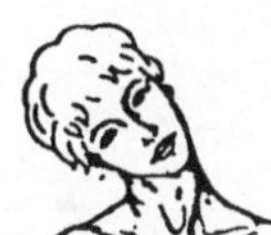 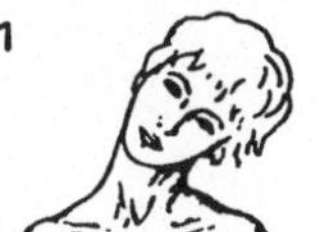 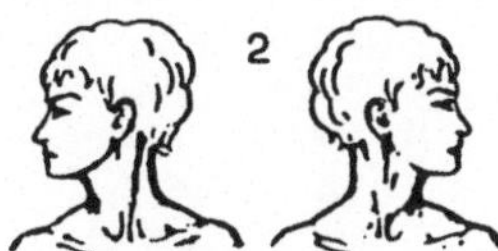

starting
position

tilting head
to right   to left

turning head
to right   to left

II. Head in Hyperextension

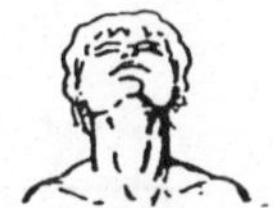 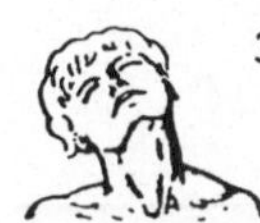 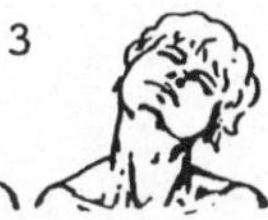 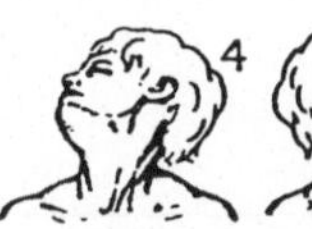 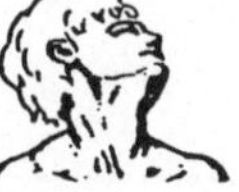

starting
position

tilting head
to right   to left

turning head
to right   to left

III. Nodding

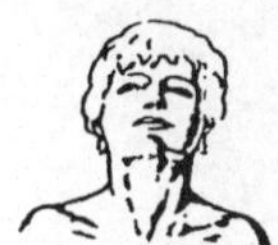 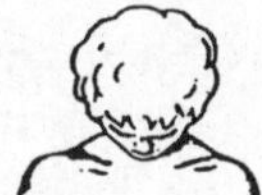

ATTENTION PLEASE to the following advises:
1. Each exercise should be done 5 times mornings and evenings; as relaxed as possible and not as forceful or extensive as possible.
2. During course of treatment (and not thereafter) please avoid all combined motions of head involving turning and bending at the same intention. Avoid during work and sportive activities (such as golfing, tennis, skiing, bowling – these are not to be done during treatment course). For certain jobs work may have to be interrupted for two weeks, such as in case of auto mechanics. When driving do not turn head, use mirror only for rear view. In house hold chores, bedding, kitchen work or care for small children, attend to avoiding combined movements as indicated above!
3. After end of treatment, as well as during same, do not circle your head (as is done frequently during gymnastics) and do not lie or sleep on your stomach (flat, neither during sun bathing). Due regard is advised for full recovery and lasting well being.

Abb. 87: Wiederholung des Formblattes (Abb. 81) in englischer Sprache

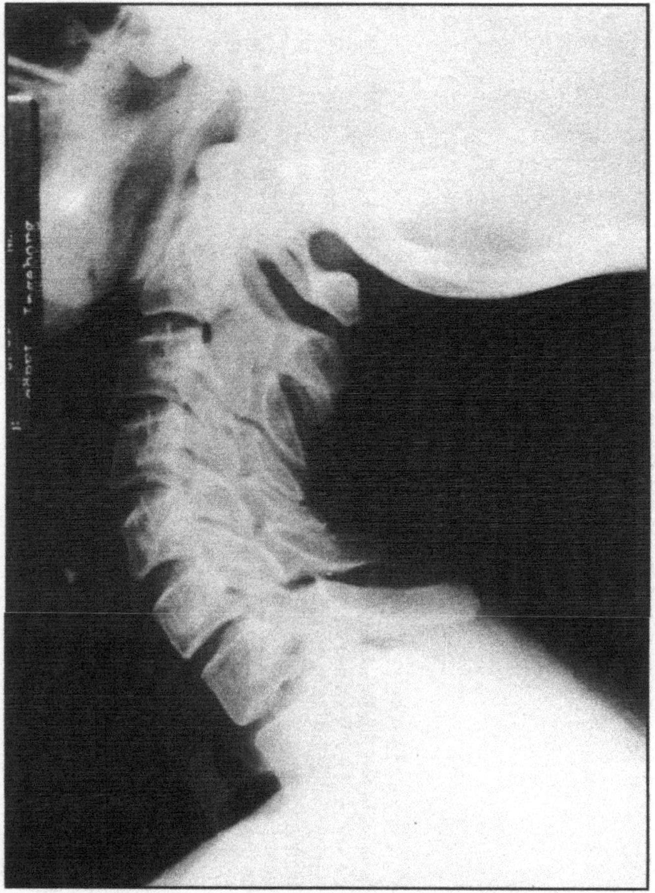

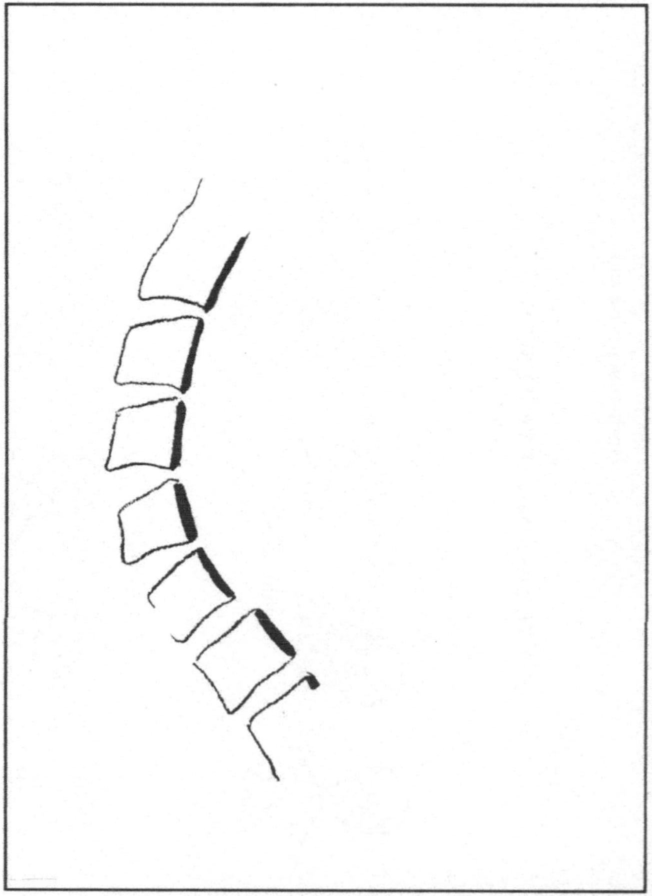

Abb. 88: Röntgenaufnahme der Halswirbelsäule einer 50jährigen Frau in seitlichem Strahlengang vor Beginn der von uns empfohlenen Manipulationsbehandlung (siehe Text) und Übungsbehandlung (Abb. 80 ff.). Es besteht eine Hyperlordose

Abb. 88

Abb. 89

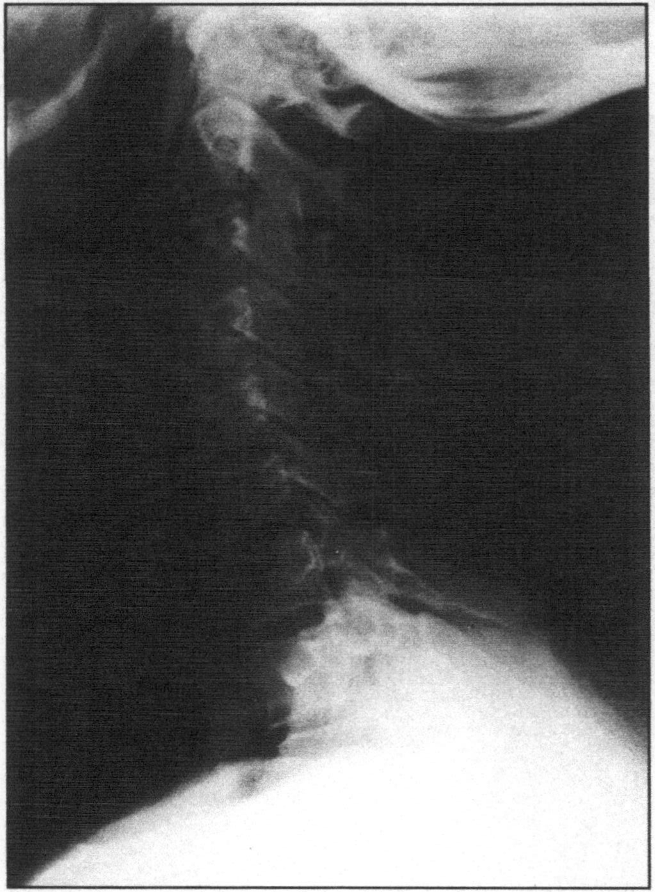

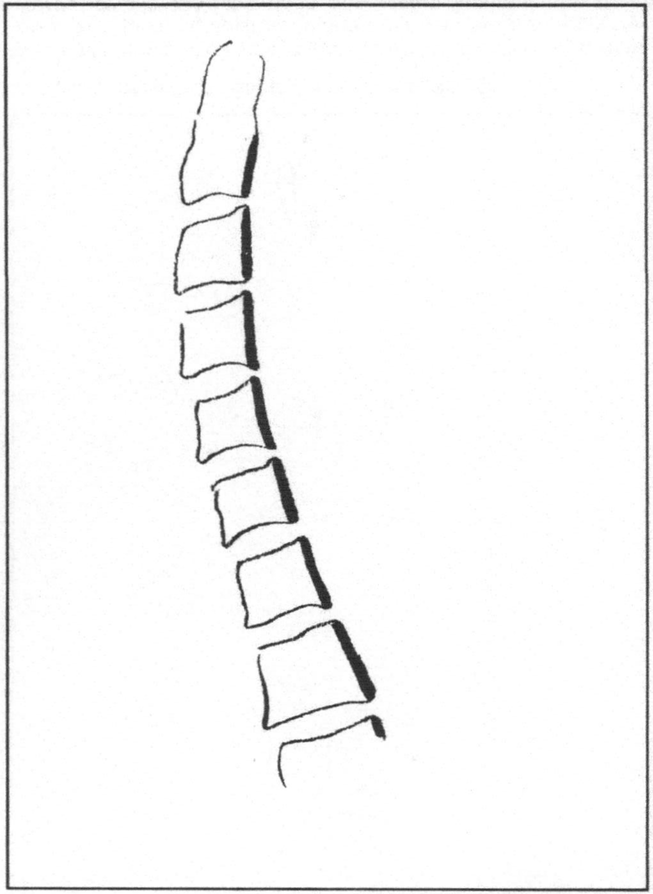

Abb. 89: Röntgenaufnahme der Halswirbelsäule der in Abb. 88 vor der Behandlung gezeigten 50jährigen Frau nach der Behandlung: durch Überkorrektur entstand eine unphysiologische Streckhaltung

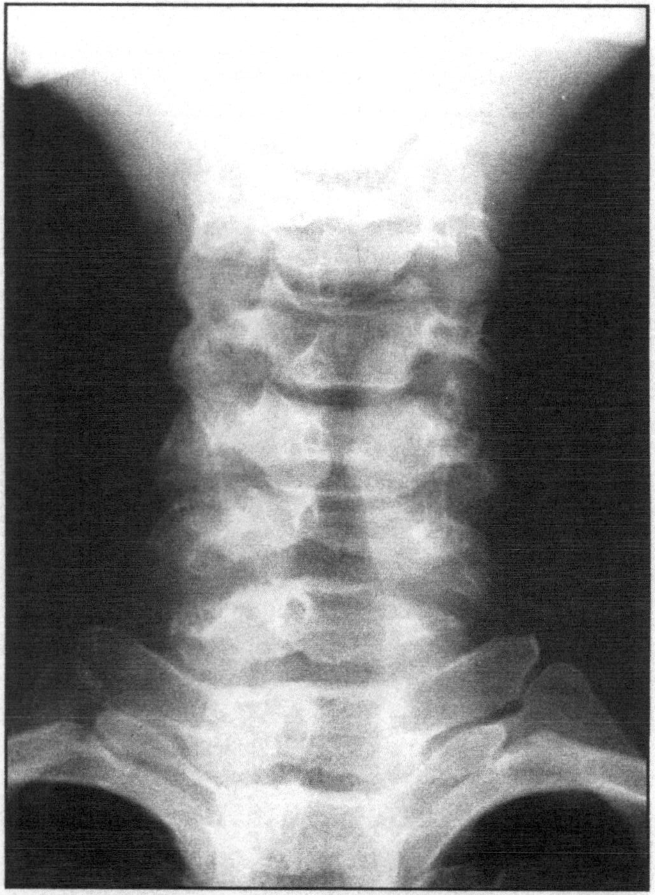

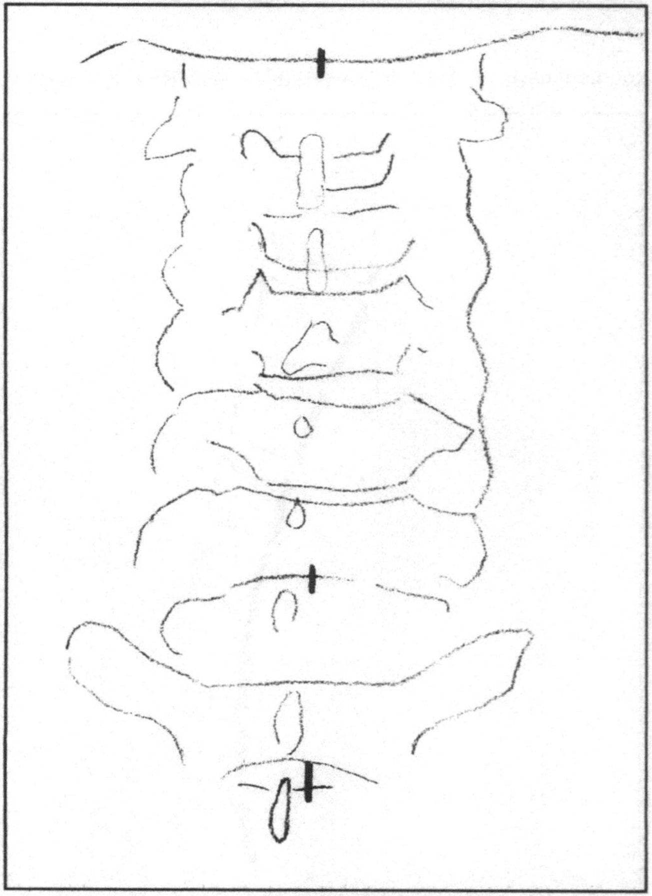

Abb. 90: Röntgenaufnahme eines Patienten in a.-p. Strahlengang mit „Cervicalsyndrom" vor Beginn einer Behandlung

Abb. 90 bis 103: Röntgenaufnahmen der Halswirbelsäule von Patienten mit Fehlstellung der Halswirbelsäule (in Mittelstellung), welche durch dreimalige Manipulation und tägliche Übungsbehandlung, wie in Abb. 80ff. gezeigt, sowie Einhalten der Verbote durch die Patienten geändert (normalisiert) werden konnte. Die Kontrollaufnahme wurde jeweils 1 Woche nach der letzten Manipulation (oder

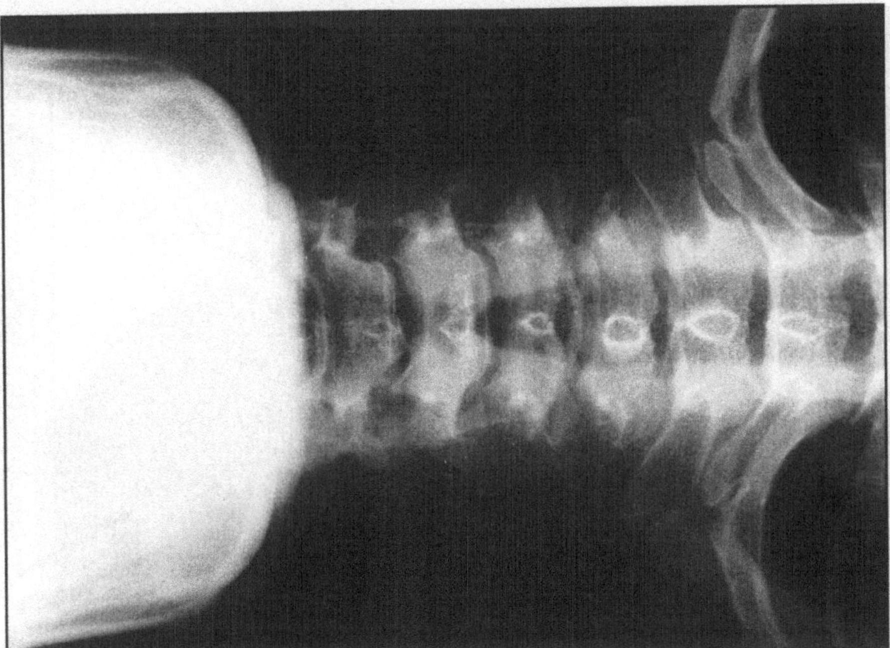

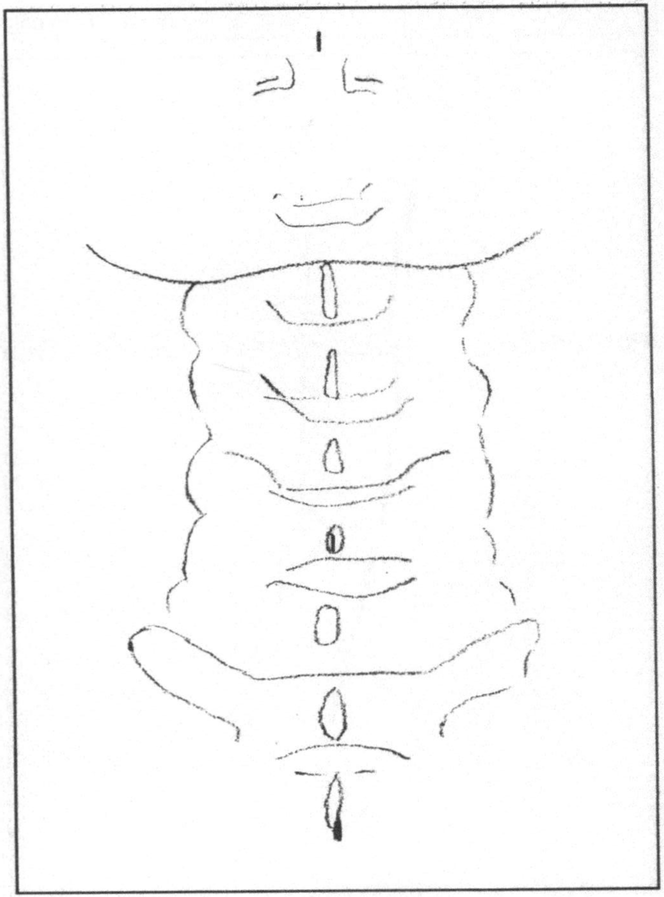

Abb. 91: Kontrollaufnahme (Patient aus Abb. 90) nach Abschluß der beschriebenen Behandlung. A.-p. Strahlengang

Abb. 91

Abb. 92

Abb. 92: Röntgenbild der Halswirbelsäule eines 18jährigen Mannes vor Behandlung

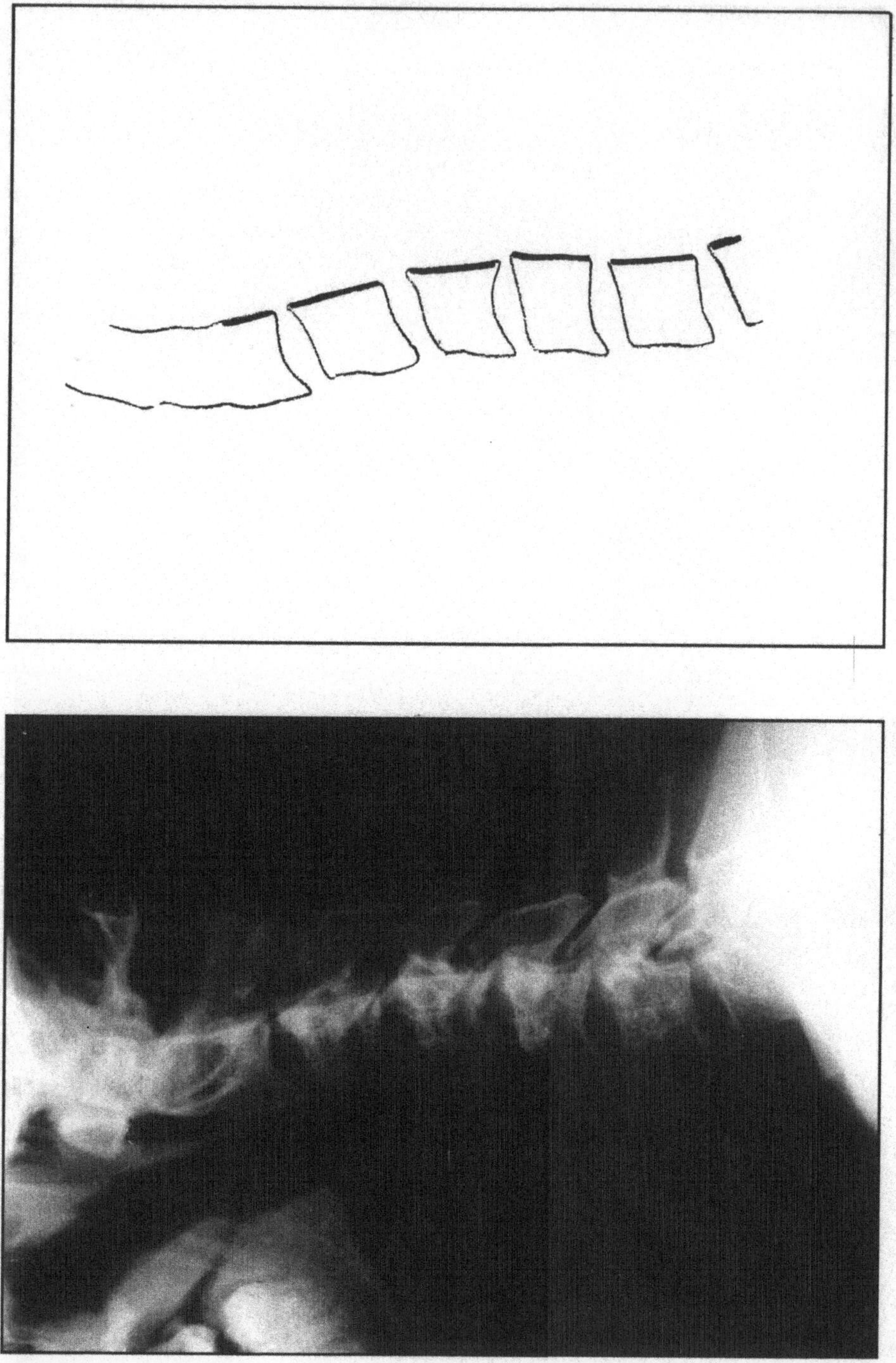

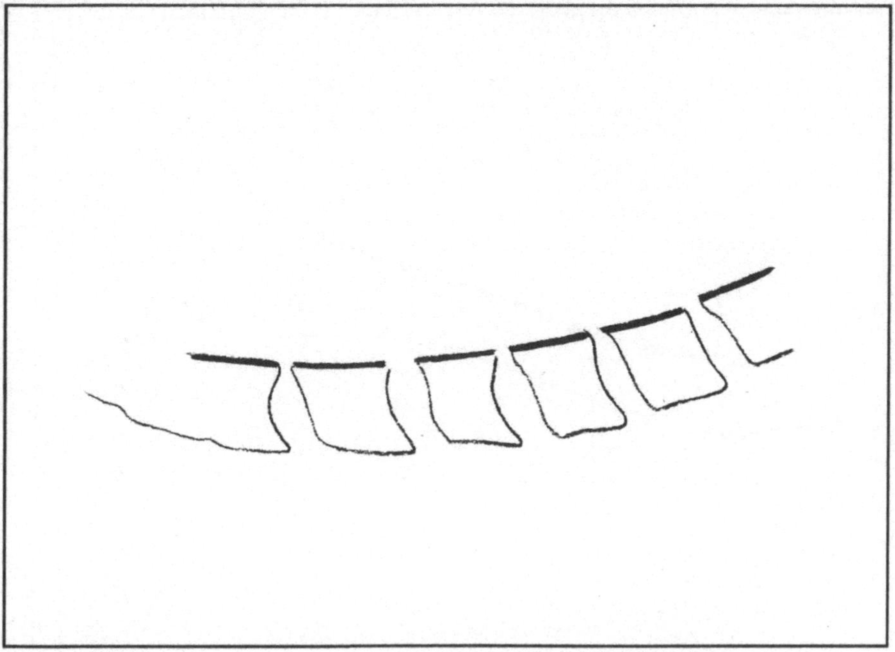

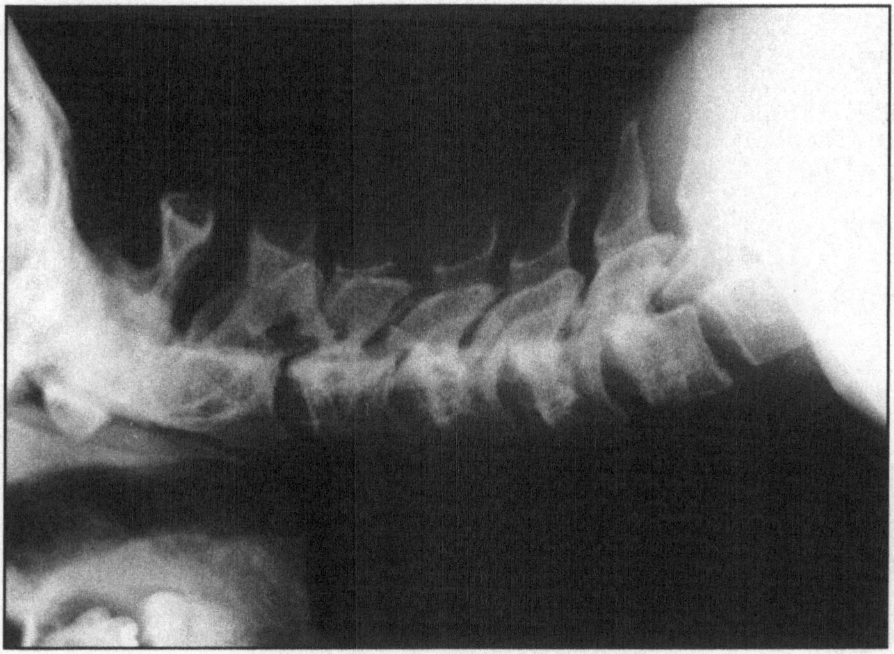

Abb. 93: Röntgenbild der Halswirbelsäule des 18jährigen Mannes nach Behandlung

Abb. 93

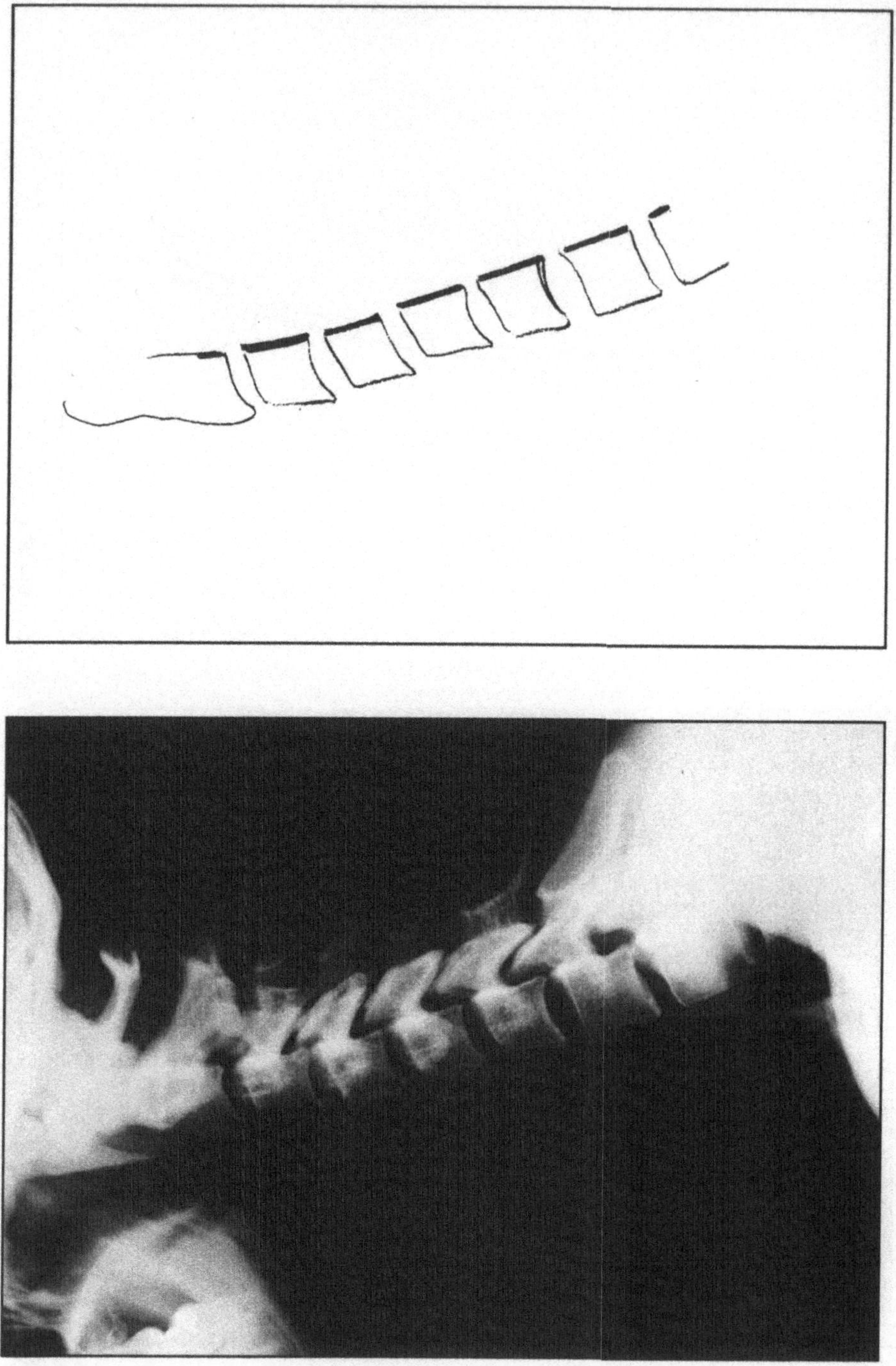

Abb. 94

Abb. 94: Röntgenbild der Halswirbelsäule einer 26jährigen Frau vor Behandlung

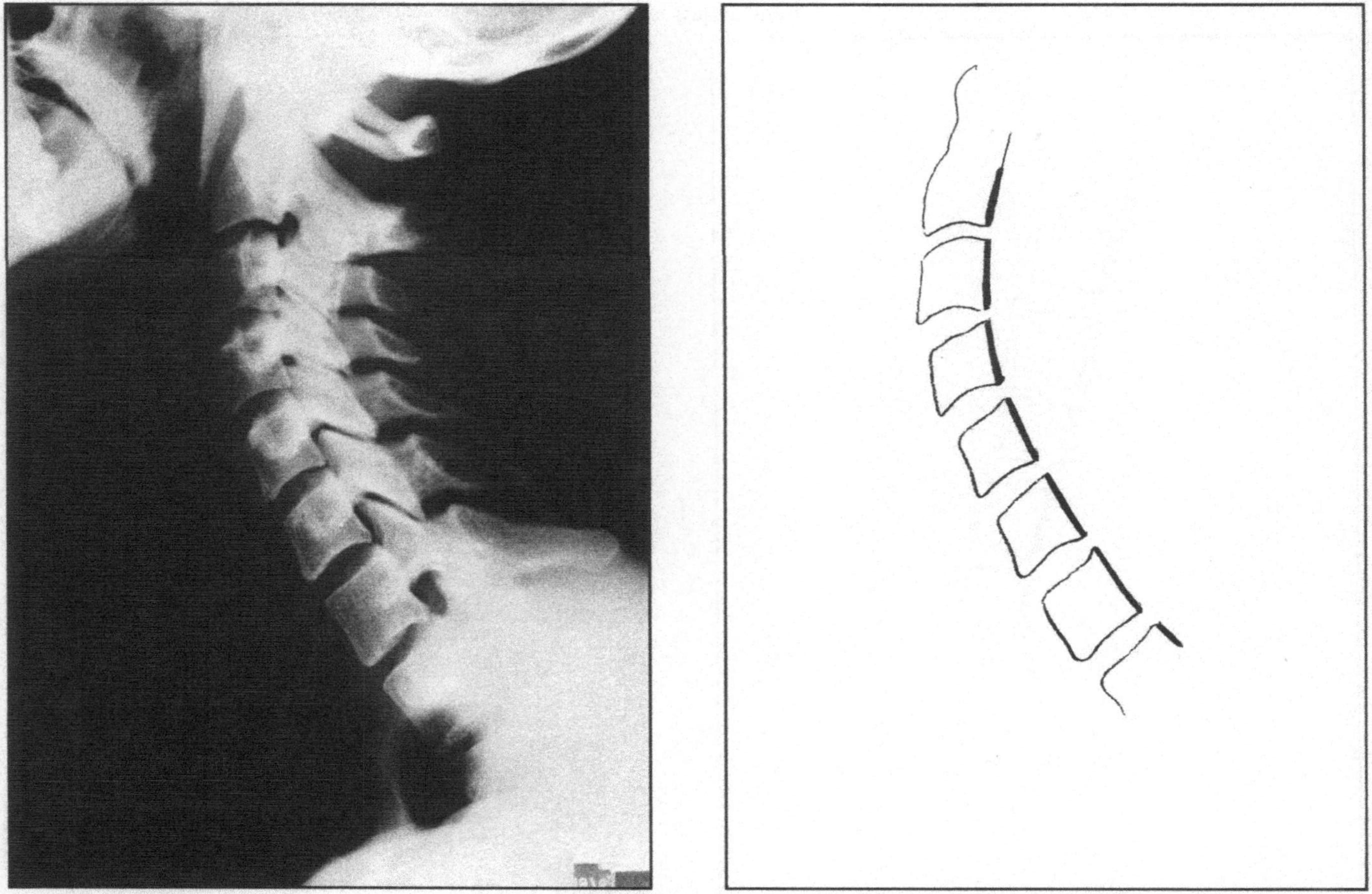

Abb. 95: Röntgenbild der Halswirbelsäule der 26jährigen Frau nach Behandlung

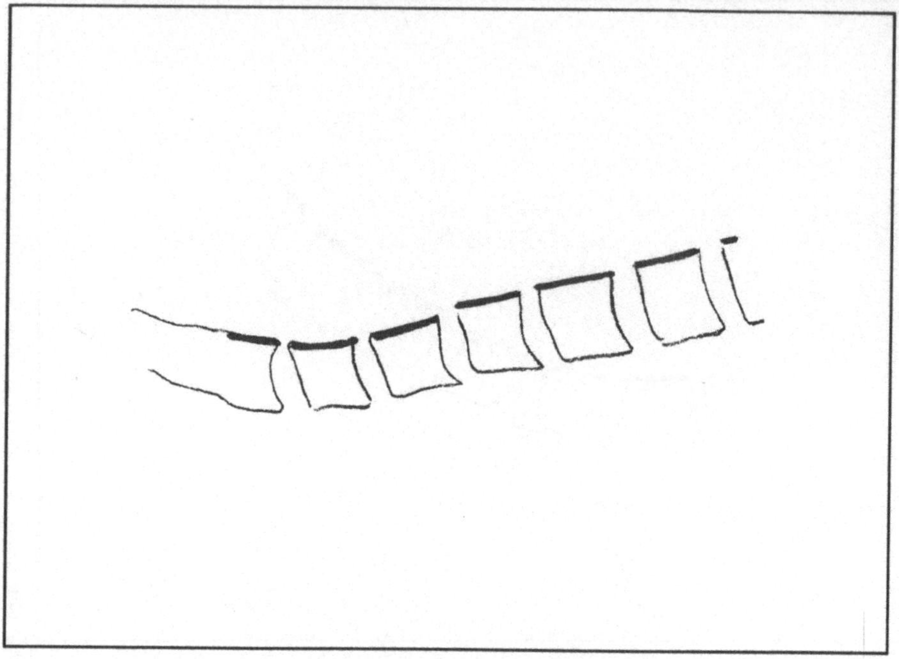

Abb. 96: Röntgenbild der Halswirbelsäule einer 20jährigen Frau vor Behandlung

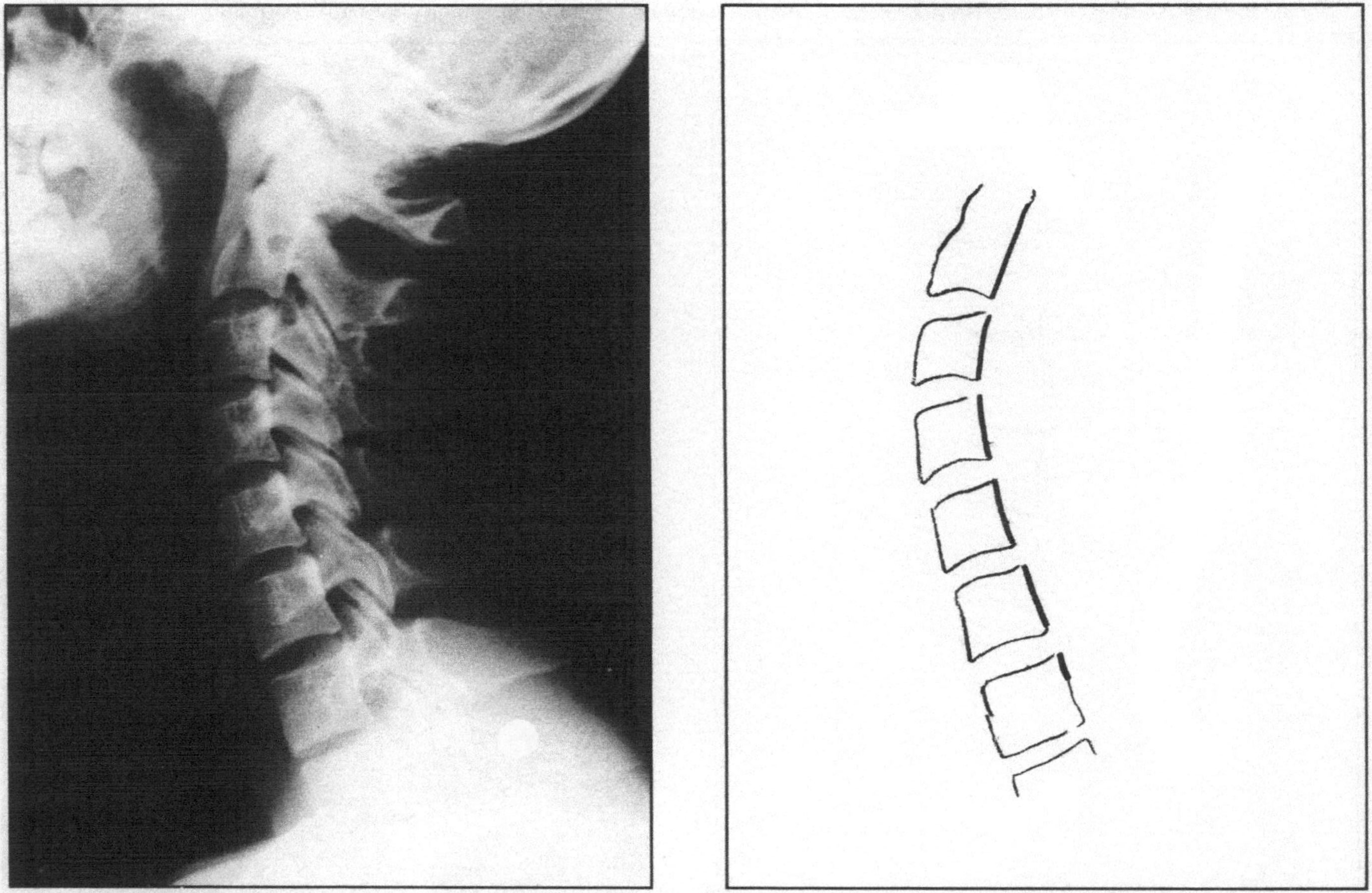

Abb. 97: Röntgenbild der Halswirbelsäule der 20jährigen Frau nach Behandlung

Abb. 97

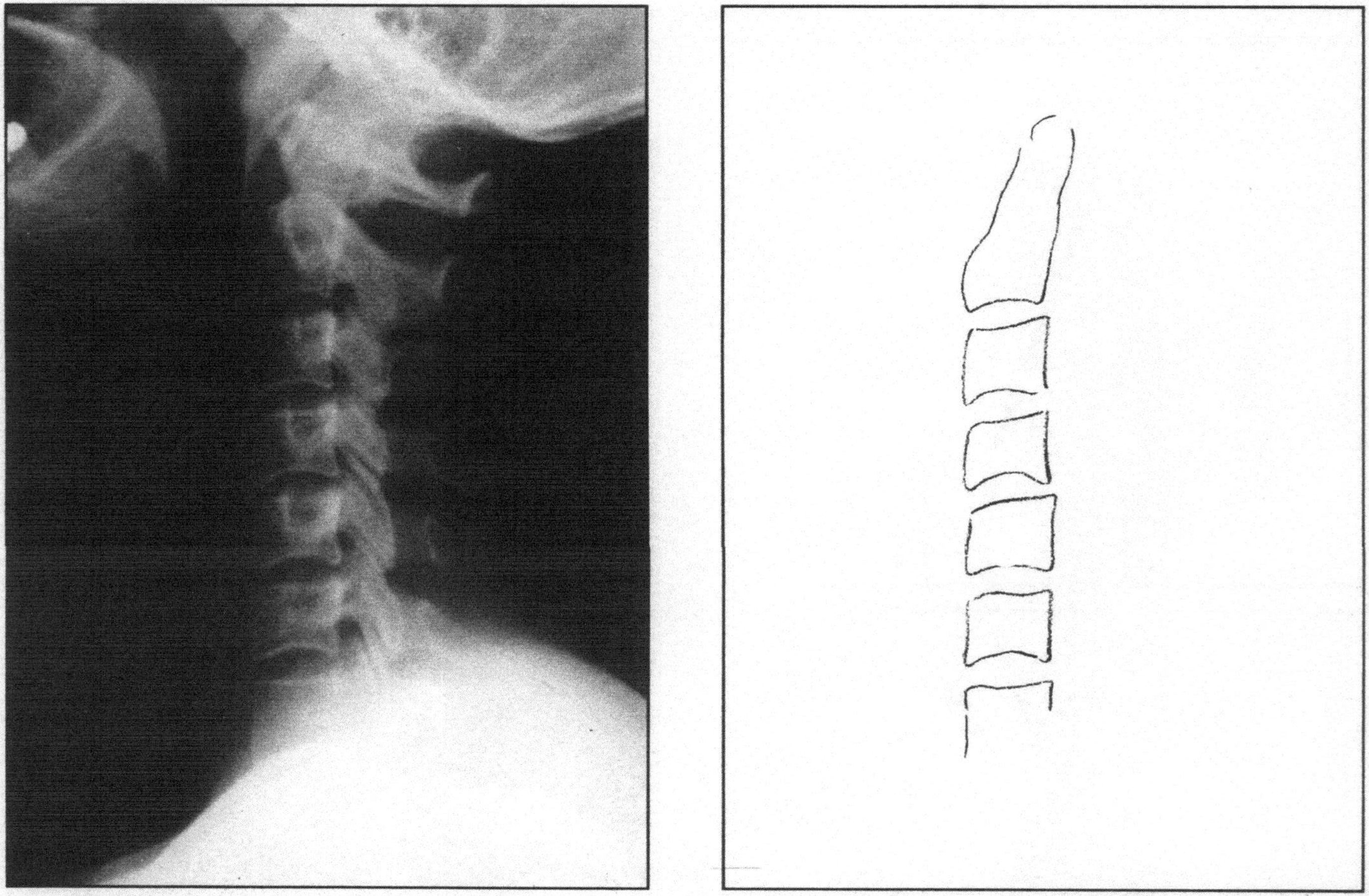

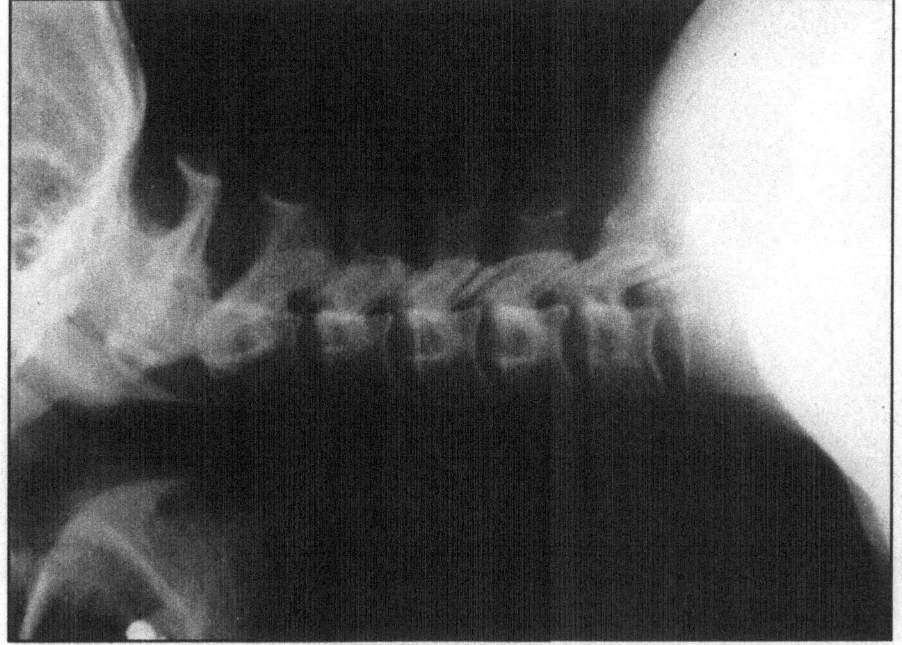

Abb. 98: Röntgenbild der Halswirbelsäule einer 35jährigen Frau mit nur zartem Knick in Mittelstellung vor Beginn der Behandlung

Abb. 98

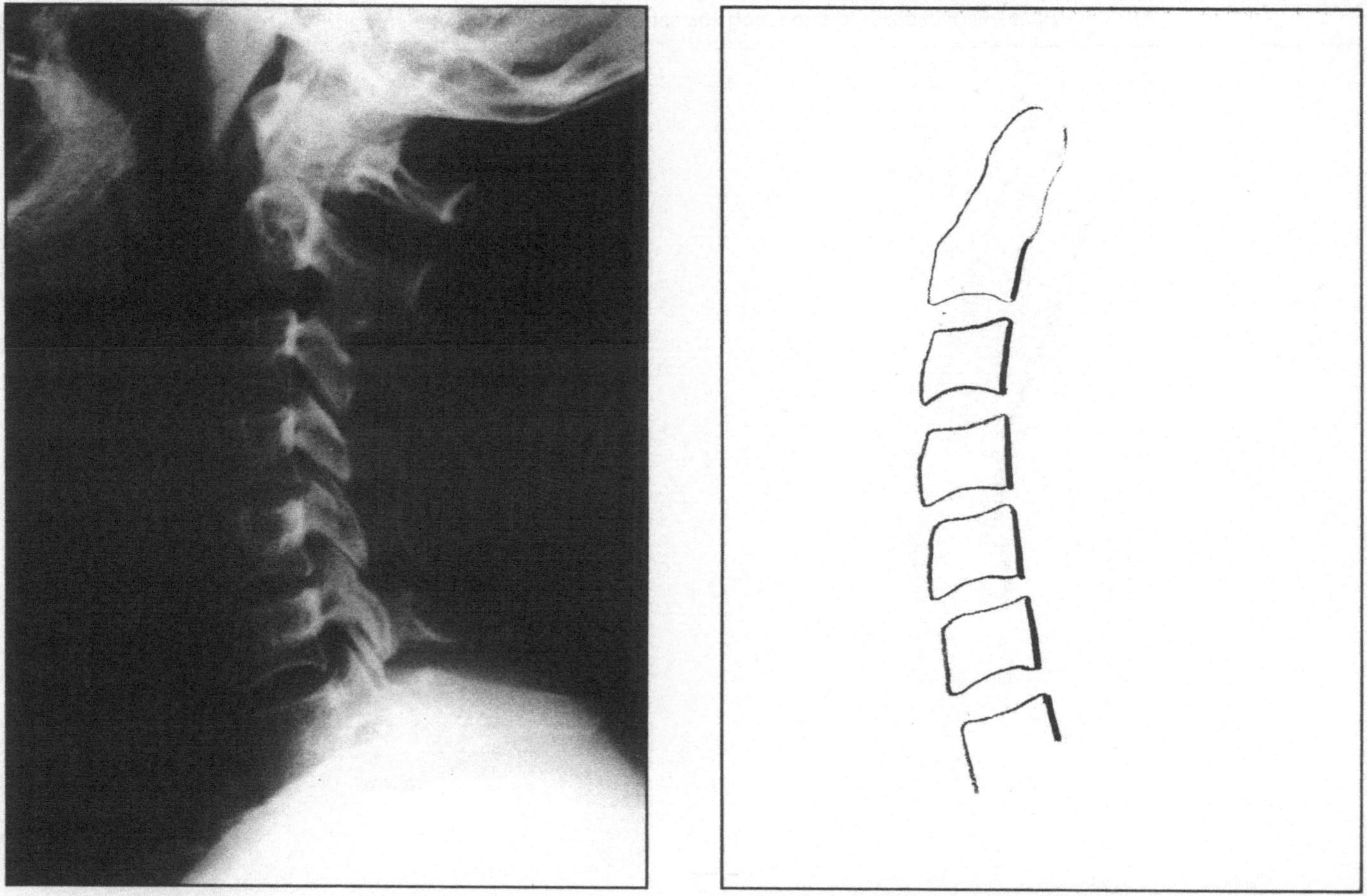

Abb. 99: Röntgenbild der Halswirbelsäule der 35jährigen Frau nach abgeschlossener Behandlung: normale Lordose wurde erreicht

Abb. 99

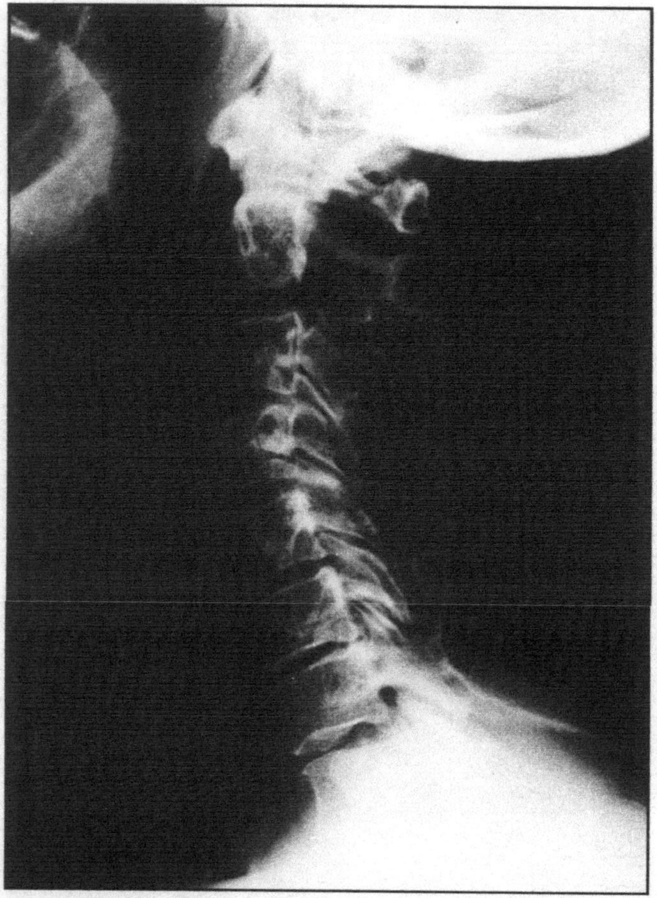

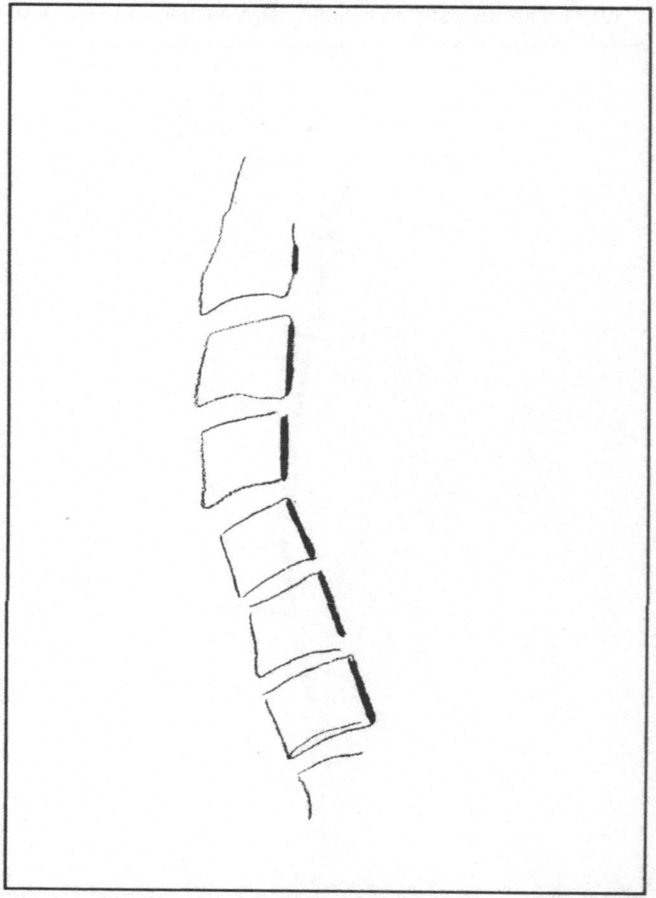

Abb. 100: Röntgenbild der Halswirbelsäule eines 50jährigen Mannes vor Behandlung (lordotischer Knick)

Abb. 100

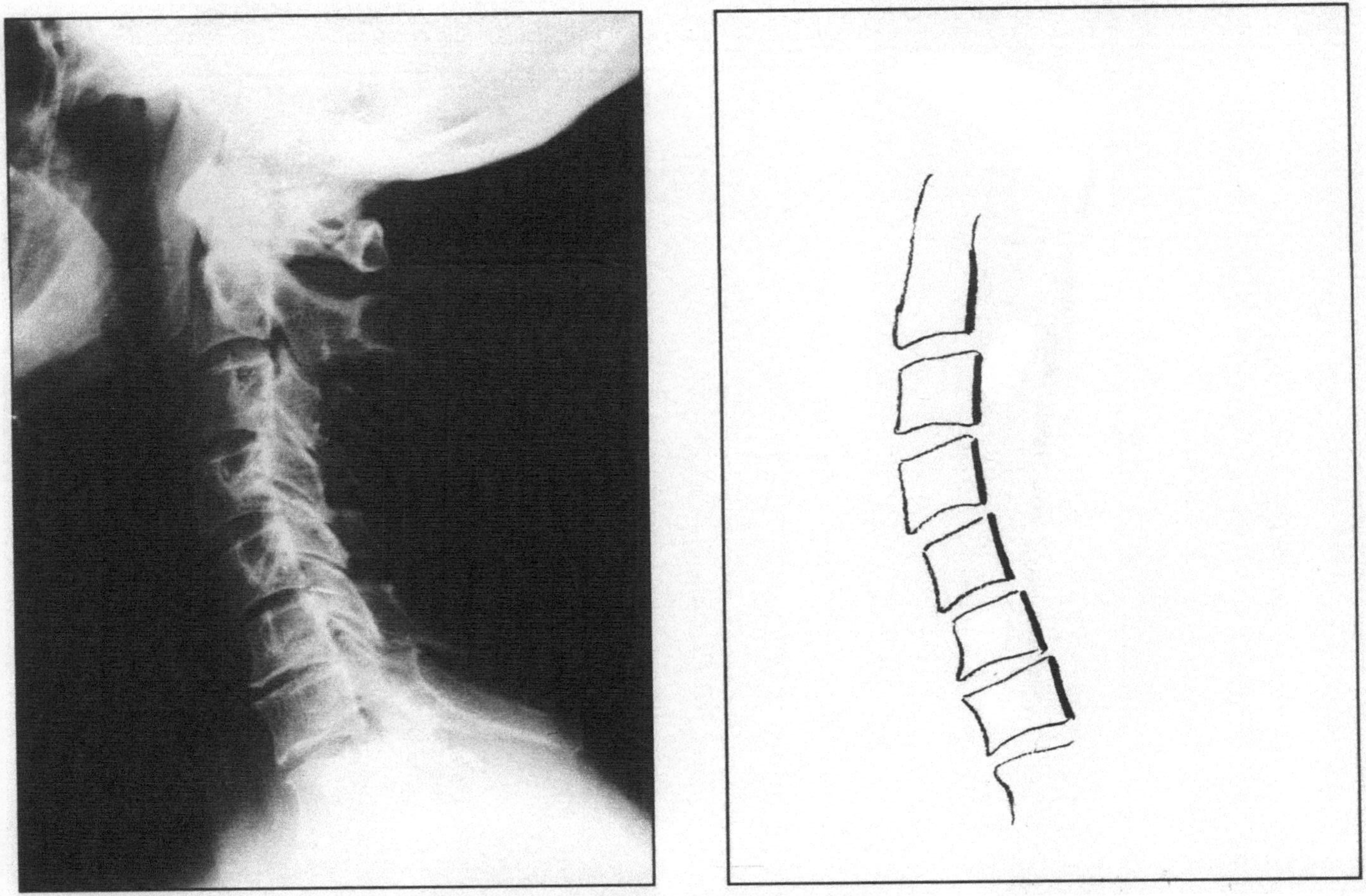

Abb. 101: Röntgenbild der Halswirbelsäule des 50jährigen Mannes nach Behandlung

Abb. 101

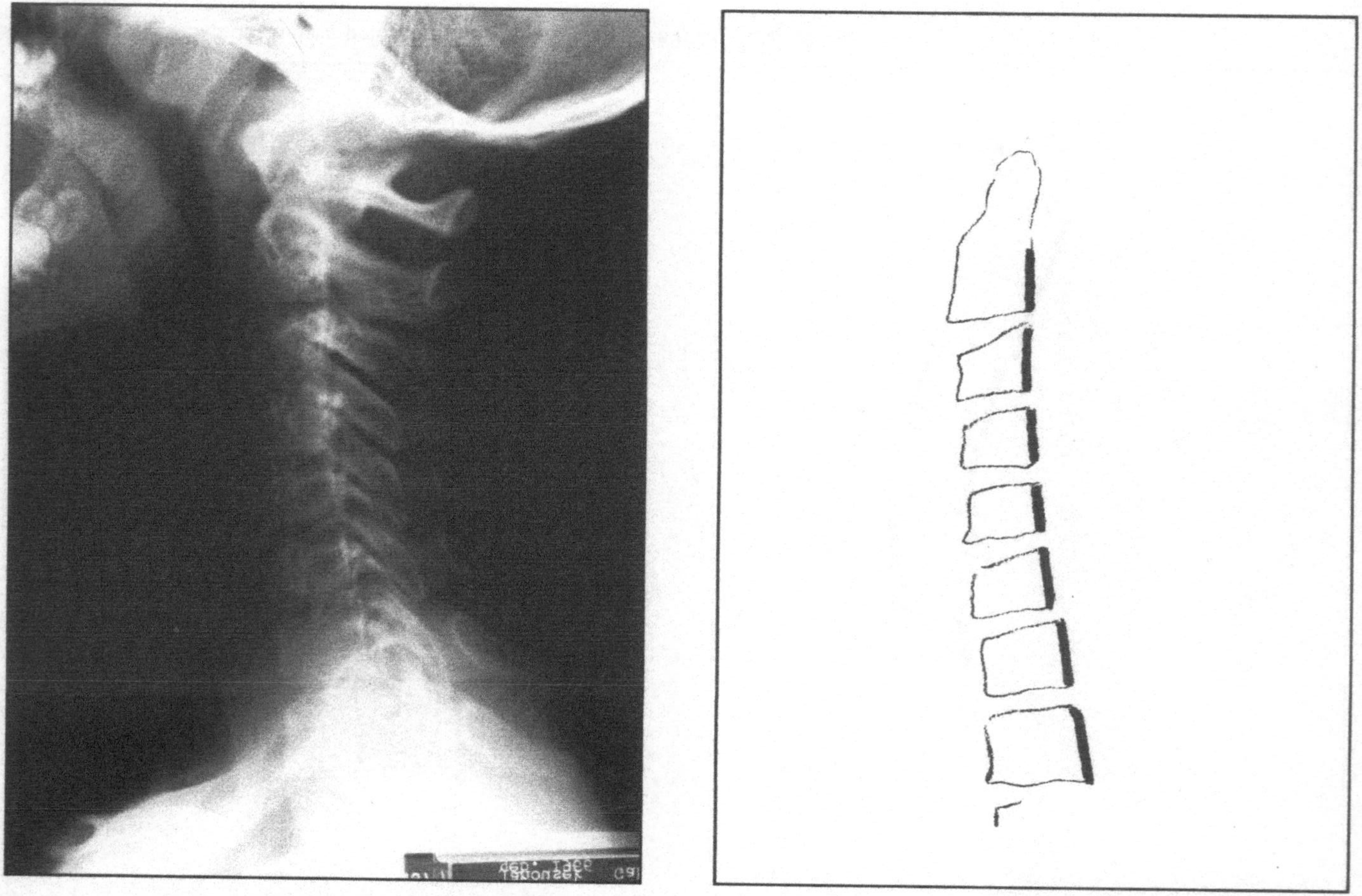

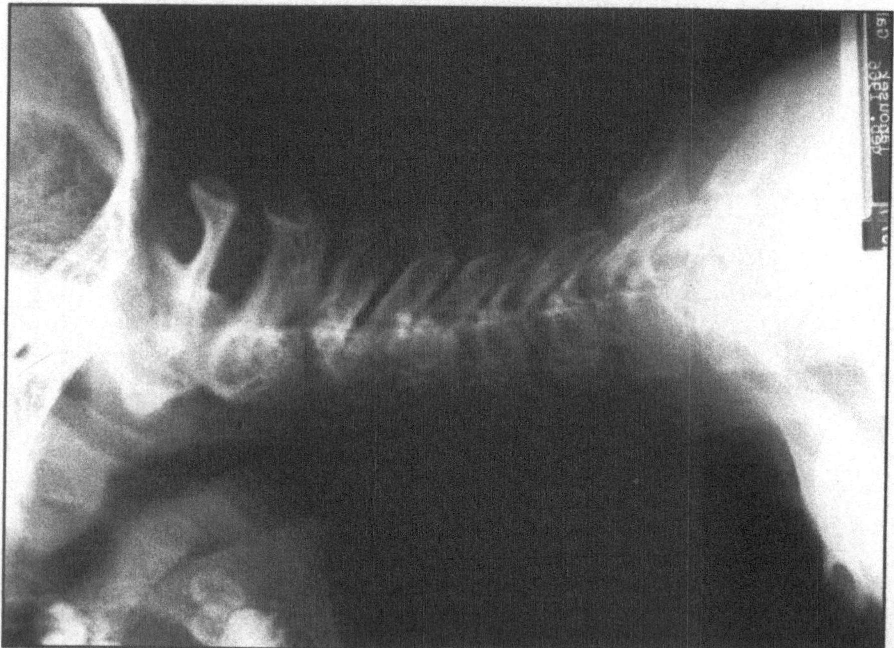

Abb. 102: Röntgenbild der Halswirbelsäule eines 10jährigen Mädchens vor Beginn der Behandlung. Gestreckte Fehlhaltung mit einem (für Kinder vielleicht noch typischen) Stufenphänomen

Abb. 102

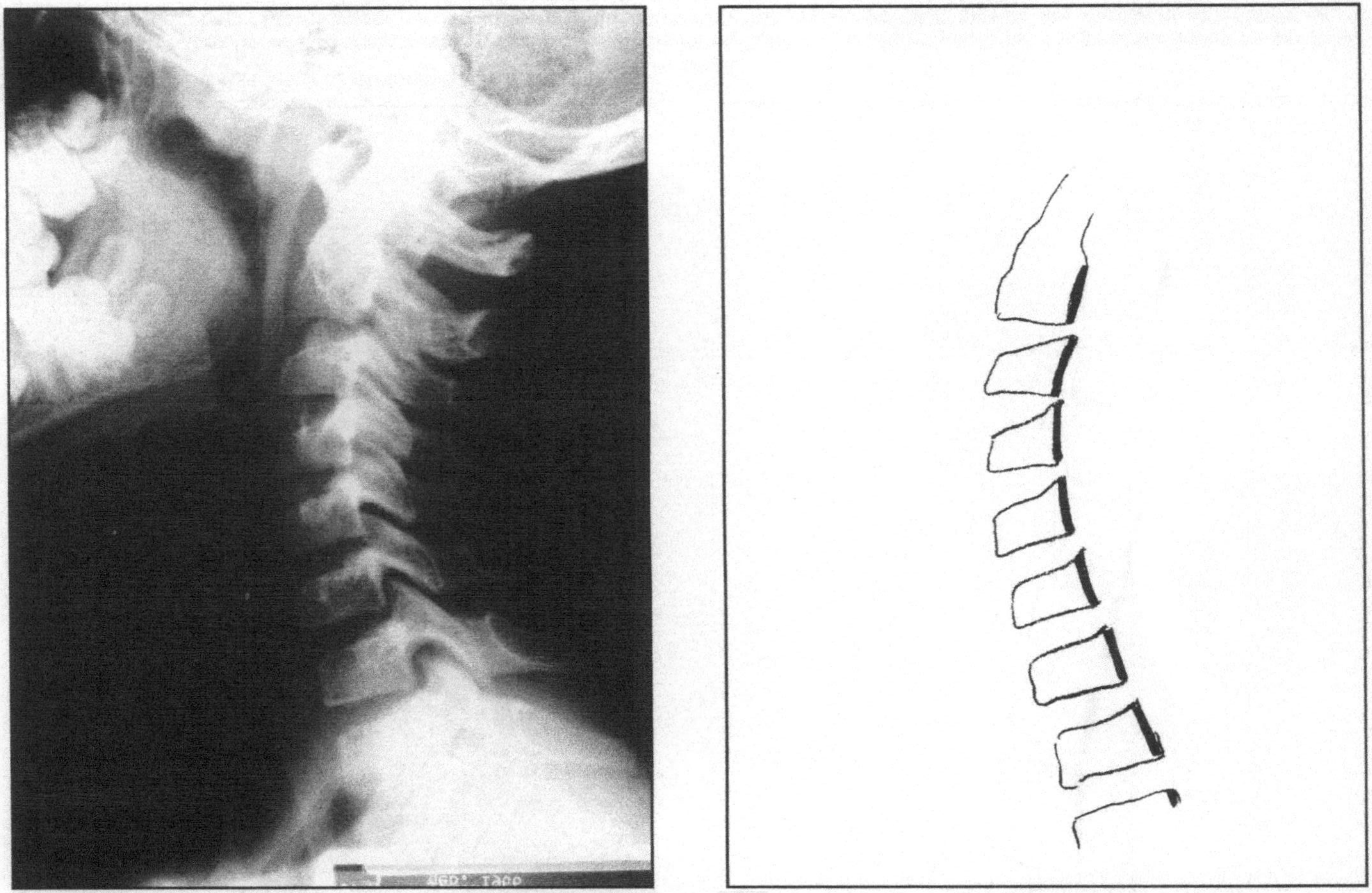

Abb. 103: Röntgenbild der Halswirbelsäule des 10jährigen Mädchens nach Ende der Behandlung. Die Rückführung in eine normale Lordose wurde erreicht

Abb. 103

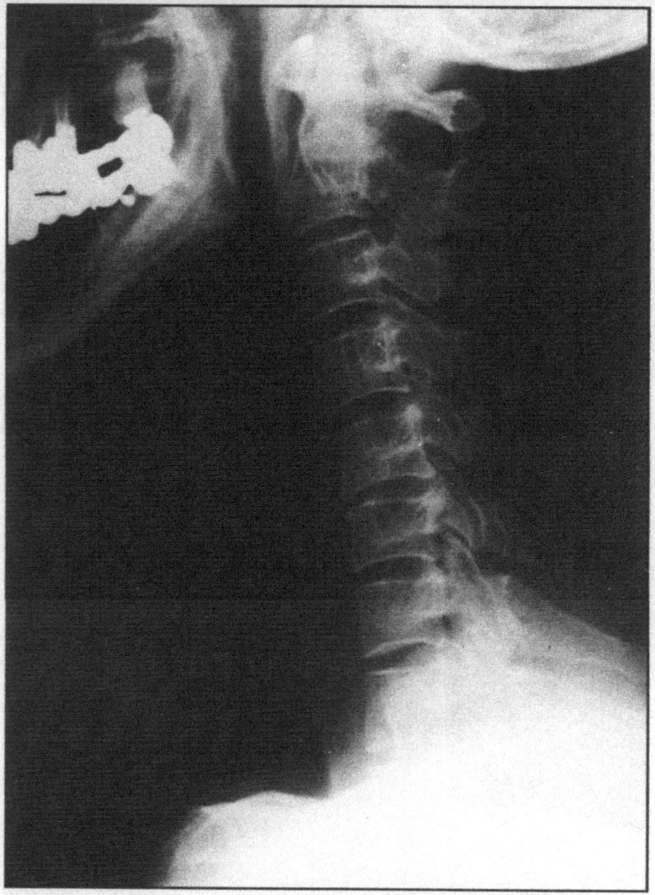

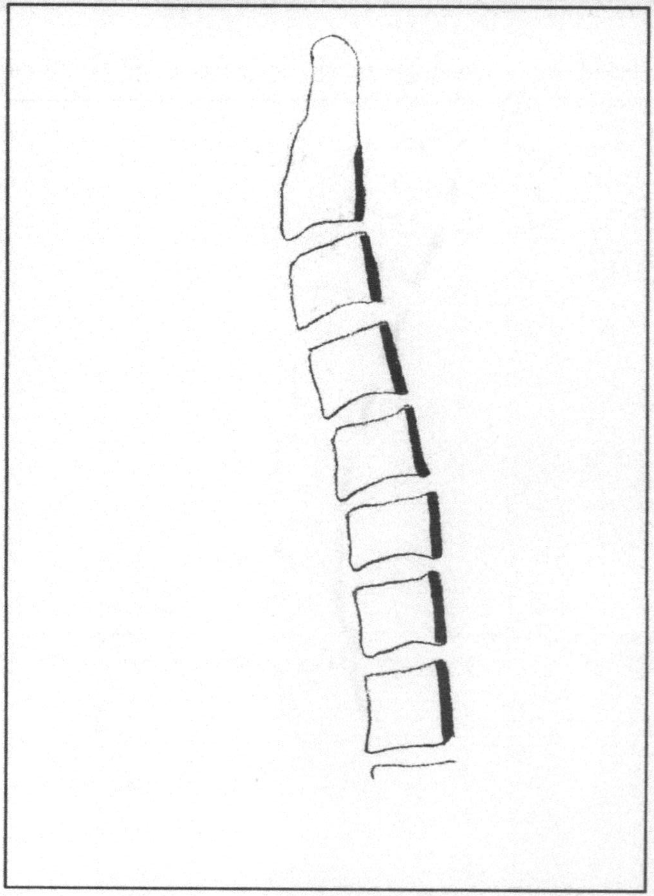

Abb. 104: Halswirbelsäule einer 52jährigen Frau, Erstaufnahme

Abb. 104 bis 109: Zum Beweis der Stichhaltigkeit von zu verschiedenen Zeitpunkten durchgeführten Vergleichsaufnahmen der Halswirbelsäule in seitlichem Strahlengang werden hier von Patienten vorgelegt: Bilder, die nicht bewußt als Vergleichsaufnahmen angefertigt wurden, sondern von den Patienten zu uns mitgebracht, also nicht zum Zweck von Kontrollaufnahmen ausgeführt worden waren

Abb. 104

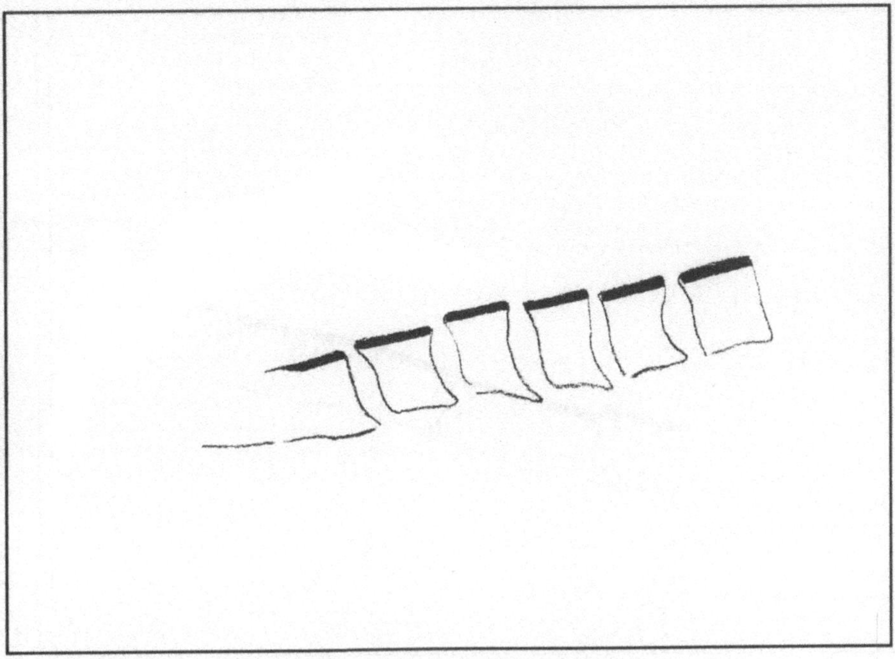

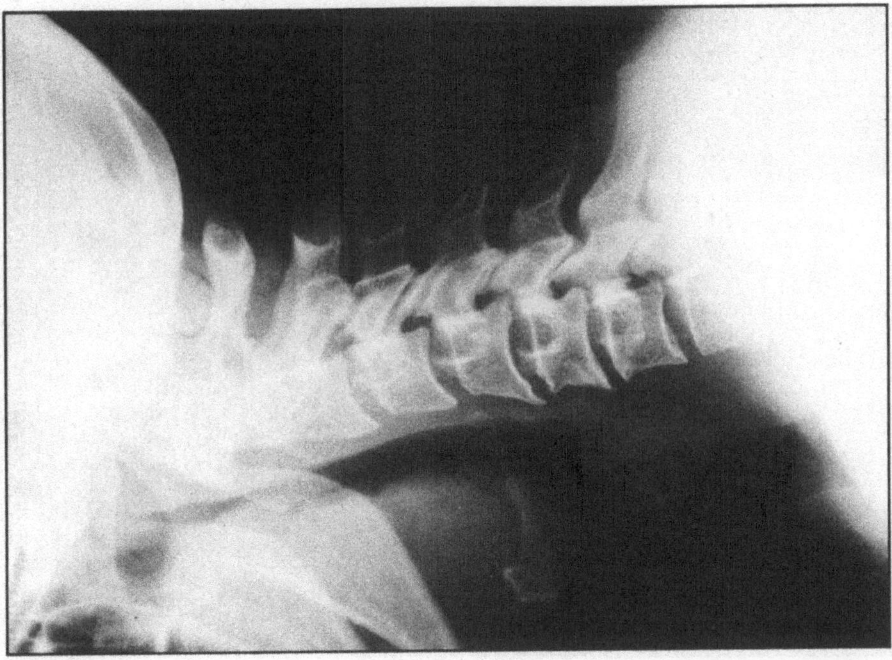

Abb. 105: Zweitaufnahme der Halswirbelsäule der 52jährigen Frau, 25 Tage später

Abb. 105

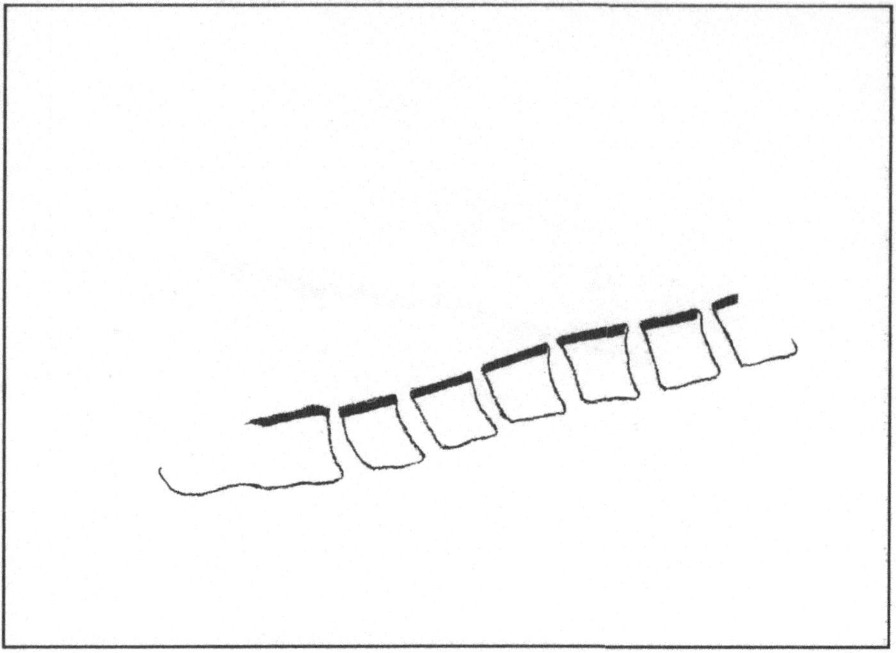

Abb. 106: Halswirbelsäulen-Aufnahme einer 30jährigen Frau. Erstaufnahme

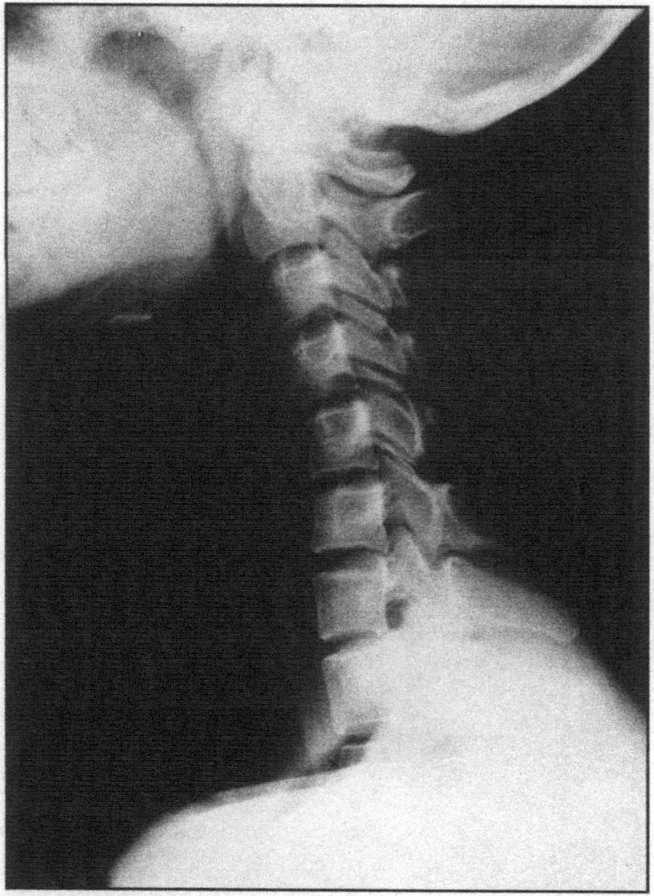

Abb. 107: Zweitaufnahme der 30jährigen Frau, 11 Monate später

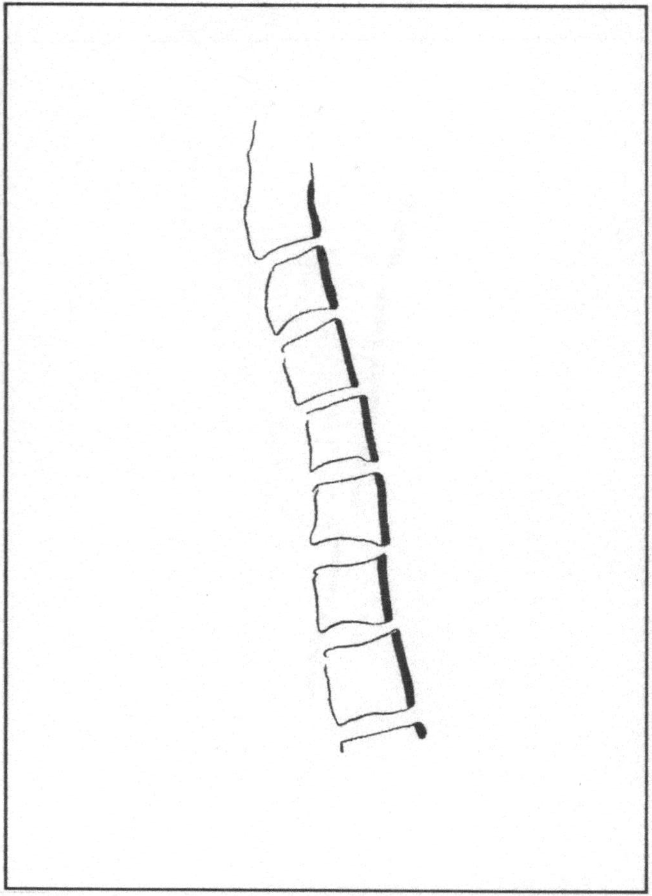

Abb. 107

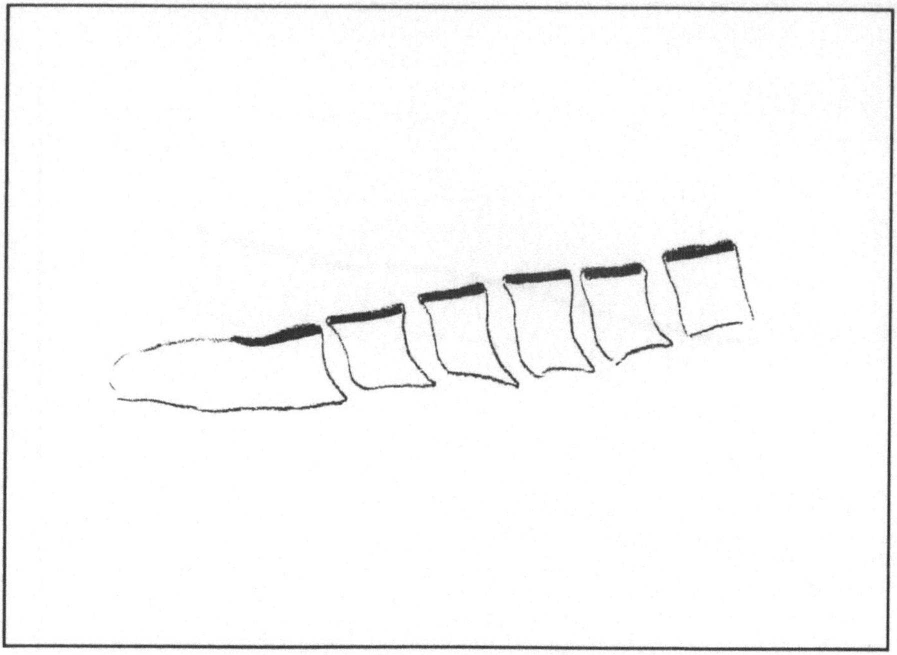

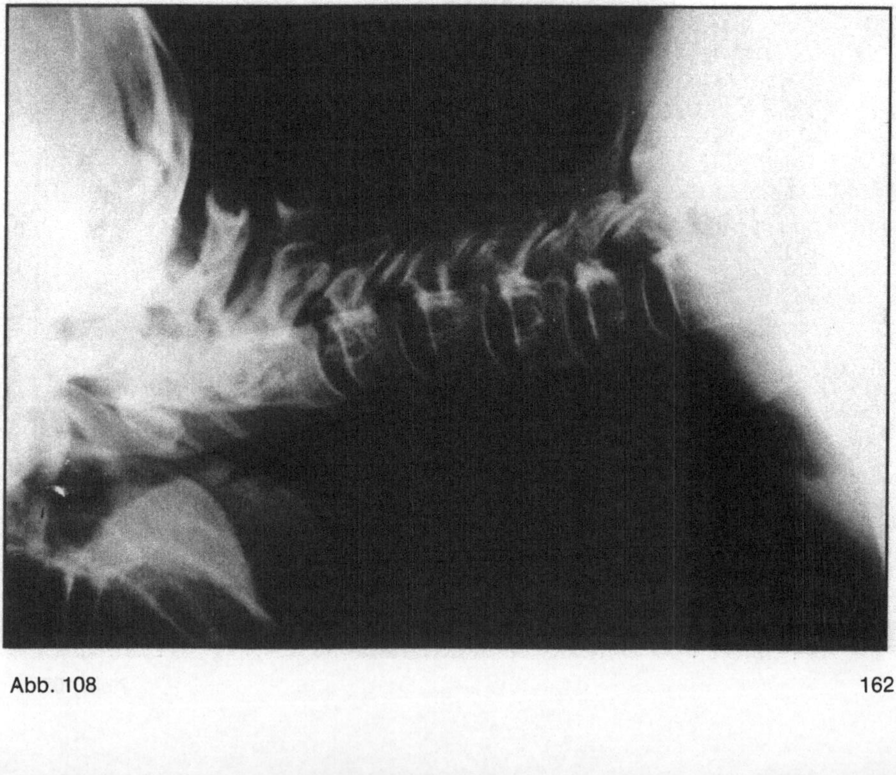

Abb. 108: Halswirbelsäule eines 48jährigen Mannes, Erstaufnahme

Abb. 108

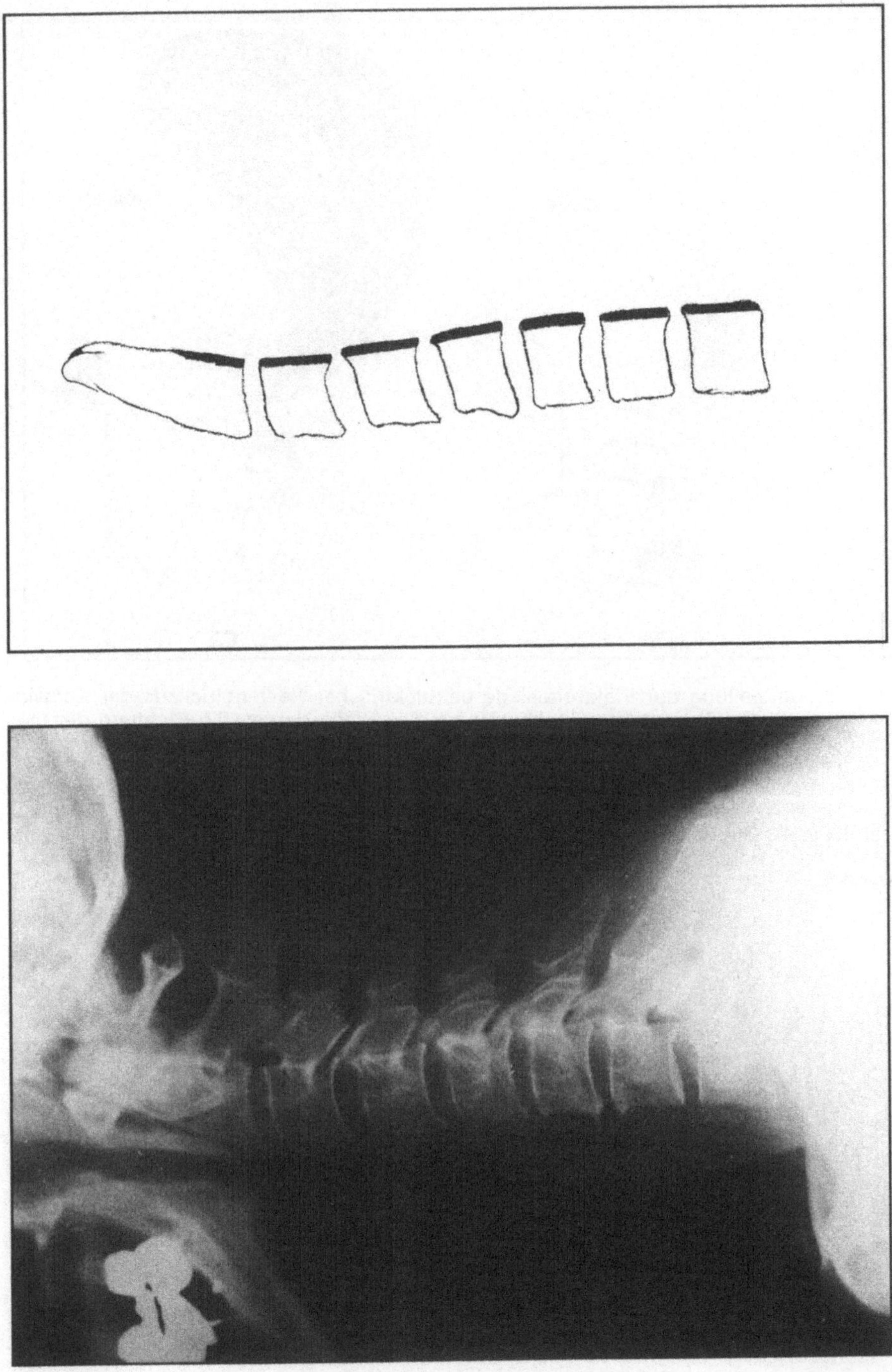

Abb. 109: Zweitaufnahme der Halswirbelsäule des 48jährigen Mannes, 3 Jahre später

Abb. 109

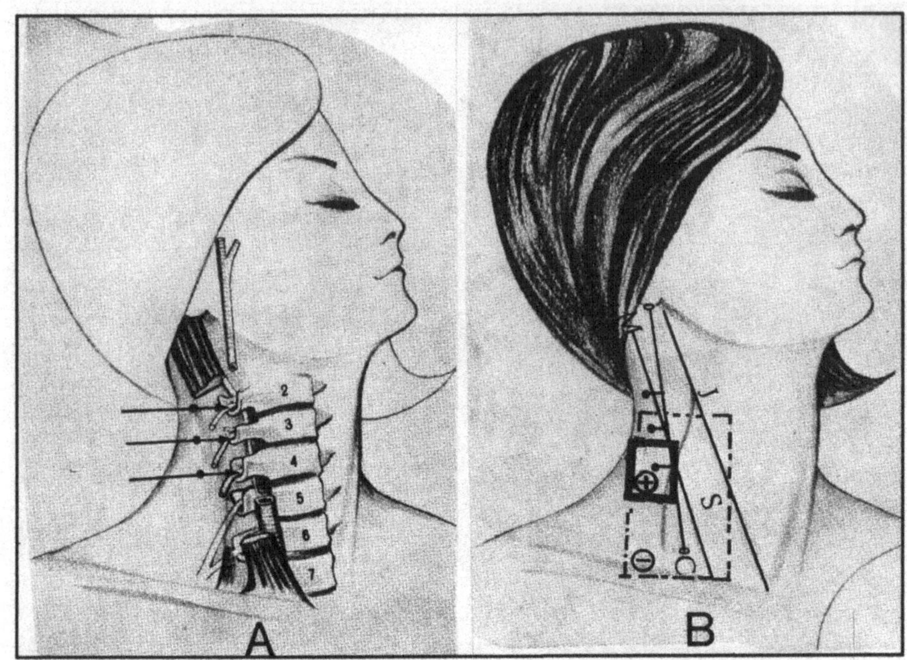

Abb. 110: Darstellung der Elektrodenlage bei elektrischer Nervenblockade der Nerven des Plexus cervicalis profundus. Linke Skizze: Die Pfeile deuten die Richtung der Injektionsnadel bei Nadelblockade an, die Punkte an den Pfeilen die Einstichstelle. Diese Punkte finden sich wieder an der rechten Skizze und stellen hier die Mitte der Elektrodenlage für die Anode dar. Beispiel für den 4. Cervicalnerven. Ausgezogenes Viereck: Anodenlage, gepunktetes Viereck: Kathodenlage, am Rücken. Erläuterung: **M** Proc. mastoideus; **C** Tuberculum caroticum; **S** M. sternocleidomastoideus; **J** V. jugularis externa; **2** bis **7** Halswirbelkörper; Einstichrichtung gezeichnet für den 2., 3. und 4. Halsnerven

Die Betrachtungsweise von Kostenaufwand und Nutzen ist in der Medizin nicht unumstritten. Sie ist auf dem Gebiete einer Diagnose sicher unorthodox. Wir haben 10 unausgewählte Patienten gebeten, uns alle Behandlungsarten genau quantitativ aufzuschreiben, welche sie innerhalb der letzten 4 Jahre vor dem Besuch in unserer Ambulanz versucht hatten bzw. verordnet bekamen und den Nutzen bzw. Erfolg mitzuteilen. Dies wurde nur hinsichtlich der in physikalisch-therapeutischen Instituten durchgeführten Behandlungen angegeben, Zahlen von eingenommenen Tabletten, erhaltenen Injektionen und ähnliches war nicht zu erhalten. Doch sind auch schon die Kosten der physikalischen Behandlungen, verrechnet zum Tarif der Sozialversicherungen als Kostenträger imponierend: Im Durchschnitt wurden innerhalb von vier Jahren pro Patient zwischen ö. S. 20.000 und 30.000 (DM 2.800 bis DM 4.200, je nach Sozialverrechnungstarif) aufgewendet. Nimmt man an, daß die Medikationen, die nicht angegeben werden konnten und die Kurbehandlungen etc., von welchen keine Tarifpositionen existieren, schätzungsweise einen ebenso hohen Betrag ausmachen, kommt man auf rund ö. S. 50.000 (DM 7.000) pro Patient in 4 Jahren.
Demgegenüber stehen die Kosten von jener Behandlung, welche hier angegeben wurde und die sich im Falle einer Fehlstellung der Halswirbelsäule auf nicht mehr als ö. S. 1000 (DM 150) belaufen, wobei bei der überwiegenden Mehrzahl der so behandelten Patienten die Dauer der absoluten Schmerzfreiheit mit mindestens 3 Jahren anzugeben wäre. Bei eingeengten Foramina sind die Kosten durchschnittlich um den identen Betrag anzunehmen, da 1 Visite weniger sich mit den verrechenbaren Kosten von 6 elektrischen Nervenblockaden oder einem Monat Heimbehandlung die Waage hält.
Es ist verwunderlich, daß diese Betrachtungsweise noch nie von den Kostenträgern angestellt wurde. Auch Versicherungen wären gut beraten, unsere Art der Vergleiche bei den von ihnen Versicherten einmal durchzurechnen. Auf Grund dieser Vergleiche kommen wir zu folgenden, sicherlich als gravierend zu bezeichnenden Schlußfolgerungen (die wahrscheinlich nicht von allen akzeptiert werden):
Die Kosten von den folgenden Behandlungsmethoden sind bei der Diagnose des Cervicalsyndroms (einschließlich von Peitschenschlagverletzungen), soweit sie durch Fehlstellungen erklärt werden können, durch keinen Kostenträger mehr zu übernehmen:
Glissonschlinge, Schanzkrawatte, alle Arten von Kuraufenthalten und Bädern, sowie jegliche Massageanwendung (sowohl Trocken- als auch Unterwassermassage) und Munari- oder ähnliche Packungen. Auch Kurzwellenanwendung gehört dazu.
Ist nicht eine Fehlstellung an der Symptomatik schuldtragend, sondern sind enggestellte Foramina u. ä. veranlassend, sind von der Kostenübernahme folgende Maßnahmen auszuschließen:
Glissonschlinge, Schanzkrawatte, jegliche Massageanwendungen. Daraus ergibt sich, daß wir der Auffassung sind, daß unsere Vorschläge zur Behandlung nur dann wirklich durchsetzbar sind, wenn die Kostenträger die Übernahme der Kosten für solche Maßnahmen verweigern. Durch Publikationen in wissenschaftlichen Zeitschriften war der Gebrauch der Glissonschlinge und Schanzkrawatte bislang nicht einzudämmen. Es ergibt sich daraus aber auch eine weitere Gruppe von Schlußfolgerungen: Zur Diagnose ist die Durchführung von Röntgenaufnahmen zwingend zu verlangen. Ist eine Fehlstellung festgestellt, ergibt sich, daß die Kostenübernahme von drei manualtherapeutischen Manipulationen vorzuschlagen ist, wenn als Abschluß nochmals eine seitliche Röntgenaufnahme vom behandelnden Arzt verlangt wird. Dies widerspricht den bisherigen Richtlinien der Sozialversicherungsträger, muß aber hier gefordert werden.
Desgleichen muß für jene Behandlungsart, die wir bei Einengung der Intervertebralforamina empfehlen (und als elektrische Nervenblockade bezeichnet haben) eine höhere Honorierung vorgeschlagen werden, als der derzeitigen Tarifposition im Verzeichnis der Sozialversicherungsträger entspricht. Ist es doch überzeugend, wie gut wirksam diese Behandlung ist, aber nur dann, wenn sie korrekt durchgeführt wird, und dies bedingt einen deutlichen Mehraufwand, verglichen mit jenen Positionen, unter welchen

diese Behandlung derzeit honoriert werden muß. Durch diese höhere Entlohnung wird den Kostenträgern nur vorgeschlagen, die am besten wirksame Behandlung auch entsprechend zu honorieren und somit die rationellste Therapie vermehrt durchführen zu lassen.

FOLGERUNGEN FÜR DIE PRAXIS

Wir konnten nachweisen, daß klinische Anamnese mit Angaben über subjektive Beschwerden der Patienten gut mit den an der Symptomatologie schuldigen funktionellen Röntgenveränderungen übereinstimmen. Daraus ergibt sich die Folgerung, daß bei exakter Anamneseerhebung die Diagnose segmentspezifisch bereits feststeht. Um diese auch allen neurologisch nicht geschulten Ärzten leicht zugänglich zu machen, haben wir aus unserem umfangreichen Fragenkatalog jene Kriterien der Beschwerden zusammengestellt, die am häufigsten vorkamen. Diese haben wir zu einem Formblatt umgearbeitet, welches die Segmentzuordnung bei jenen Beschwerden angibt, welche somatisch-radikulär bedingt sind. Die vegetativ-sympathisch-vaskuläre Symptomatologie ist ebenfalls angegeben.
Dieses 'Formblatt (Abb. 111) ist konzipiert, um dem Arzt die Arbeit zu erleichtern, Zeit zu sparen und auch um als Dokumentation zu dienen. Links oben ist Platz für Name, Adresse u. a. m. Die obere Hälfte der auszufüllenden Fläche ist so angelegt, daß der Patient seine Beschwerden durch Ankreuzen anzeichnen kann. Voraussetzung ist allerdings ein minimaler Intelligenzgrad und Lesekenntnisse. Wir lassen die Patienten die zutreffenden Kästchen mit Rotstift während der kurzen Wartezeit markieren. Durch Befragung kontrollieren wir diese Angaben und korrigieren sie allenfalls mit blauem Stift, um deutlich zu machen, daß dies korrigierte Daten sind. Die anamnestischen Angaben der oberen Hälfte des Formulares sind so angeordnet, daß die somatischen Beschwerden links und in der Mitte und die vegetativen rechts zu finden sind. Bei den somatischen Daten sind gleichzeitig die relevanten Segmente nervaler Versorgung angegeben. Rechts von diesen Angaben sind noch Zeilen für die bislang durchgemachte Behandlung reserviert, welche möglichst genau auszufüllen sind. Ergänzungen über Art von Tabletten, Injektionen oder Elektrobehandlungen etc. geben wir auf der Rückseite des Blattes an. Bei Mitarbeit des Patienten (durch Ankreuzen vor der Ordination) haben wir knapp ½ Minute pro Patient benötigt, bei fehlender Mitarbeit des Patienten (der Arzt macht alle schriftlichen Eintragungen selbst) sind wir in unter 1½ Minuten mit der Dokumentation fertig, einschließlich der kurzen Eintragungen in der unteren Hälfte des Formblattes.
Gibt der Patient das Formblatt zurück und wir sehen, daß alle nur möglichen Ankreuzungen von Beschwerden gemacht wurden, d. h. alles angezeichnet wurde, muß sich unser Verdacht auf das Vorliegen einer Depression richten.
In der unteren Hälfte werden zuerst das Leitsymptom und sodann die Diagnose nach dem Segment eingetragen. Das erste Stadium der Visite ist damit beendet, es sei denn, der Patient hat Röntgenbilder mitgebracht. Ist dies nicht der Fall, fordern wir a.-p. und seitliche Aufnahmen der Halswirbelsäule an und geben jene Stelle nach der Diagnose des Segmentes (umgesetzt von der neuralen ·zur Bewegungssegmenthöhe!) an, bei welcher wir den Zentralstrahl wünschen. Aus dem Bild wird sodann die funktionelle Veränderung eingetragen (nach Jenkner und Dossi, 22) als Streckhaltung (SH), Knick (Kn) oder Subluxation (SL) mit Ort der Veränderung an der dafür vorgesehenen Stelle im Formular. Die Engstellung eines Intervertebralraums wird ebenfalls notiert.
Ist die Knickbildung oder Subluxation direkt oberhalb oder unterhalb einer Entstellung eines Intervertebralraumes anzutreffen, wird sofort mit der Behandlung begonnen (Manualtherapie). Der Patient erhält das Übungsblatt (Abb. 81 oder ff.) mit den Verhaltensanweisungen schriftlich mitgegeben und wird in einer und zwei Wochen wiederbestellt. Seltener findet sich die funktionelle Veränderung an der Stelle des engen Intervertebralraumes: dann wird besonders exakt auf allenfalls sichtbare Anzeichen hinterer Anbauten geachtet. Sind diese nicht eindeutig feststellbar oder nicht klar sichtbar, werden Aufnahmen in schrägen Durchmessern ergänzend angefordert. Die Zeit bis zur Durch-

CERVICALSYNDROM

Größe   Gewicht

1,............. m   .... kp   Datum: .... / .... / ....

PATIENT BITTE ANKREUZEN: ☒

Haben Sie **SCHMERZEN?** ☐ nein; ☐ leicht; ☐ mäßig; ☐ stark; ☐ sehr stark.

SEIT: ☐ Tagen; ☐ Monaten; ☐ Jahren. WIE OFT? ☐ selten; ☐ manchmal; ☐ oft; ☐ immer.

BEGINN: ☐ plötzlich; ☐ langsam; ☐ ? MEHR BEI: ☐ Ruhe; ☐ Bewegung; ☐ steifer Hals.

WO?
☐ Hinterkopf — C-2
☐ Hals/Nacken — 3, 4
☐ Schulterblatt — 5–7
☐ Schultergelenk — C-5
☐ Oberarm (auß.) — C-6
☐ Ellbogen — C-7

☐ Arm/Hand–Daumen — C-6
☐ Arm/Hand–3. Fing. — C-7
☐ Arm/Hand–kl. Fing. — C-8
☐ Gesicht ☐ Stirne — V/1
☐ Oberkiefer — V/2
☐ Unterkiefer — V/3

☐ kalte Hände
☐ Schwitzen
☐ Finger bamst.
☐ ....
Migräne: ☐ ja ☐ nein
Schwindel: ☐ ja ☐ nein

☐ Herz
☐ Ohren
☐ Augen
☐ Brust

BISHERIGE BEHANDLUNG:
☐ Tabletten ☐ Injektionen
☐ Infiltration ☐ US
☐ KW ☐ Gymn
☐ Galv ☐ Kur
☐ Bäder ☐ Moor
☐ Massage ☐ Aku
☐ Streckung ☐ andere
☐ Chiro

MEHR AM: ☐ Morgen; ☐ Abend; ☐ Morgensteifigkeit; ☐ Gelenksbeschwerden.

FÜR DEN ARZT

Dg: CS-C ....; Leitsympt. .... Neurol AE: /   ☐ Epic. rad.; ☐ uln.; Periarthr. ☐ h-s

Rö.: SH   NL   ; KN   C- / ; / ; SL / ; / ; eng / ; / ; / ; ☐ Sose; ☐ Sart; ☐ Ochdr.; HA / ; / ; ☐ Opose

Labor: /   ; L.   ; Ly   ; HS   ; alk. Ph.   ; Ca   ; P   ; Fe   ; Cu   ; AS   LT   WR ....

Bem.:   HNO: EKG: Ergm.   RR   /

Th: ☐ Chpr.; ☐ BÜ; ☐ el/☐ ph. Bl.; ☐ ....; ☐ antirh.; ☐ Rh.-Amb.; ☐ andere (....................)

am: ....; ....; ....; Ko.: ....

Ursachen: ☐ Sport; ☐ (Un-)Fall; ☐ Arbeit; ☐ sonstige; ☐ unbekannt

ERFOLG: klin.:

Rö.:

Abb. 111: Formular zur Vereinfachung der exakten Diagnose, zur Zeiteinsparung in der Ordination (Rationalisierung) und zur Dokumentation von Befunden und Behandlung. Erläuterung siehe Text. (Abgeändert nach Jenkner, F. L.: Eine Systematik der Diagnose und Therapie beim sogenannten Zervikalsyndrom. Der prakt. Arzt **35**: Nr. 426, 5–18, 1981.) Für schlecht Deutsch sprechende Patienten, die des Lesens in ihrer Muttersprache gut fähig sind, verfügen wir über Anleitungen in 26 Sprachen. Wir zeigen die 6 wichtigsten Sprachen in Abb. 112–117

CERVICALSYNDROM

Veličina   Težina

1,............. m   .... kp   Datum: .... / .... / ....

MOLIMO VAS PREKRIŽITE: ☒

Da li imate BOLOVE?   ☐ ne;   ☐ male;   ☐ srednje;   ☐ jake;   ☐ vrlo jake.

OD: ☐ dani; ☐ mjeseci; ☐ godine.   KAKO ČESTO?   ☐ rijetko; ☐ kadkad; ☐ često; ☐ uvije.

POČETAK: ☐ naglo; ☐ polagano; ☐ ?   JAČE U: ☐ mirovanju; ☐ kretanju; ☐ ukočenog vrata.

GDJE?   ☐ zatiljak — C-2;   ☐ vrat/šija — 3, 4;   ☐ lopatice — 5–7;   ☐ ramena — C-5;   ☐ nadlaktica — C-6;   ☐ lakat — C-7

☐ ruka/šaka-palac — C-6;   ☐ ruka/šaka-3. prst — C-7;   ☐ ruka/šaka-m. prst — C-8;   ☐ lice   ☐ čelo — V/1;   ☐ gornja vilica — V/2;   ☐ donja vilica — V/3

☐ hladne šake;   ☐ znojenje;   ☐ utrnulost prstiju;   ☐ ....;   Migrena: ☐ da ☐ ne;   Vrtoglavica: ☐ da ☐ ne

☐ srce;   ☐ uši;   ☐ oči;   ☐ prsa

VIŠE: ☐ ujutro;   ☐ uveče;   ☐ jutarnja ukočenost;   ☐ bolovi u zglobovina.

DOSADAŠNJE LIJEČENJE: ☐ tablete   ☐ injekcije   ☐ infiltracije   ☐ US   ☐ KW   ☐ gimnastika   ☐ Galv   ☐ Kur   ☐ kupke   ☐ blatne kupke   ☐ masaže   ☐ Aku   ☐ istezanja   ☐ chiro   ☐ ostalo

FÜR DEN ARZT

Dg: CS-C ....;   Leitsympt. ....   Neurol AE: /   ☐ Epic. rad.; ☐ uln.; Peřiarthr. ☐ h-s

Rö.: SH   NL   ; KN   C-   /   ;   /   ; SL   /   ;   /   ; eng   /   ;   /   ;   /   ; ☐ Sose; ☐ Sart; ☐ Ochdr.; HA   /   ;   /   ; ☐ Opose

Labor: /   ; L.   ; Ly   ; HS   ; alk. Ph.   ; Ca   ; P   ; Fe   ; Cu   ; AS   LT   WR ....

Bem.:   HNO: EKG: Ergm.   RR   /

Th: ☐ Chpr.;   ☐ BÜ;   ☐ el/ ☐ ph. Bl.;   ☐ ....;   ☐ antirh.;   ☐ Rh.-Amb.;   ☐ andere (.....................)

am: ....;   ....;   ....;   ....;   Ko.: ....

Ursachen: ☐ Sport;   ☐ (Un-)Fall;   ☐ Arbeit;   ☐ sonstige;   ☐ unbekannt

ERFOLG: klin.:

Rö.:

Abb. 112: Wiederholung des vom Patienten auszufüllenden Teiles des Formulares der Abb. 110 in serbokroatischer Sprache

Abb. 112

168

CERVICALSYNDROM

Boy   Kilo

1,............. m   .... kp   Tarik: .... / .... / ....

HASTA LÜTFEN IŞARETLESIN: ☒

AĞRINIZ var mı?   ☐ hayır;   ☐ hafif;   ☐ orta;   ☐ kuvvetli;   ☐ çok kuvvetli.

SÜRE: ☐ gün;   ☐ ay;   ☐ sene.   NE KADAR SIK ?   ☐ seyrek;   ☐ bazen;   ☐ sik;   ☐ hep.

BAŞLAMA: ☐ ani;   ☐ yavaşça;   ☐ ?   DAHA ÇOK: ☐ dinlenme;   ☐ hareket;   ☐ tutuk boyun sira.

ŞIMDIYE KADARKI TEDAVI:

NERESI?

☐ Arka kafa	C-2	☐ Kol/el-başparm.	C-6	☐ soğuk eller	☐ Kalp
☐ Boyun/ense	3, 4	☐ Kol/el-3. parm.	C-7	☐ Terleme	☐ Kulaklar
☐ Kürek k.	5–7	☐ Kol/el-ufak p.	C-8	☐ Parmak uyuşması	☐ Gözler
☐ Omuz	C-5	☐ Surat ☐ Alın	V/1	☐	☐ Göğüs
☐ Üst kol	C-6	☐ Üst çene	V/2	Migren: ☐ evet ☐ hayir	
☐ Dirsek	C-7	☐ Alt çene	V/3	Baş dönmesi: ☐ evet ☐ hayir	

DAHA ÇOK: ☐ sabahlar;   ☐ akşam;   ☐ sabah tutukluluğu;   ☐ Mavsal şikayetleri.

ŞIMDIYE KADARKI TEDAVI:

☐ Hap	☐ Iğne
☐ Özel iğne	☐ Ultraışın
☐ Kısa dalga	☐ Jimlastik
☐ Galvanik	☐ Kur
☐ Banyolar	☐ Çamur
☐ Masaj	☐ Akupunktur
☐ Germe	
☐ Hareketle	☐ başka

FÜR DEN ARZT

Dg: CS-C ....;   Leitsympt. ....,.........   Neurol AE: /   ☐ Epic. rad.; ☐ uln.; Periarthr. ☐ h-s

Rö.: SH   NL   ; KN   C-   /   ;   /   ; SL   /   ;   /   ; eng   /   ;   /   ;   /   ; ☐ Sose; ☐ Sart; ☐ Ochdr.; HA   /   ;   /   ; ☐ Opose

Labor: /   ; L.   ; Ly   ; HS   ; alk. Ph.   ; Ca   ; P   ; Fe   ; Cu   ; AS   LT   WR ....

Bem.:   HNO: EKG: Ergm.   RR   /

Th: ☐ Chpr.;   ☐ BÜ;   ☐ el/☐ ph. Bl.;   ☐ ....;   ☐ antirh.;   ☐ Rh.-Amb.;   ☐ andere (...)

am: ....;   ....;   ....;   Ko.: ....

Ursachen: ☐ Sport;   ☐ (Un-)Fall;   ☐ Arbeit;   ☐ sonstige;   ☐ unbekannt

ERFOLG: klin.:

Rö.:

Abb. 113:   Wiederholung der Abb. 111 in türkischer Sprache

CERVICALSYNDROM

Altezza   peso

1,............. m   .... kp   Data: .... / .... / ....

☒ Il paziente faccia una crocetta

HA LEI DEI DOLORI? ☐ no; ☐ leggeri; ☐ modesti; ☐ forti; ☐ fortissimi.

DA QUANDO?: ☐ giorni; ☐ mesi; ☐ anni QUANTE VOLTE? ☐ raramente; ☐ qualche volta; ☐ spesso; ☐ sempre.

INIZIO: ☐ rapido; ☐ lento; ☐ ? QUANDO? ☐ in riposo; ☐ in movimento; ☐ rigidità del collo.

DOVE:
☐ occipite   ☐ avambraccio/mano-pollice   ☐ mani fredde   ☐ cuore
☐ collo/nuca   ☐ avambraccio/mano-dito medio   ☐ sudorazione   ☐ orecchi
☐ scapola   ☐ avambraccio/mano-mignolo   ☐ dita poco sensibili   ☐ occhi
☐ articolazione della spalla   ☐ viso ☐ fronte   ☐ ....   ☐ petto
☐ braccio (fuori)   ☐ mascella   Emicrania: ☐ si ☐ no
☐ gomito   ☐ mandibola   vertigini: ☐ si ☐ no

QUANDO: ☐ di mattina;   ☐ di sera;   ☐ rigidità mattutina;   ☐ disturbi delle articolazioni.

TERAPIA FINO AD OGGI:
☐ pastiglie   ☐ iniezioni
☐ infiltrazioni   ☐ onde ultrasonore
☐ onde corte   ☐ ginnastica
☐ galvanizzazione   ☐ cura
☐ bagni   ☐ fanghi
☐ Massaggio   ☐ agopuntura
☐ distensione
☐ chiropratica   ☐ altre

FÜR DEN ARZT

Dg: CS-C ....;   Leitsympt. ....   Neurol AE: /   ☐ Epic. rad.; ☐ uln.; Periarthr. ☐ h-s

Rö.: SH   NL   ; KN   C- / ; / ; SL / ; / ; eng / ; / ; / ; ☐ Sose; ☐ Sart; ☐ Ochdr.; HA / ; / ; ☐ Opose

Labor: /   ; L.   ; Ly   ; HS   ; alk. Ph.   ; Ca   ; P   ; Fe   ; Cu   ; AS   LT   WR ....

Bem.:   HNO: EKG: Ergm.   RR   /

Th: ☐ Chpr.;   ☐ BÜ;   ☐ el/☐ ph. Bl.;   ☐ ....;   ☐ antirh.;   ☐ Rh.-Amb.;   ☐ andere (........................)

am: ....;   ....;   ....;   ....;   Ko.: ....

Ursachen: ☐ Sport; ☐ (Un-)Fall; ☐ Arbeit; ☐ sonstige; ☐ unbekannt

ERFOLG: klin.:

Rö.:

Abb. 114: Wiederholung der Abb. 111 in italienischer Sprache

Abb. 114

CERVICALSYNDROM

edad   peso

1,............. m   .... kp   Datum: .... / .... / ....

PACIENTE, LLENE VD., POR FAVOR: ☒

¿Tienen Ud. **DOLORES?**   ☐ no;   ☐ un   poco;   ☐ moderato;   ☐ mucho;   ☐ muchismo.

DESDE QUE: ☐ dias; ☐ mes; ☐ año. ¿CHANTAS VECES? ☐ raras –; ☐ a-; ☐ muchas –; ☐ perpetuo.

¿PRINCIPIO?: ☐ subito; ☐ lento; ☐ ? MAS DOLORES de ☐ descanso; ☐ movimento; ☐ cuello tieso.

¿DONDE? ☐ cabeza | ☐ pulgar | ☐ mano frio | ☐ Corazón
☐ cuella/nuca | ☐ 3° dedo | ☐ sudar | ☐ oido
☐ espadilla | ☐ pequeño dedo | ☐ dedo entumido | ☐ ojo
☐ hombro | ☐ cara o frente | ☐ .... | ☐ pecho
☐ brazo | ☐ maxilla | jaqueca: ☐ si ☐ no
☐ codo | ☐ mandibula | vertigo: ☐ si ☐ no

MAS DE: ☐ omañana;   ☐ tarde;   ☐ rigidez de mañana;   ☐ dolor en articulacion.

TRATIMENTO HASTA AHORA:
☐ tableta | ☐ injectio
☐ infiltracion | ☐ ultra-sonido
☐ ondas cortas | ☐ gimnasia
☐ galvanisatio | ☐ cura
☐ balneario | ☐ pantano
☐ masaje | ☐ acupunctura
☐ extension
☐ ciropractica | ☐ otro

FÜR DEN ARZT

Dg: CS-C ....;   Leitsympt. ....   Neurol AE: /   ☐ Epic. rad.; ☐ uln.; Periarthr. ☐ h-s

Rö.: SH   NL   ; KN   C- / ; / ; SL / ; / ; eng / ; / ; / ; ☐ Sose; ☐ Sart; ☐ Ochdr.; HA / ; / ; ☐ Opose

Labor: /   ; L.   ; Ly   ; HS   ; alk. Ph.   ; Ca   ; P   ; Fe   ; Cu   ; AS   LT   WR ....

Bem.:   HNO: EKG: Ergm.   RR   /

Th: ☐ Chpr.;   ☐ BÜ;   ☐ el/☐ ph. Bl.;   ☐ ....; ☐ antirh.;   ☐ Rh.-Amb.;   ☐ andere (..)

am: ....;   ....;   ....;   Ko.: ....

Ursachen: ☐ Sport;   ☐ (Un-)Fall;   ☐ Arbeit;   ☐ sonstige;   ☐ unbekannt

ERFOLG: klin.:

Rö.:

Abb. 115: Wiederholung der Abb. 111 in spanischer Sprache

Photokopieren dieser Seite erlaubt
Bestellmöglichkeit siehe S. 191

CERVICALSYNDROM

Παρακαλεῖο . . .
X ἤ νά σημειώσετε ἐτοί . . . ὅλους
τους κύκλους πού αφορουν τήν περίπτωσή σας.

ὕψος 1,............ βάρος .... : ..../......./....... ....

Αἰσθάνεσθε πόνο; ☐ ὄχι; ☐ λίγο; ☐ μέτριο; ☐ δυνατό; ☐ πολύ δυνατό.
ἐδῶ καί: ☐ μέρες; ☐ μῆνες; ☐ χρόνια. πόσο συχνά; ☐ σπάνια; ☐ πού καί πού; ☐ συχνά; ☐ πάντα.
πῶς παρουσιάζεται : ☐ ἀπότομα; ☐ προοδευτικά; πότε ενοχλεῖ περισσότερῳ; ☐ ὅταν εἶσθε ἀκίνητος;
☐ ὅταν κινῆσθε; ☐ πιασμένος λαιμός.

ποῦ;
☐ σβέρκος
☐ λαιμός
☐ ὠμοπλάτη
☐ κλείδωση τοῦ ὤμου
☐ βραχίωνας ἐξωτερικά
☐ ἀγγόνας

☐ καρπός/χέρι/ἀντίχειρας
☐ καρπός/χέρι/μεσαῖο δάκτυλο
☐ καρπός/χέρι/μικρό δάκτυλο
☐ πρόσωπο ☐ μέτωπο
☐ ἄνω σιαγόνα
☐ κάτω σιαγόνα

☐ κρῦα χέρια
☐ ἱδρώτας
☐ δάκτυλα χωρίς αἴσθηση
☐ ἡμυκρανία ☐ ναί ☐ ὄχι
σαλαδεσ ☐ ναί ☐ ὄχι

κυρίως πότε: ☐ πρωϊνά; ☐ βράδυα; ☐ πρωϊνή δισκηνησία; ☐ πόνοι στίς κλειδώσεις.

θεραπεία μέχρι σήμερα
☐ χάπια ☐ ἔνεση
☐ παρακέντησις ☐ ὑψίσυχνά κύματα
☐ μικροκύματα ☐ γυμναστική
☐ ἠλεκτροθεραπεία ☐ θεραπεία σέ πηγές
☐ λουτρά ☐ θεραπεία μέ λάσπη/βοῦρ
☐ μυσσάζ ☐ βελονισμός
☐ τράβηγμα (ἔκτασις)
☐ θεραπεία μέ τά χέρια
☐ ἄλλου εἴδους θεραπεία

FÜR DEN ARZT

Dg: CS-C ....; Leitsympt. .... Neurol AE: / ☐ Epic. rad.; ☐ uln.; Periarthr. ☐ h-s
Rö.: SH NL ; KN C- / ; / ; SL / ; / ; eng / ; / ; / ; ☐ Sose; ☐ Sart; ☐ Ochdr.; HA / ; / ; ☐ Opose
Labor: / ; L. ; Ly ; HS ; alk. Ph. ; Ca ; P ; Fe ; Cu ; AS LT WR ....
Bem.: HNO: EKG: Ergm. RR /
Th: ☐ Chpr.; ☐ BÜ; ☐ el/☐ ph. Bl.; ☐ ....; ☐ antirh.; ☐ Rh.-Amb.; ☐ andere (..)
am: ....; ....; ....; ....; Ko.: ....

Ursachen: ☐ Sport; ☐ (Un-)Fall; ☐ Arbeit; ☐ sonstige; ☐ unbekannt

ERFOLG: klin.:

Rö.:

Abb. 116: Wiederholung der Abb. 111 in griechischer Sprache

Abb. 116

CERVICALSYNDROM

height   weight

1,............. m   .... kp   Date: .... / .... / ....

PATIENTS, please cross out ⊠ all squares which apply (to your complains)

Do you have **PAIN?** ☐ no;   ☐ some;   ☐ moderate;   ☐ severe;   ☐ most severe.

SINCE: ☐ days; ☐ months; ☐ years. HOW OFTEN? ☐ rarely; ☐ occasionally; ☐ often; ☐ always.

ONSET: ☐ suddenly;   ☐ gradually;   ☐ ?   MORE SO at   ☐ rest;   ☐ motion;   ☐ stiff neck.

WHERE?
- ☐ occiput   C-2
- ☐ collar/neck   3, 4
- ☐ shoulder blade   5–7
- ☐ shoulder (joint)   C-5
- ☐ upper arm (outwardly)   C-6
- ☐ elbow   C-7

- ☐ arm/hand/thumb   C-6
- ☐ arm/hand/middle finger   C-7
- ☐ arm/hand/little finger   C-8
- ☐ face   ☐ forehead   V/1
- ☐ upper jaw   V/2
- ☐ lower jaw   V/3

- ☐ cold hands
- ☐ sweating
- ☐ numb fingers
- ☐ ....
- migraine: ☐ yes ☐ no
- vertigo: ☐ yes ☐ no

- ☐ heart
- ☐ ears
- ☐ eys
- ☐ chest

MOSTLY: ☐ mornings;   ☐ evenings;   ☐ morning stiffness;   ☐ joint pains.

TREATMENT UP TO NOW:

- ☐ tablets   ☐ injection
- ☐ infiltration   ☐ ultra sound
- ☐ short waves   ☐ gymnastic
- ☐ galvanisation   ☐ cure
- ☐ bath   ☐ moor
- ☐ massage   ☐ acupuncture
- ☐ extension
- ☐ chiropraxis   ☐ other

FÜR DEN ARZT

Dg: CS-C ....;   Leitsympt. ....   Neurol AE: /   ☐ Epic. rad.; ☐ uln.; Periarthr. ☐ h-s

Rö.: SH   NL   ; KN   C- / ; / ; SL / ; / ; eng / ; / ; / ; ☐ Sose; ☐ Sart; ☐ Ochdr.; HA / ; / ; ☐ Opose

Labor: / ; L.   ; Ly   ; HS   ; alk. Ph.   ; Ca   ; P   ; Fe   ; Cu   ; AS   LT   WR ....

Bem.:   HNO: EKG: Ergm.   RR   /

Th: ☐ Chpr.;   ☐ BÜ;   ☐ el/☐ ph. Bl.;   ☐ ....;   ☐ antirh.;   ☐ Rh.-Amb.;   ☐ andere (........................)

am: ....;   ....;   ....;   ....;   Ko.: ....

Ursachen: ☐ Sport;   ☐ (Un-)Fall;   ☐ Arbeit;   ☐ sonstige;   ☐ unbekannt

ERFOLG: klin.:

Rö.:

Abb. 117: Wiederholung der Abb. 111 in englischer Sprache

führung dieser wird zur Erstellung eines Laborstatus (siehe Vordruck) und bei Vorliegen von Herzbeschwerden zur Herzuntersuchung genutzt. Ist aus den Schrägaufnahmen ersichtlich, daß eine Einengung eines intervertebralen Foramens an jener Stelle besteht, die mit den Beschwerden übereinstimmt, wird dies als Kontraindikation zu manueller Behandlung aufgefaßt und mit transdermaler Stimulation (elektrischer Nervenblockade der entsprechenden Nerven, allenfalls auch beidseits) begonnen. Pathologische Herzbefunde werden entsprechend (vom Internisten allenfalls) therapeutisiert und den pathologischen Laborwerten gemäß mediziert.

Mit der Frage nach den für den Patienten vielleicht erkennbaren Ursachen – allenfalls aus Zusammenhängen bei Beginn der Symptomatik zu deuten – schließt die Befragung des Patienten. Entsprechend den von uns beobachteten Ursachen (Tab. 5) wird die Eintragung vorgenommen. Am Ende eines Tages oder einer Woche werden die Formulare ausgewertet und der Behandler kann die Effizienz seiner diagnostischen und therapeutischen Bemühungen beobachten. Das vollständig ausgefüllte Formblatt dient als Dokumentation und ist bei Behördenanfragen eine gute Hilfe.

Wir haben versucht, dieses Formular auch in serbokroatischer und türkischer Sprache zu benutzen, doch scheiterte dies oft an der Lesefähigkeit der Patienten aus diesem Sprachkreis. So müssen wir uns für solche Patienten, die schlecht Deutsch sprechen, und auch z. B. türkische Patienten, bei denen wir ähnliche Erfahrungen machten, öfters eines Dolmetsches bedienen.*

Wir haben bei einer Erprobung dieses Formulares in kleinem Rahmen bei einer Reihe von praktischen Ärzten in Wien und der Steiermark überaus positive Reaktionen der Ärzteschaft erhalten. Insbesondere wurde als sehr günstig bezeichnet, daß ein Vergleich des (oder der) betroffenen neurologischen Segmentes mit dem röntgenologisch geschädigten Bewegungssegment direkt möglich ist. Ein kurzes Schema unseres Vorgehens ist in Anhang IV gegeben.

ZUSAMMENFASSUNG

Unsere an 5249 Patienten gemachten Erfahrungen erlauben uns folgende Schlußfolgerungen zu ziehen:

(1) Der Ausdruck „Cervicalsyndrom" bezeichnet (und sollte reserviert bleiben für) eine plötzlich einsetzende Gruppe von Symptomen, deren Ursache zu etwa 20% angegeben werden kann. Auch bei weiteren 40% ist ein plötzlicher Beginn der Beschwerden sichergestellt. Bei nicht plötzlichem Beginn (in 40%) sind andere Ursachen zu beachten und zu suchen. Wir ziehen es vor, nicht von Cervicalsyndrom, sondern z. B. von C 5-Syndrom rechts zu sprechen. Präzise Angaben fördern das Verständnis.

(2) Es handelt sich um ein durch Bandscheibenschädigung charakterisiertes Leiden, welches in einer Fehlhaltung der Halswirbelsäule resultiert. Dieses Erststadium kann spontan ausheilen und in einen Zustand übergehen, bei welchem (selten) die Intervertebralforamina durch dorsale Osteophyten eingeengt sind. Diese Unterscheidung muß getroffen werden (systematische Diagnose) und weist die Richtung der Therapie.

(3) Daraus ergeben sich in beiden Fällen mechanische Auswirkungen auf somatische Nervenwurzeln, sympathische Geflechte und Gefäße, die von Patient zu Patient verschieden sein können, da sie sich in allen Segmenten abspielen können.

(4) Im unter (2) erwähnten ersten Fall ist eine Rückführung der Fehlhaltung der Halswirbelsäule möglich, denn die Fehlhaltung ist reversibel, wenn rechtzeitig Maßnahmen

---

* Da aber manchmal die serbo-kroatische Version eines Teiles des Formulares, der vom Patienten ausgefüllt wird, doch hilft, geben wir sie hier als Abb. 112 wieder. Wir sind für die Übersetzung Herrn Prim. Dr. Jurkovic (Novy Gorcia) zu Dank verpflichtet. Auch die türkische Übersetzung fügen wir bei, für deren Erstellung wir Frau Konakci vom Wiener Zuwandererfonds vielmals danken. Die italienische Version wurde von Dr. De Santis erstellt.

ergriffen werden. Die einzig zielstrebige Behandlung bei den genannten Fehlstellungen ist:
(a) chiropraktische Manipulation (dreimal, in wöchentlichen Abständen):
(b) aktive Bewegungsübungen nach Anleitung, die der Patient täglich durchführen muß (a oder b allein sind unwirksam); die Übungen sollten nach der Art der Röntgenveränderung ausgewählt werden. Der Grundtyp bleibt gleich, dazu Übungen in Retroflexion bei kyphotischem Knick und in Anteflexion bei Vorliegen eines lordotischen Knicks. Dazu
(c) geben wir Hinweise auf Bewegungsarten, die während der Dauer der Behandlung verboten sind (alle kombinierten Drehbeugebewegungen). Einige Bewegungen sollten für immer verboten bleiben: Kopfkreisen und Schlafen oder Liegen flach in Bauchlage.
(d) Vor Durchführung einer Serie von chiropraktischen Behandlungen ist es unerläßlich, Röntgenaufnahmen in zwei Ebenen zu machen. Nach Behandlungsende ist es ratsam, den Erfolg durch eine seitliche Röntgenaufnahme zu beurteilen.
(5) Liegt der unter (2) genannte zweite Fall (enge Intervertebralforamina) vor, ist eine grundsätzlich andere Behandlung erforderlich und die sub (4,a) genannte Therapie kontraindiziert. In diesen Fällen wird von uns eine elektrische Nervenblockade vorgenommen. Es ist vorteilhaft, die unter (4,c) gegebenen Bewegungsverbote auch unter dieser Behandlung einhalten zu lassen. Sonst sind hier keine weiteren Einschränkungen zu beachten. Eventuell geben wir hier eine medikamentöse Unterstützung durch Vitaminkombinationen.
(6) Die Restitutionsdauer hängt von der Dauer des Bestehens der Beschwerden ab. Bei der Behandlung sub (4,a–c) liegt sie im Mittel bei 3 Wochen, bei der Therapie sub (5) bei einer bis maximal 2 Wochen.
(7) Die röntgenologisch verfizierte Restitutionsquote betrug bei unseren Patienten 80%. Von den restlichen 20% waren knapp die Hälfte klinisch ebenfalls beschwerdefrei geworden. (Therapie nach (4,a–c).)
(8) Medikamentöse Behandlung ist nur bei relativ langer Dauer der Anamnese der somatischen Beschwerden und bei ganz akuten Beschwerden mit weitgestelltem Intervertebralraum (Tantum) indiziert. Auch bei Vorliegen deutlicher vegetativer Symptomatik unterstützen wir medikamentös. Im ersteren Fall halten wir eine Vitaminkombination (B), im letzteren vegetativ regulierende Medikamente für angezeigt. Grund zur Verabreichung von Psychopharmaka sahen wir keinen. Andere spezifisch wirkende Medikamente halten wir nur für angezeigt, wenn entsprechende ätiologische Momente nachgewiesen sind, wie z. B. Rheuma, Arthritis urica etc.
(9) Die Benutzung des von uns entwickelten Formblattes hilft sehr wesentlich, eine klare Diagnose zu stellen, diese durch die Röntgenuntersuchung zu verifizieren, durch Laborbefunde zu ergänzen und über therapeutisches Handeln zu orientieren. Das Formular hilft den für Befragung und Untersuchung nötigen Zeitaufwand auf ein absolutes Minimum zu reduzieren und stellt eine hervorragende Dokumentation in kurzer und prägnanter Form dar. Es läßt alle wesentlichen Daten auf einen Blick erkennen. Wir möchten es nicht mehr missen und können seine Anwendung nur wärmstens empfehlen.
(10) Wir glauben somit, in unserem Versuch der Systematisierung von Diagnose und Therapie erfolgreich gewesen zu sein zum Wohle unserer Patienten.

ANHANG I. LÄNGSSCHNITT DER VERLÄUFE EINIGER PATIENTEN ALS TABELLE DARGESTELLT

Tabelle 1

Angaben über Behandlungsversuche bei 12 Patienten mit meist über einjähriger Dauer der Beschwerden trotz verschiedenster Behandlungen. Die laufende Nummer der Patienten stimmt mit jener der Tabelle 2 überein. Nur hier befinden sich die Angaben über Initialen, Geschlecht und Alter sowie Anamnesedauer.

Lfd. Nr.	Initialen	W/M	Alter	Beschwerden seit	Tabletten	Injekt.	Heißl.	Ultraschall	Massage	KW	andere Elektrother.	Glisson	Röntgen	Akupunktur vorher	andere Maßnahmen zur Behandlung bisher:	Erfolg:
															Bisherige Behandlungsversuche	
1	M. E.	W	54	Ende 1974	Phenylbutazon-Na. (Na(carbamoylphenoxy)acetat), Dexametason, Lidocain und Cyanocobalamin	–	40	–	40	–	–	–	–	–	Kuren in Schallerbach	keiner
2	D. K.	M	46	Ende 1974	Diclofenac-Na.; Vitamin B_1, B_6 und B_{12} mit Noramidopyrinium-methansulfonat-Na.; Naproxen; Calc. phosphor., Vitamin D_3 und Vitamin C; Phenylbutazon, Dexametason, Vitamin B_1, B_{12} und Aluminiumglycinat	9 mit Cortison	–	–	–	weit mehr als 20	–	+	nein	10	Röntgentherapie	keiner
3	S. G.	M	37	1972	Kreislaufbehandl., da Herzbeschwerden im Vordergr.							–	–	–	–(kontinuierliche internistische Behandlung)	
4	G. B.	W	33	1969	ja (unbek.)	ja(?)	–	20	20	–	–	–	–	–	20 Munari-Packungen	
5	H. C.	W	27	1972	Kreislaufbehandl., da Herzbeschwerden im Vordergr. (Endomid und Norfenefrin, auch Dihydroergotaminmethansulfonat)							–	–	–	–(kontinuierliche internistische Behandlung)	
6	D. E.	W	34	6 Wochen	–	–	3×10	3×10	–	–	3×10	nein	–	3×10 Munari-Packungen	keiner
7	K. A.	W	37	Mitte 1976	ja (antirheumatisch) Antidepr.	Infus.	–	–	15 (UW)	–	Galv. 15	–	–	10	Musiktherapie, Heilgymnastik, Infiltrationen	keiner
8	N. B.	W	30	1974	–	–	–	30	30	20	–	–	nein	–	–	keiner
9	K. G.	W	44	1968	–	–	–	10	–	–	–	3×	–	–	–	keiner
10	W. V.	W	68	1957	viele	viele	–	–	md. 30	–	Galv.10	oft	?	–	Kuren in Bad Hall, Bad Tatzmannsdorf	keiner

| 11 | P. L. | W | 45 | März 1976 | viele | | − | 20 | 10 | 20 | 10 | Galv. 10 | − | − | − | Operation einer Epicondylitis (erfolglos) | keiner |
| 12 | K. M. | W | 40 | 1957 | sehr viele Ergotamintartrat, Cyclicin-HCl und Coffein; Methysergid; Carbamazepin; Dimetotiazin; Pizotifen | viele auch Infiltr. | − | viele | sehr oft | oft | oft | oft | ja | 60 | 6 Wo. KH-Aufenthalt, Durchuntersuchung mit 3 ×EEG, Musiktherapie, Heilgymnastik, Infiltrationen, Diät, diverse Kuraufenthalte, auch Kneipp-Kuren. Laxantien. Sog. Chiropr | keiner (nicht einmal vorübergehend) |

Tabelle 2

Diagnostische Angaben aus dem Röntgenbefund der in Tabelle 1 genannten Patienten. Nach diesen Befunden wurden unsere therapeutischen Maßnahmen ausgerichtet: Chiropraktische Manualtherapie nach den Erfordernissen des Röntgenbildes, aktive Bewegungsübungen (abgeändert nach Prof. Dr. H.-P. Jansen) täglich zweimal durchzuführen und Vermeidung von gewissen (Dreh-Beuge-)Bewegungen sowie Verbot des Skifahrens und Tennisspielens während der Dauer der Behandlung. Angabe über Ergebnis der Kontrolle des Röntgenbefundes eine Woche nach der letzten (3.) Manualtherapie sowie über den Zeitpunkt der Erlangung der Beschwerdefreiheit

Lfd. Nr.	Röntenbefund: Streckhaltung	Knick bei	IVR eng bei	Therapie: Chiropraxis: Datum der ersten	zweiten	dritten	aktive Beweg.-übungen	Wann beschwerdefrei?	Erfolg	Bemerkg. (Kontroll-Röntgen)
1	ja	3/4	4/5	28. 2.	7. 3.	14. 3.	ja	nach d. 3. CP. beschwerdefrei	+++	KR. norm.
2	ja	2/3	5/6	28. 3.	−	−	ja	nach d. 1. CP. beschwerdefrei	+++	kein KR.
3	ja	5/6	6/7	23. 3.	30. 3.	6. 4.	ja	nach d. 1. CP. beschwerdefrei	+++	KR. geb.
4	ja	3/4	4/5	30. 3.	6. 4.	13. 4.	ja	nach d. 3. CP. beschwerdefrei	+++	KR. geb.
5	ja	2/3 4/5	7/1	31. 3.	7. 4.	14. 4.	ja	nach d. 2. CP. beschwerdefrei	+++	KR. norm.
6	ja	3/4	5/6	13. 4.	19. 4.	26. 4.	ja	nach d 1. CP. Schmerzfrei	+++	KR. norm.
7	ja	3/4	4/5	14. 4.	21. 4.	28. 4.	ja	nach d. 2. CP. Kalte Hände bleiben, besond. links, daher linksseitige Stellatumblockade 5× jeden 3.–4. Tag. Nach der 3. Blockade deutlich besser	++	KR. geb.
8	ja	4/5	5/6	14. 4.	21. 4.	28. 4.	ja	nach d. 3. CP. wesentlich gebessert	+++	KR. geb.
9	ja	6/7	7/1	1. 4.	7. 4.	14. 4.	ja	nach d. 2. CP. beschwerdefrei	+++	KR. geb.
10	ja	3/4 +6/7	5/6	22. 4.	29. 4.	−	ja	nach d. 2. CP beschwerdefrei	+++	kein KR.
11	ja	4/5 +6/7	5/6 +6/7	6. 5. 77	13. 5.	20. 5.	ja	keine Besserung (Depression)	−	KR. gleich
12	ja			4. 3.	9. 3.	12. 3.	ja	nach d. E. CP. EEG: wesentl. besser!	+++	KR. norm.

ANHANG II

Zusammenstellung von Medikamenten, die von Patienten als verordnet berichtet wurden. Eine Kombination von 10 und mehr Medikamenten war nicht selten, mitunter wurden auch 30 oder mehr Medikamente innerhalb nur weniger Jahre als eingenommen angegeben. Einer solchen Polypragmasie, wie sie von manchen sogar empfohlen wird, können wir eigentlich nicht das Wort reden.

Als **Injektion,** mitunter kurartig verabreicht, wurden verwendet: Dimethylaminophenyldimethylpyrazolon mit Natr. salic. und Natr. nicot. sowie Lidocain-HCl, Phenylbutazon, Vitaminkombinationen allein (Vit. B1, B6 und B12) oder mit Procainhydrochlorid und Benzylalkohol, Hydrocobalaminacetat, Vit. B-Komplex, Sulfadicramid, Procain, Desoxycorton acetat, sowie Desoxycorticosteronoenenthal.

Als **Quaddelungen** verwendet wurde Procain hydrochlorid (auch mit Coffein).

Infiltrationen sogenannte „paravertebrale", von welchen wir nach den Angaben über Einstichstellen, wie sie von Patienten gemacht wurden, annehmen müssen, daß es sich um Injektionen in die paravertebrale Muskulatur gehandelt haben dürfte) fanden statt mit: Procain hydrochlorid, Lidocain hydrochlorid mit Kollidon, Lidocain, Mepivacain, Procainhydrochlorid mit Coffein sowie ähnlichen Substanzen. Damit wurde auch Neuraltherapie gemacht.

Als **perorale Medikation** wurden genannt:

Wirkstoffname laut Stoffliste zum Austria-Codex	Präparatename* in Österreich	BRD	Schweiz
Amitriptylin	Tryptizol, Saroten	=,=	=
Amitriptylin mit Chlordiazepoxid	Limbritol	Libritol	Limbritol
Belladonna-Alkaloide + Phenyl- aethylbarbitursäure	Belladenal	Belladenlal	Belladenal
Carbamazepin	Tegretol	Tegretal Timonil	Tegretol
Chorpromazin	Largactil		
Chlorprotixen-HCl	Truxal	Truxal	
Cinnarizin	Stutgeron	Stutgeron	Stutgeron
Clemastin-hydrogen-fumarat	Tavegyl	Tavegil	Tavegyl
Clomipramin-HCl	Anafranil	Anafranil	
Desoxycortoneonanthat	Cortiron Depot	=	Percorten, Desoxycortonacetat
Dihydroergocornin, -cristin u. -Kryptin methansulfonat	Hydergin	Hydergin	Hydergin
Dihydroergotamin methansulfonat	Dihydergot	=	=
Dihydroergotamin methansulfonat mit Coffein, Butalbital u. Propyphenazon	Tonopan (Tbl., Supp.)	0	Tonopan (Tbl., Supp.)
Dihydroergotamintartrat mit Coffein und Pehytoin	Hydrocoff	0	0
Dikaliumchlorazepat	Tranxillium	=	
Dimetotiazin	Migristene	Migristene	Migristene
Doxepin-HCl	Sinequan	Sinquan	
Ergotamintartrat, Bellafolin + Phenylaethylbarbitursäure	Bellergal	Bellergal	Bellergal

---

* Für die Zusammenstellung der Namen in den drei Ländern bin ich Herrn Hofrat Dr. E. Stoklaska (Bundesstaatliche Anstalt für experimentell-pharmakologische und balneologische Untersuchungen in Wien, Leiterin: Hofrat Dr. Eichler) zu tiefstem Dank verpflichtet.

Wirkstoffname laut Stoffliste zum Austria-Codex	Präparatename* in Österreich	BRD	Schweiz
Ergotamintartrat, Cyclin-HCl, Coffein	Migril	0	Migril
Ergotamintartrat + Coffein	Cafergot Drg.	Cafergot Drg.	Cafergot Tbl.
Ergotamintartrat + Coffein + Belladonna fol. alcaloid + Butalbital	Cafergot PB	Cafergot PB	Cafergot PB
Ergotamintartrat + Coffein + Aminophenazon-diaethylbarbitursäure + Pangamsaures Na	0	Migrexa	0
Ergotamintartrat + Ergocristinphosphat + Coffein + Aminophenazon	Ergosanol	Argosanol	
Ergotamintartrat + Mecloxamincitrat, Camylofin, dihydrochlorid, Coffein + Propyphenazon	Avamigtan	Avamigran	Avamigran
Etilefrin + Roßkastanien	Amphodyn	0	Amphodyn spezial
Etofyllin + Theophyllin + Ephedrin	Peripherin	Pheripherin	
Flupentixol dihydrochlorid	Fluanxol	Fluanoxol	
Flupentixol dihydrochlorid + Melitracen-HCl	Deanxit	0	Deanxit
Hexobendin, Etofyllin + Etamivan	Instenon	Instenon	0
Hydroxycobalaminacetat	Hepavit 2500 Amp.	0	0
Imipramin-HCl	Tofranil	Tofranil	Tofranil
Lorazepam	Temesta	Tavor	Temesta
Magnesium citrat, -laevulinat	Magn. diasporal	Mg. diasporal	0
Maprotilin-HCl	Ludiomil	0	
Meprobamat	Miltaun	Miltaun	
Methysergid	Deseril	Deseril ret.	Deseril ret.
Nicotinylalkohol	Ronicol	Ronicol	
Nitrazepam	Mogadon	Mogadon	
Nitroglycerin, Nitromannitol	Moloid	0	0
Nortryptilin-HCl	Nortrilen	Nortrilen	Nortrilen
Opipramol	Insidon Dr.	Insidon Dr.	Insidon Dr.
Orphenamincitrat	Norflex		
Orpnenadrincitrat, Paracetamol	Norgesic Tabl.,	Norgesic Tabl.	Norgesic Tabl.
Orpnenadrincitrat, Paracetamol + TTED-HCl	Benmyo Dr.		
Oxacepam	Anxiolit Praxiten	Praxiten	Anxiolit Seresta
Phenylbutazon-Na, Dexamethason, Lidocain Cyanocobalamin + Na (carbamoylphenoxy)acetat	Ambene Inj.	Ambene Inj.	0
Phenyldimethylpyrazolonmethylaminomethansulfonsaures Na, Piperidinoaethoxy,benzophenonhydrochlorid + Fenpipramidbrommethylat	Baralgin		
Pindolol	Visken		
Pizotifen	Sandomigran	Sandomigran	Sandomigran
Prazepam	Demetrin	0	
Primidone	Mysoline	Liskantin, Mysolepsium Resimantil	Mysoline
Sultian	Osopolot	Ospolot	0
Thiethylperazindimaleat	Torecan	Torecan	Torecan

Wirkstoffname laut Stoffliste zum Austria-Codex	Präparatename* in Österreich	BRD	Schweiz
Thioridazin	Melleril	Melleril	
Triprolidin	Pro-Actidyl	Pro-Actidyl	0
Vitamin B-Komplex	Vit. B. kompl.	Vit. B. kompl.	0
Xantinolnicotinat	Complamin	Complamin	

Außerdem eine große Zahl homoeopathischer Mittel, sowie alle gängigen Antirheumatica; auch alle im Laienpublikum bekannten und frei erhältlichen Analgetica und Kopfwehmittel; Alle peroralen Mittel auch als Suppositorien, so verfügbar.

ANHANG III

Physikalisch-therapeutische Maßnahmen, denen die Patienten unterzogen wurden: Bäder, Schwefelbäder, Moorbäder, Moorpackungen, Kneippkuren; Massage, Unterwassermassage, Unterwassergymnastik; Schlammpackungen; diese entweder als Kuraufenthalte auch in mehr oder weniger renommierten Kurorten allein oder in Kombination mit verschiedensten Arten von Elektrotherapie, wie Galvanisationen, Schwellstrom, Exponentialstrom, Iontophorese; Kurzwelle, Diathermie, Ultraschall; Gymnastik, Chirogymnastik, Chirotherapie (als Manualtherapie); Akupunktur und Elektroakupunktur, Akupressur; Musiktherapie und andere Arten von Gruppentherapie als psychotherapeutische Anwendungen.

ANHANG IV. SCHEMA UNSERER SYSTEMATIK ZU KORREKTER DIAGNOSE UND BEHANDLUNG

(1) AUSFÜLLEN des ersten Teiles des FORMBLATTES durch den PATIENTEN.

(2) Ergänzendes BEFRAGEN des Patienten durch den Arzt und AUSFÜLLEN des Röntgenanforderungsscheines mit ZIELFRAGE nach dem suspekten SEGMENT.

(3) VERGLEICHEN des RÖNTGENBILDES mit dem FORMBLATT und Eintragen der Röntgenveränderungen auf demselben.

(4)   JE NACH BEFUND:

Funktionelle Veränderungen:

(A) MANUALTHERAPIE und Richtlinien zur GYMNASTIK u. Verhaltensweise für den Patienten

Anatomische Veränderungen:

(B) ELEKTRISCHE BLOCKADE des zuständigen Nerven durch entsprechenden Strom (in der Ordination oder als Heimbehandlung)

BEHANDLUNG 1 × WÖCHENTLICH

BEHANDLUNG TÄGLICH

Letzte Kontrolle:
3 Wochen nach Erstbesuch.
(bei akutem Beginn und Erstordination innerhalb von Tagen nach Beginn: 5 ml (25 mg) Benzydamin i. v. injizieren.)

Letzte Kontrolle:
nach der 5. ev. 10. Behandlung (Ordination)
oder nach 1 Monat bei Heimbehandlung.

NUR BEI UNGENÜGENDEN BEHANDLUNGSERFOLGEN.

An ein Labor zur Blutuntersuchung
(Rheuma, Hyperuricaemie, BZ etc)

LITERATUR

1 **Aufdermaur, M.:** Die Spondylosis cervicalis. In: Die Wirbelsäule in Forschung und Praxis. **17:** 10–21, 51–60. Hippokrates-Verlag, Stuttgart, 1960.

2 **Backe, S. M.:** Röntgenologische Beobachtungen über die Beweglichkeit der Halswirbelsäule. Acta radiol. Suppl. **13:** 36–47, 64–65, 1931.

3 **Barolin, G. S.:** Atypische Migräne. Wien. klin. Wschr. **75:** 293–301, 1963.

4 **Barolin, G. S.:** Migräne. Fakultas Verlag, Wien, 1969.

5 **Bärtschi-Rochaix, W.:** Migraine cervicale. Huber, Bern, 1935.

6 **Brügger, A.:** Über vertebrale, radikuläre und pseudoradikuläre Syndrome. Teil I. Vertebrale Syndrome. Documenta Geigy, Acta rheumatologica Nr. 18. J. R. Geigy, Basel, 1960.

7 **Bütti-Bäuml, D.:** Funktionelle Röntgendiagnostik der Halswirbelsäule. Thieme, Stuttgart, 1954.

8 **Dirkheimer, Y.:** The Craniovertebral Region in Chronic Inflammatory Rheumatic Diseases. Springer, Berlin–Heidelberg–New York, 1977.

9 **Fielding, J. W.:** Cineroentgenography of the Normal Spine. J. Bone Jt Surgery **39 A:** 1280–1288, 1957.

10 **Friedmann, A. P.:** Research and Clinical Studies in Headache. An Internat. Review. Vol. **1:** 1–221. Karger, Basel-New York, 1967.

11 **Grimm, H.:** Vorgeschichtliches, frühgeschichtliches und mittelalterliches Fundmaterial zur Pathologie der Wirbelsäule. Nova Acta Leopoldina, Neue Folge **21:** 142, 1959.

12 **Heyk, H.:** Der Kopfschmerz. Differentialdiagnose und Therapie für die Praxis, 3. Aufl. Thieme, Stuttgart, 1964.

13 **Heyk, H.:** Pathogenesis of Migraine. A Contribution. Res. Clin. Stud. Headache **2:** 1–28, 1969. Karger, Basel–New York.

14 **Hoefer, P. F. A.:** The Electroencephalogram in Cases of Headache of Various Etiology. Res. Clin. Stud. Headache **1:** 165–183, 1967. Karger, Basel–New York.

15 **Jackson, R.:** The Cervical Syndrome. Ch. C Thomas, Springfield, Ill., 1966.

16 **Jantsch, H.,** und **F. Schuhfried:** Niederfrequente Ströme zur Diagnostik und Therapie. Maudrich, Wien–München–Bern, 1974.

17 **Jenkner, F. L.:** Rheoencephalography. Ch. C Thomas, Springfield, Ill., 1962.

18 **Jenkner, F. L.:** Rheoencephalographic Observations in Headache of Various Causes. Ann. New York Acad. Sciences **170:** 661–666, 1970.

19 **Jenkner, F. L.:** Rheoencephalographische Untersuchungen zum Wirkungsmechanismus der Stellatumblockade. Folia angiol. **25:** 47–52, 1977.

20 **Jenkner, F. L.:** Die elektrische Blockade von somatischen und sympathischen Nerven von der Haut aus. Wien. klin. Wschr. **92:** 233–240, 1980.

21 **Jenkner, F. L.:** Nervenblockaden auf pharmakologischem und elektrischem Weg, 3. Aufl. Springer, Wien–New York, 1980.

22 **Jenkner, F. L.,** und **A. Dossi:** Zusammenhänge und Diskrepanzen klinischer Symptomatologie und röntgenologischer Veränderungen an der Halswirbelsäule bei Cervicalsyndrom und Arm-Schultersyndrom. Manuelle Medizin **15:** 118–124, 1977.

23 **Jenkner, F. L.,** und **E. Kiesewetter:** Zur klinischen Wertigkeit eines kurzdauernden Karotiskompressionstestes. Folia angiol. **26:** 153–159, 1978.

24 **Jenkner, F. L.,** und **E. Vogler:** Beobachtungen über die Veränderung der Hirndurchblutung während der Karotisangiographie. Neurochirurgia **8:** 60–67, 1965.

25 **Lance, J.,** and **M. Anthony:** Some Clinical Aspects of Migraine. Arch. Neurol. **15:** 356–361, 1966.

26 **Lembeck, F.:** Die Kurpfuscherei nimmt zu. Wien. med. Wschr. **127:** 671–674, 1977.

27 **Menninger, H.,** und **F. J. Wagenhäuser:** Die radiologische Diagnostik der Halswirbelsäule. Therapiewoche **27:** 2745–2764, 1977.

28 **Nachemson, A.:** In Vivo Discometry in Lumbar Discs with Irregular Myelograms. Acta Orthop. Scand. **35:** 314–328, 1965.

29 **Quandt, J.:** Die zerebralen Durchblutungsstörungen des Erwachsenenalters. Ihre Grundlagen und Klinik, 2. Aufl. Schattauer, Stuttgart, 1969.

30 **Richter, H.** Die Migräne. In: Handbuch der Neurologie (**Bumke/Förster,** eds.) **XVII:** 166–245. Springer, Berlin, 1935.

31 **Sager, P.:** Sypondylosis cervicalis. A Pathological and Osteoarchaeological Study. Munksgaard, Copenhagen, 1969.

32 **Schmitt, E.:** Das Halswirbelsäulensyndrom und seine Bedeutung. Der prakt. Arzt **28:** 504–512, 1974.

33 **Schmorl, G.,** und **H. Junghans:** Die gesunde und die kranke Wirbelsäule in Röntgenbild und Klinik. Thieme, Stuttgart, 1968.

34 **Sicuteri, F., G. Franchi** und **N. Fanciullacci:** Serotonin Potentiation of Methysergide, LSD-25 and Ergotamine in Man: An Informal Approach to Migraine Pharmacology. In: Kopfschmerz, Headache (**Barolin** et al., eds.), pp. 101–104. O. Spatz, München, 1975.

35 **Spurling, F.** und **G. Segeberg:** Lateral-intervertebral Disc Lesions in the Lower Cervical Region. J. Amer. Med. Assoc. **151:** 354–359, 1953.

36 **Tilscher, H.,** und **E. Kotscher:** Die Halswirbelsäule als Ursache für Kopfschmerzen. In: Kopfschmerz, Headache (**Barolin** et al., eds.), pp. 379–385. O. Spatz, München, 1975.

37 **Tönnis, W.,** und **W. Krenkel:** Möglichkeiten der konservativen und chirurgischen Behandlung des cervikalen Vertebralsyndroms. Int. Arch. Allergy **7:** 373–380, 1955.

38 **Unterharnscheidt, F.:** Das synkopale zervikale Vertebralissyndrom. Nervenarzt **27:** 481–486, 1956.

SACHVERZEICHNIS

Sowohl die Formulare zur Vereinfachung der Anamnese (Abb. 111 bis 117, S. 167 bis 173) als auch die Hinweise zu gymnastischen Übungen (Abb. 81 bis 87, S. 135 bis 141) können in Mengen zu je 100 Stück gesondert direkt vom Verlag bezogen werden. Der Preis für je 100 Blatt beträgt derzeit S 120,–, DM 18,–, zuzüglich Porto und Versandgebühren. Bestellungen bitten wir zu richten an

      Springer-Verlag, Mölkerbastei 5, Postfach 367, A-1011 Wien.

Preisänderungen vorbehalten.

F. L. Jenkner

Nervenblockaden
auf pharmakologischem und auf elektrischem Weg

Indikationen und Technik

Dritte, neubearbeitete und erweiterte Auflage

1980. 95 Abbildungen. XXVIII, 132 Seiten.

ISBN 3-211-81581-3

Aus den Besprechungen:

„Das vorliegende Werk ist eine, nicht zuletzt durch die guten Zeichnungen, hervorragende Unterlage für jeden Arzt zur Vornahme solcher Blockaden ... Meines Erachtens füllt das Buch eine große, bisher bestandene Lücke aus."

J. Bischko in „Wiener Medizinische Wochenschrift"

„ ... Auf dieses Buch sei ausdrücklich hingewiesen, lehrt es doch in sauberer Technik und mit sehr instruktiven Abbildungen die Ausschaltung der peripheren Nerven und Plexus, soweit diese erreichbar sind. Die Novokainblockade ist ein Mittel, mit dem sicher viel mehr erzielt werden könnte, als derzeit erreicht wird. Hierzu liegt jetzt ein ausgezeichneter Instruktor auf diesem Gebiet vor."

K. J. Zülch in „Zentralblatt für Neurochirurgie"

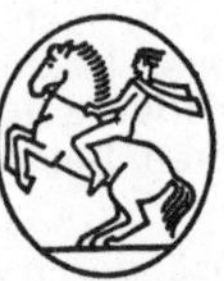

Springer-Verlag Wien New York